Carl Speck

Physiologie des menschlichen Atmens

Nach eigenen Untersuchungen dargestellt

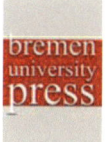

bremen university press

Carl Speck

Physiologie des menschlichen Atmens

Nach eigenen Untersuchungen dargestellt

ISBN/EAN: 9783955622152

Auflage: 1

Erscheinungsjahr: 2013

Erscheinungsort: Bremen, Deutschland

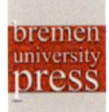
bremen
university
press

PHYSIOLOGIE

DES

MENSCHLICHEN ATHMENS

NACH EIGENEN UNTERSUCHUNGEN

DARGESTELLT

VON

Dr. med. CARL SPECK

IN DILLENBURG.

MIT 2 LITHOGRAPHIRTEN TAFELN.

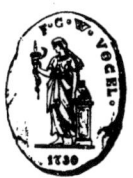

LEIPZIG,

VERLAG VON F. C. W. VOGEL.

1892.

VORREDE.

In den nachfolgenden Blättern lege ich den Fachgenossen eine Reihe von Untersuchungen vor, die mich viele Jahre hindurch beschäftigt haben. Sie sind fast ausnahmslos in Abhandlungen verschiedener Zeitschriften schon veröffentlicht worden. Die darin geäusserten Meinungen und Schlüsse haben im Verlauf meiner Arbeiten mancherlei Wandlungen und Correcturen erfahren müssen, so dass eine einheitliche Bearbeitung mir ein lebhaftes Bedürfniss war.

Mangel an Zeit und an Hülfsmitteln aller Art haben mich nur langsam vorankommen lassen; auch nöthigten äussere Gründe mich, die Untersuchungen früher aufzugeben, als es meine Absicht war. So hat manches, was ich zur Sicherstellung der gewonnenen Resultate noch geplant hatte, unterbleiben müssen. Trotzdem lässt die freundliche Beurtheilung, welche meine Arbeiten von ausgezeichneten Fachmännern erfahren haben, mich hoffen, nicht Unsicheres und Werthloses vorzulegen. Es ist das erste Mal, dass eine Physiologie des menschlichen Athmens in der hier gegebenen Form erscheint. Ich bitte darum mit Wohlwollen von einem nicht zünftigen Physiologen ein Werk aufzunehmen, welches unter günstigen äusseren Bedingungen wohl an festerer Begründung würde gewonnen haben.

Die in Vorstehendem erwähnten Abhandlungen, auf die ich mich in der Folge unter den ihnen vorgesetzten Nummern beziehen werde, sind folgende:

1) Untersuchungen über die Wirkung körperl. Anstrengung, gekr. Preisschr. Archiv des Vereins für gemeinsame Arbeit von Vogel, Nasse und Beneke. Band 4. Heft 4. — 2) Weitere Untersuchungen über die Wirkung körperlicher Anstrengung. Ibid. Band 6. Heft 4. — 3) Versuche über die Wirkung mässig kalter Sturzbäder. Ibid. Band 5. — 4) Untersuchungen über die willkürlichen Veränderungen des Athemprocesses. Archiv des Vereins für wissenschaftl. Heilkunde. 1867. Nr. 5 und 6. — 5) Untersuchungen über Sauerstoffverbrauch und Kohlensäure-Ausathmung. Schriften der Gesellschaft zur Beförderung der ges. Naturwissensch. zu Marburg. Bd. 10. 1871. — 6) Experimentelle Untersuchungen

über den Einfluss der Nahrung auf Sauerstoffverbrauch und Kohlensäureaus-
scheidung. Archiv f. experim. Pathologie u. s. w. Bd. II. Heft 6. 1874. — 7) Untersuchungen über Sauerstoffverbrauch u. s. w. Centralbl. für die medicin. Wissen-
schaft. 1876. Nr. 17. — 8) Kritische und experimentelle Untersuchungen über die
Wirkungen des veränderten Luftdrucks. Schriften d. Gesellsch. u. s. w. zu Marburg. Bd. 11. 3. Abhandlung 1877. — 9) Untersuchungen über den Einfluss des
Lichts auf den Athemprocess. Archiv f. experim. Pathol. u. s. w. 12. Bd. 1. Heft.
1879. — 10) Ueber den Einfluss der Athemmechanik und des Sauerstoffdruckes
u. s. w. Pflüger's Archiv f. d. ges. Physiologie. Bd. 19. 1879. — 11) Die pneuma-
tische Heilmethode u. s. w. Dillenburg bei C. Seel. 1881. — 12) Ueber den
Einfluss der Abkühlung auf den Athemprocess. Centralbl. f. d. med. Wissensch.
1880. Nr. 45. — 13) Unters. über die Beziehungen der geistigen Thätigkeit zum
Stoffwechsel. Archiv f. experim. Pathol. u. s. w. Bd. 15. Heft 1 u. 2. 1881. —
14) Untersuchungen über die Wirkung der Abkühlung. Deutsches Arch. f. klin.
Med. 1883. — 15) Die Methoden zur Bestimmung der Menge der Residualluft.
Ibid. 1883. — 16) Ueber Luftkuren. Arch. f. experim. Pathol. u. s. w. 1883. Sept.
— 17) Ueber pneumat. Behandlung in Verbindung mit Luftkur. Deutsches Arch.
f. klin. Med. 1884. — 18) Untersuchungen über den Einfluss warmer Bäder auf
den Athemprocess. Ibid. Bd. 37. S. 107. 1885. — 19) Untersuchungen über die
Wirkung des verschiedenen Sauerstoffgehalts der Athemluft auf die Athmung des
Menschen. Zeitschr. f. klin. Med. Bd. 12. Heft 5 u. 6. 1887. — 20) Das normale
Athmen des Menschen. Schriften der Gesellsch. zur Beförderung der ges. Natur-
wissensch. zu Marburg. Bd. 12. 3. Abhandl. 1889. — 21) Ueber den Einfluss der
Muskelthätigkeit auf den Athemprocess. Deutsches Arch. f. klin. Med. Bd. 45.
S. 461. 1889. — 22) Kohlensäure und Athembewegung. Ibid. Bd. 47. S. 509. 1891.

INHALT.

Erstes Capitel.

Grundzüge der qualitativen Vorgänge beim Athmen.

Man kann heute nicht ganz leicht mehr sich in die Vorstellungen hinein denken, die man im vorigen Jahrhundert noch sich von den Vorgängen beim Athmen machte. Wie man von jeher die Beziehungen von Athmen und Verbrennung zu einander ahnte, so übertrug man auch Stahl's Erklärung des Verbrennungsprocesses durch das Phlogiston auf das Athmen. Man fasste es demgemäss als einen Vorgang auf, bei dem der Körper von Phlogiston befreit wurde. Der Sauerstoff der Luft spielte dabei keine Rolle und die Luft diente nur dazu, sich mit dem Phlogiston zu verbinden und es aus dem Körper zu entführen und wurde in dem Maasse zum Athmen untauglicher, als sie sich mit Phlogiston sättigte.

Mit der Beseitigung des Phlogistons durch Lavoisier änderte sich sofort auch die Erklärung der Vorgänge beim Athmen und es war Lavoisier selbst, der seine Erklärung des Verbrennungsprocesses auch auf das Athmen übertrug. In Versuchen, die er mit Seguin am Thier und am Menschen anstellte, wurde der Beweis geliefert, dass der O der Luft allein das Athmen unterhält, dass dabei ein Verbrauch desselben stattfindet und dass er in Verbindung mit C wieder ausgeschieden wird, dass ferner ein Theil des aus der Luft verschwundenen O's sich mit dem Wasserstoff des Körpers vereinigt und dass diese chemischen Vorgänge die Quelle der Wärme und der Kraftentfaltung des Körpers sind. Sie wiesen nach, dass der N der Luft beim Athmen unbetheiligt ist und durch H ersetzt werden kann, dass ferner O-Verbrauch und CO_2-Ausathmung durch körperliche Arbeit, durch Nahrungsaufnahme und durch Herabsetzung der äusseren Temperatur, nicht aber durch Vermehrung der O-Zufuhr und durch Athmen von reinem O vermehrt würden. Es wurden dabei auch ziemlich richtige Mittelzahlen für die Grösse der O-Aufnahme, der CO_2-Ausscheidung und der Wasserbildung beim Menschen gefunden. [1]

---

[1] Lavoisier, Altération qu'eprouve l'air respiré 1785. Oev. de Lavoisier II. 676. — Lavoisier et Seguin, Prem. Mém. sur la respir. des anim. 1789 ib. II. 688, Lav. et Seg., Prem. mém. sur la transp. des anim. 1790.

Ihre Versuche waren so erschöpfend, dass lange Zeit nach ihnen die Lehre vom Athmen wenigstens in qualitativer Beziehung keine erhebliche Bereicherung erfahren hat, und wenn auch unsere heutigen Vorstellungen über die Art der Bildung und Abscheidung der CO_2, sowie der Aufnahme und Bindung des O im Körper erheblich von den ihrigen abweichen, so müssen wir doch auch heute noch in ihren Untersuchungen die Hauptquelle unseres Wissens anerkennen.

Die Gerechtigkeit erfordert indessen, dass hier erwähnt wird, dass schon lange vor Lavoisier Mayow eine richtige Vorstellung von den Vorgängen beim Athmen gehabt hat. Allein seine Ausführungen blieben bei seinen Zeitgenossen unbeachtet und unverstanden, sie sind verschollen und haben zur Förderung der Physiologie wohl kaum etwas beigetragen. Und ferner, dass gleichzeitig mit Lavoisier auch Crawford durch ähnliche Versuche zu den gleichen Schlüssen wie Lavoisier gelangte. Seine Untersuchungen sind indessweniger umfangreich und sind weit weniger bekannt geworden.

Wenn somit unsere heutigen Forschungen im Gebiet des Athemprocesses im Wesentlichen die quantitative Richtung einschlagen müssen, so sind doch einige qualitative Fragen noch zu beantworten, nämlich die, ob etwa noch andere Stoffe, als die von Lavoisier angegebenen von den Lungen ausgeschieden, oder von ihnen aufgenommen werden?

Das condensirte Athemwasser ist eine krystallhelle farblose Flüssigkeit ohne Geruch und Geschmack und ohne eine Spur von Formbestandtheilen, so dass ohne Weiteres anzunehmen ist, dass die massenhaften Staubtheile, die wir einathmen, mit der Luft nicht wieder ausgeathmet werden. Schon Tyndall hat das Fehlen aller festen Körperchen durch ein hübsches Experiment dargethan. Während ein mit Zimmerluft gefüllter Glascylinder beim Durchschlagen elektrischer Funken lebhaft beleuchtet war durch den Reflex des Lichtes an den Staubtheilchen, blieb er völlig dunkel, wenn er mit ausgeathmeter Luft gefüllt war, da mit dem Fehlen aller Formbestandtheile hier auch jeder Lichtreflex fehlte.

Obschon der grösste Theil dieser festen Partickelchen, oder bei intakten Lungen wohl alle, von dem Epithel der Luftwege aufgefangen und durch das Secret wieder nach aussen befördert werden, so ist doch durch die mikroskopische und chemische Untersuchung festgestellt, dass sie reichlich in der Lunge festgehalten werden können und Untersuchungen von Crocq beweisen, dass sie von den Lungenbläschen aus eindringen. Der spärliche und wahrscheinlich oft fehlende Epithelbelag derselben begünstigt ihr Durchdringen. In den Säftestrom gelangt werden sie von den Lymphkörperchen aufgenommen und in die Bronchialdrüsen und in das Lungenparenchym weiter transportirt. Die Lungenbläschen sind also Orte, die auch für das Eindringen fester Infectionsstoffe besonders günstig sind.[1]

Auch für die Absorption gasförmiger und flüssiger Stoffe bieten die Luftwege einen besonders günstigen Ort, von wo sie weit schneller als von den Verdauungsorganen aus in die Blutbahn gelangen.[2]

Setzt man die Verdunstung von Athemwasser in Glasgefässen hinlänglich lang fort, so kann man einen nicht ganz unerheblichen krystallisirten Rückstand erhalten, in dem leicht CO_2, Kali und Natron nachweisbar sind, der aber durch Erhitzen nicht abnimmt, also flüchtige Stoffe und somit auch Ammoniakverbindungen nicht enthält. Schon einzelne auf Glas verdunstende Tropfen hinterlassen unter dem Mikroskop zarte Krystallblumen. Von Gad aufmerksam gemacht, habe ich mich überzeugt, dass dieser Rückstand nicht dem Athemwasser zukommt, sondern aus dem benutzten Glas aufgenommen ist. Das ausgeathmete Wasser ist also als völlig reines destillirtes Wasser zu betrachten.

Hiermit in voller Uebereinstimmung befinden sich die Resultate, welche Hermans in seinen Untersuchungen „über die vermeintliche Ausathmung organischer Substanzen durch den Menschen[3] erhalten hat, dass der gesunde Mensch keine nennenswerthen Mengen von flüchtigen, verbrennlichen Stoffen an die ihn umgebende Luft abgiebt und dass, wenn dies geschieht, es durch Gasentwicklung im Darm bei fehlerhafter Verdauung oder durch Zersetzungsvorgänge an der Hautoberfläche bei Unreinlichkeit herbeigeführt wird.

Die Abwesenheit der Ammoniakverbindungen im Athemwasser ist erwähnt. Da aber das Vorkommen von Ammoniaksalzen im Urin gesunder Menschen Regel ist, so hat auch bei der Flüchtigkeit dieser Verbindungen eine Ausscheidung durch die Lungen nichts Unwahrscheinliches. Die Streitfrage ist auch eine Zeit lang lebhaft erörtert worden, sie findet aber ihre ganz bestimmte Erledigung in Untersuchungen von Lange[4], der bei tracheotomirten Thieren auch dann

---

1) Zenker, Ueber Staubinhalationskrankheiten, und Kussmaul, Aschenbestandtheile der Lunge. Deutsches Archiv für klin. Med. II. 116 und 89. — v. Jns, Exp. Unters. über Kieselstaubinhal. Arch. f. exp. Path. u. s. w. V. 169.

2) Sehrwald, Ueber d. percutane Inject. von Flüssigkeiten in d. Trachea. Deutsches Archiv f. klin. Med. 39. 162. — Peiper, Ueber d. Resorption durch d. Lungen. Ztschr. f. klin. Med. 8. 293.

3) Jahresber. über d. Fortschr. d. Th. Chem. pro 1883. S. 357.

4) Lange, Ueber das Verhalten und die Wirkungen des Ammoniaks. Arch. f. exp. Path. etc. II. 364.

in der Ausathmungsluft kein Ammoniak fand, wenn reichlich kohlensaures Ammoniak oder Chlorammonium in die Vena jugul. eingespritzt war.

Nicht ganz so bestimmt, wie über die Ammoniakausscheidung, lässt sich über die Ausscheidung von H und Kohlenwasserstoff durch die Lungen urtheilen. Meine wenigen Versuche darüber können die Frage nicht nach allen Richtungen entscheiden. Wurde dieselbe im Spirometer aufbewahrte Ausathmungsluft einmal über erhitztes Platinmohr geleitet, das andere Mal ungeglüht analysirt, so erhielt ich folgende Zahlen:

		ungeglüht			geglüht		
	O	CO₂	N	O	CO₂	N
Vers. 13	16,55	3,82	79,63	16,49	3,79	79,72
» 20	15,10	4,98	79,92	15,11	4,96	79,93
» 301	16,70	3,83	79,47	16,69	3,89	79,42
Mittel	16,12	4,21	79,67	16,10	4,21	79,69

Die absolute Gleichheit des CO_2- und O-Gehalts der geglühten und ungeglühten Luft beweist die Abwesenheit der genannten Gase. Auch Valentin und Brunner, welche beträchtliche Mengen CO_2 freier und getrockneter ausgeathmeter Luft über glühendes Kupferoxyd leiteten, fanden darin weder frisch gebildete CO_2, noch frisch erzeugtes Wasser, also weder Grubengas noch H. Regelmässige Bestandtheile der ausgeathmeten Luft gesunder Menschen sind sie also sicher nicht.

Sie finden sich aber als regelmässige Begleiter der Verdauung im Darmkanal. Namentlich entwickelt nach Popoff[1] die Cellulose bei ihrer Gährung eine grosse Menge Sumpfgas. Tacke[2] hat nun bestimmt nachgewiesen, dass der grösste Theil der im Darm gebildeten Gase in das Blut resorbirt und durch die Lungen ausgeschieden wird, während nur ein kleiner Theil den After passirt.

Reisset[3] und Regnault, Reisset und Millon[4] fanden Wasserstoff und Grubengas als standige Producte in den Behältern der Thiere bei Pflanzenfressern; spärlich war die Menge dieser Gase bei Schweinen; bei Vögeln fehlten sie ganz. In grösserer Menge wurden

1) Popoff, Ueber Sumpfgasgährung. Pflüger's Arch. 10. 113.
2) Tacke, Ueber die Bedeutung der brennb. Gase im thier. Org. Inaug.-Diss. 1884.
3) Reisset, Rech. chim. de la respir. etc. Ann. de Chim. et de Phys. II. Ser. Bd. 49. 1863.
4) Regnault, Reisset u. Millon, Rech. chim. et phys. sur les phénom. de la respir. Compt. rend. Bd. 26. 1848. p. 4 u. 171.

sie stets bei Verdauungsbeschwerden beobachtet, so dass auch die französischen Gelehrten sie von den vegetabilischen Nahrungsmitteln im Darmkanal ableiten. Bei der Anordnung ihrer Versuche lässt es sich aber nicht entscheiden, ob und in welchem Maass diese Gase durch die Lunge oder durch den Anus abgegeben wurden.

Die Mengen dieser Gase sind in diesen Versuchen zwar nicht ganz unerheblich, aber doch immer so gering, dass sie mit Sicherheit nur in ihrer Aufhäufung, aber nicht in der ausgeathmeten Luft gefunden werden müssen. Auf meine Verhältnisse berechnet, würde ich im Maximum in der Minute 16 bis 24 CC. davon ausscheiden, eine im Vergleich zu der gleichzeitig ausgeathmeten Menge N von etwa 6000 CC. so geringe Menge, dass sie schwer zu messen ist.

Nach Colosanti[1] produciren Meerschweinchen pro Kilo und Stunde neben 800 bis 1500 CC. CO_2 21 CC. Sumpfgas und 3 bis 5 H, also etwa $^{1}/_{40}$ der gebildeten CO_2 dem Volum nach. Auch hier tritt die Bildung dieser Gase blos während der Verdauung auf. In den Untersuchungen von Zuntz und Lehmann[2] wurde Sumpfgas und H nur in so geringen Mengen in der ausgeathmeten Luft gefunden, dass sie den Fehlergrenzen der Untersuchungsmethode ganz nahe fielen und jedenfalls nicht mehr als etwa 0,05 bis 0,06 Volumprocent der geathmeten Luft betragen.

Alle diese Angaben zusammengehalten mit den negativen Ergebnissen meiner Untersuchung rechtfertigen den Schluss, dass Wasserstoff und Kohlenwasserstoff, wenn sie überhaupt durch die Lungen des Menschen ausgeschieden werden, sie dann immer nur als zufällige aus dem Darm resorbirte Producte der Verdauung und nicht als eigentliche Abkömmlinge unseres Stoffwechsels zu betrachten sind, und dass ihre Mengen stets so unerheblich sind, dass sie den bei der Respiration sonst in Betracht kommenden Gasen gegenüber vernachlässigt werden dürfen.

Hiermit sind nun die Ergebnisse der Untersuchung Pettenkofer's und Voit's nicht in Einklang zu bringen. Bei diesen findet man so hohe Zahlen für H und Kohlenwasserstoff ($^1/_4$ bis zu $^1/_2$ der ausgeathmeten CO_2 nach dem Volum gemessen), dass sie, wenn sie beim Menschen vorkämen, bei keiner Untersuchungsweise hätten übersehen

---

1) Colosanti, Ueber d. Einfluss der umgebenden Temp. u. s. w. Pflüger's Arch. 14. 93.

2) Zuntz u. Lehmann, Ueber d. Stoffw. d. Pferdes u. s. w. 1889.

werden können und dass sie dem Darm der Thiere nicht entstammen können, ohne sich hier durch die stürmischsten Erscheinungen bemerklich zu machen. Da in diesen Untersuchungen für 24 Stunden öfter der respiratorische Quotient über 1 steht, so dass der aufgenommene O nicht zur Bildung der ausgeschiedenen CO_2 ausreicht, so muss man annehmen, dass O dem Körper entnommen wurde und Reductionen im Stoffwechsel vorkommen, die zur Bildung von H und Kohlenwasserstoff führten. Nun habe ich aber in der Masse von Proben, die ich der ausgeathmeten Luft des normal genährten gesunden Menschen entnommen, niemals einen respiratorischen Quotienten gefunden, der eine solche Annahme rechtfertigte. Es können aber auch die abnormen Fütterungen in den Versuchen Pettenkofer's und Voit's nicht zur Erklärung dieses Verhaltens herangezogen werden; denn die grössten Zahlen für H und Grubengas finden sich keineswegs blos bei abnormer Fütterung. Es lässt sich für ihr Auftreten überhaupt eine Regel nicht auffinden. Ich halte es deshalb eher für möglich, dass in ihren Versuchen kleine Fehler in der Procentzusammensetzung der Luft, die bei den collosalen Luftmassen, die den Pettenkofer'schen Respirationsapparat passirten, sich gewaltig vergrössern mussten, die Ursache der hohen Zahlen für H und Kohlenwasserstoff sind, als das beide als ein mehr oder weniger regelmässiges Product unseres Stoffwechsels zu betrachten sind. —

Es darf im Allgemeinen wohl als sicher angenommen werden, dass die Lungen zur Ausscheidung mancher flüchtigen durch die Verdauung aufgenommenen Stoffe (z. B. ätherischer Oele) dienen. Dass die Lungen aber darin sehr wählerisch sind und durchaus nicht alle flüchtigen Stoffe ausscheiden, geht daraus hervor, dass nach Versuchen von Th. Bischoff in die Venen von Hunden injicirter Schwefeläther durch die ausgeathmete Luft, die angezündet werden kann, ausgeschieden wird, während nach Binz[1] wohl geringe Mengen des schweroxydablen Fuselöls bald nach dem Genuss durch den Geruch im Athem sich verrathen, dass aber bei Alkohol, selbst ins Zellgewebe injicirt, im Athem sich keine Spur finden lässt. Unsere Kenntnisse über diesen Theil der Lungenthätigkeit sind noch sehr dürftig.

Die Erörterung der Frage, ob der Körper gasförmigen N abgiebt oder aufnimmt, übergehe ich hier, um sie später an geeigneterem Ort zu erledigen.

---

1) Binz, Ausscheidung des Weingeistes. Arch. f. exp. Path. etc. 6. 277.

Zweites Capitel.

Die Methode der Untersuchung.

(Vgl. Nr. 5.)

Zu der Zeit, als ich meine Versuche begann, waren Untersuchungen über den Lungengaswechsel des Menschen selten. Die wenigen, welche vorlagen, erstreckten sich fast ausschliesslich auf CO_2-Ausscheidung und solche, welche den Athemprocess nach allen Richtungen erforschten, fehlten gänzlich.

Von den bislang üblichen Untersuchungsmethoden mussten alle ausgeschlossen werden, die, im begrenzten Raum vorgenommen, eine Anhäufung von CO_2 und eine Verminderung des O-Gehalts mit sich führten, da sie ein normales Athmen unmöglich machten. Aber auch diejenigen, bei denen in geschlossenen Räumen durch O-Zufuhr und Absorption der CO_2 die Athemluft mehr oder weniger vollkommen normal gehalten war, erschienen uns nicht passend. Die hierzu nöthigen grossen zimmerartigen Apparate, wie sie früher von Scharling, später von Liebermeister und in möglichster Vollendung von Pettenkofer und Voit beim Menschen und von Regnault und Reisset, Senator u. A. bei Thieren benutzt wurden, hatten bei unbestreitbaren Vortheilen doch für eine eingehende Untersuchung aller Richtungen des Athemprocesses Nachtheile, die sich nicht beseitigen liessen.

Abgesehen davon, dass sie bei ihrer Grösse Räumlichkeiten und bei präciser Ausführung Mittel beanspruchten, wie sie mir nicht entfernt zu Gebote standen, eigneten sie sich durchaus nicht für kurz dauernde Versuche. Der Athemprocess ist nun aber ein Vorgang, der, wie schon eine oberflächliche Beobachtung lehrt, vielen und rasch wechselnden Schwankungen unterworfen ist. Das hat Lavoisier schon ausgesprochen und Mosso[1] hat durch eine grosse Zahl von Kymographienzeichnungen deutlich gemacht, wie geringfügig oft die Ursachen sind, die solche Schwankungen hervorrufen. Um die Ursachen dieser Schwankungen zu studiren, kann nur eine Methode dienen, die denselben genau folgen und ihre Grössen getrennt zum Ausdruck bringen kann, nimmer aber eine Anordnung, die nur eine Summe von positiven und negativen Grössen als Ausdruck von Zuständen veranschaulicht, die den verschiedensten entweder nach einer Richtung

---

[1] Respir. périodique etc. Arch. ital. de biol. 7. fasc. 1.

oder sich entgegen wirkenden und so sich ausgleichenden Einflüssen
ihre Entstehung verdanken.

Ferner sind diese Apparate wegen der grossen Luftmengen, die
sie zu ihrer Ventilation bedürfen, unbrauchbar für Versuche mit
künstlich zusammengesetzter Luft und schwer werden sie zu verwenden sein bei Versuchen mit künstlich verändertem Luftdruck.
Dazu kommt noch, dass sie völlig ausser Stand sind, viele und
wichtige Seiten der Athemthätigkeit, die geatbmete Luftmenge, Tiefe
der Athemzüge, procentige Zusammensetzung der Luft, beobachten
zu lassen.

Schliesslich ermitteln sie, was ja wohl für Stoffwechselunter-
suchungen von Vortheil ist, die Vorgänge des Athmens nicht allein,
sondern sie bestimmen mit diesen die Producte der Hauttbätigkeit
und auch die gasigen Producte der Verdauung.

Becher[1] athmete nach tiefster Ausathmung ein möglichst
grosses Luftquantum ein und liess dieses stets 1 Minute lang in der
Lunge und bestimmte dann in der ausgeatbmeten Luft den Procentgehalt an CO_2. Dabei musste zum Ausdruck kommen, ob der Körper
mehr oder weniger CO_2 in diesem Zeitraum gebildet hatte. Es hätte
diese Methode sich auch leicht auf die Bestimmung des O erweitern
lassen; es ergab sich aber bei näherer Betrachtung, dass das Resultat dieses einen Athemzugs von sehr vielen Zufälligkeiten abhing
und dass diese Methode ein getreues Abbild der Schwankungen des
Athemprocesses nicht geben konnte. Auch war es in vielen Fällen
unmöglich, den Athem so lange anzuhalten.

Die Methode Vierordt's[2]), der in einen nur wenig Athemzüge
haltenden Glasballon ausathmete, dabei aber nur die Bestimmung der
CO_2 vornehmen konnte, erschien mir ebenso wenig ausreichend, wie
die ganz ähnliche von Andral und Gavarret.[3])

Ich will hier den Weg, den ich einschlug, nur in allgemeinen
Umkreisen mittheilen, da ich glaube, dass die minutiöse Beschreibung
nur für die Interesse haben kann, die die Methode selbst benutzen
wollen. Diese darf ich wohl auf meine frühere ausführliche Mittheilung (Nr. 5, S. 6—21) verweisen. Ich übergehe auch meine ersten
Versuche (Nr. 2, S. 242—245), die trotz der Unbehülflichkeit der
Apparate, die dabei in Anwendung kamen, doch den Beweis lieferten,

---

1) Becher, Die CO_2-Spannung im Blut als proport. Maass des Umsatzes.
Zeitschr. f. rat. Med. 6. Heft 3.

2) Vierordt, Physiologie des Athmens.

3) Andral u. Gavarret, Unters. über die durch die Lunge ausgeatbmete
CO_2-Menge, übers. v. Spengler 1844.

dass die Veränderungen des Athemprocesses durch Muskelthätigkeit so gross waren, dass ihr Nachweis verhältnissmässig leicht gelang. Die Ansammlung und Messung der geathmeten Luftmengen wird aus den Zeichnungen Fig. 1 und 3 leicht klar. Obwohl das Athmen durch den Mund kein ganz natürliches ist, so musste doch auf ein Athmen durch Masken verzichtet werden, da diese nach vielen Versuchen niemals vollständig luftdicht hergestellt werden konnten. Es wurde also bei durch eine Klemme geschlossener Nase das elastische Mundrohr *B* in den Mund genommen, nachdem zuvor die Lunge durch tiefstes Ausathmen möglichst entleert war, und der Versuch begann. Aus dem gefüllten Spirometer *E* wurde Luft eingeathmet, welche die Kapsel *C* passirte und ein sehr leicht gehendes Darmventil öffnete, welches sehr präcis sich gegen jeden rückläufig gerichteten Luftstrom verschloss. Die ausgeathmete Luft ging durch das Ventil *D*, welches in anderer Richtung sich öffnete, in das leere Spirometer *A*. Durch Rollen u. s. w. war für regelmässigen und leichten Gang der Spirometerglocken gesorgt, deren ausgleichende Gewichte eine in Fig. 4 verdeutlichte Einrichtung besassen, sich der Schwere der in das Sperrwasser sich einsenkenden oder daraus hebenden Glocken anzupassen, indem sie Bleikugeln entweder abgaben oder aufnahmen. Das Niveau des Sperrwassers wurde durch das Abflussrohr *K* stets gleich gehalten.

Die Ablesungen des Standes der Spirometerglocken geschahen durch die Lupe über 2 Fäden hinweg, an je 4 im Quadrat gegenüberstehenden Skalen (in der Figur sind nur 2 gezeichnet), welche Einrichtung leicht aus Fig. 3 deutlich wird. Diese Ablesung an mehreren Skalen, woraus das Mittel genommen wird, ist darum nöthig, um die kleinen Neigungen, die die Glocken immer nach einer oder der andern Seite machen, zu corrigiren. Bei jeder Ablesung muss das sehr empfindliche Wassermanometer *g* auf dem Dach der Glocke genau ins Gleichgewicht gestellt und dann Barometer und Thermometer (*s*) abgelesen werden.

Die Spirometerglocken sind aufs sorgfältigste durch zu- und abgelassene Luftquanten, natürlich unter steter Berücksichtigung des Manometers, Barometers und Thermometers, geaicht. Bei der accuraten Ablesung mit der Lupe über die beiden gespannten Fäden hinweg konnte 1 Mm., der etwa 12 CC. entsprach, noch abgelesen werden, und die Genauigkeit der Messung würde diesem Maass entsprochen haben, wenn es möglich gewesen wäre, dass die Thermometer genau die Temperatur des Glockeninhalts angaben. Es kamen deshalb Differenzen von 50 bis 60 CC. vor, wenn Luftquanten von 60

bis 70 Lit. aus einem in den andern Cylinder bei Beobachtung aller
Vorsicht übergeleitet wurden. Meine Messung ist daher immer noch
so genau, wie die der besten Gasuhren, die bis auf 1 Tausendtheil
des Volum angeben.

Auf dem Dach der Glocken finden sich noch 2 Oeffnungen (p und t),
die durch 1 Kautschukpfropf oder durch einen Quetschhahn luftdicht
geschlossen werden und zum Aus- und Einlassen von Luft und Aus-
gleichen von Druckschwankung dienen. Alle erhaltenen Luftvolumina
sind nach bekannten Regeln auf trockene Luft bei 0^0 und 760 Mm.
Druck berechnet und in allen mitzutheilenden Versuchen und Tabellen
immer nur nach dieser Berechnung mitgetheilt.

Zur Vornahme der chemischen Analyse wurde ausgeathmete Luft
durch den vor dem Ausathmungsrohr bb (Fig. 1) abgezweigten Gummischlauch ww in die Absorptionsröhre A (Fig. 2) übergeleitet. Diese
steckte in dem mit Baumwolle umwickelten Zinkmantel B zur Siche-
rung vor Temperaturschwankungen der Umgebung. Sie ist ohne
Luftblase mit Wasser gefüllt. Der Gummischlauch w wird mit dem
Ansatz d des Absorptionsrohrs, nachdem daraus die Glasröhre e entfernt ist, in Verbindung gebracht. Dann wird der Quetschhahn bei d
und der bei a geöffnet und das aus a abfliessende Wasser in einem
sehr genauen Messgefäss aufgefangen. Für das Wasser ist die zu
untersuchende Luft bei d eingedrungen. Die Luftüberführung geschieht bei gehöriger Neigung von A rasch und so, dass die ein-
dringende Luft nur mit einem kleinen Wasserspiegel in Berührung
kommt. So wird die Gefahr einer Absorption von CO_2 durch das
Wasser völlig vermieden.

Ich habe oft den Versuch gemacht und CO_2 haltige Luft in dem
Absorptionsrohr neben Wasser mit viel grösserer Oberfläche stehen
gelassen; es dauerte $1/4$ bis $1/2$ Stunde, ehe das Manometer im äusseren
Schenkel auch nur 1 Mm. fiel und dadurch eine kaum nennenswerthe
Absorption kund that, während es sofort 20—30 Mm. fiel, wenn man
die CO_2 haltige Luft mit dem Wasser schüttelte.

Ist die Luft eingefüllt und der Druck im Manometer des Absorptionsrohrs ausgeglichen, so wird dieses durch den Quetschhahn
bei d abgeschlossen und die Glasröhre e in d eingefügt. e wird
dann mit Barytlösung und f, welches in den Ansatz c eingeführt ist,
mit Lösung von Pyrogallussäure gefüllt. Oeffnet man den Quetschhahn bei d, so fliesst Barytlösung in die Absorptionsröhre, wodurch
das Wasser in dem Manometer b sofort im äusseren Schenkel in
die Höhe getrieben wird. Es sinkt aber sofort wieder, sobald die
Absorption der CO_2 beginnt. Man lässt, indem man den Quetsch-

hahn vorsichtig gebraucht, unter öfterem Umschütteln so lange Barytlösung zufliessen, bis alle CO_2 absorbirt ist, was das Manometer an-
zeigt. Die Menge des aus der Röhre e abgeflossenen Barytwassers,
die ja in geaichten Röhren leicht aufs Genaueste gemessen werden
kann, giebt an, wie viel Luft in A absorbirt worden ist. Die Absorption ist in 2—3 Minuten vollendet. Nun lässt man aus f Pyrogallussäure zufliessen, schüttelt und lässt weiter bald Barytlösung,
bald Pyrogallussäure zufliessen, bis die Absorption des O vollendet
ist. Das Volum der beiden verbrauchten Flüssigkeiten giebt dessen
Menge an. Es ist natürlich, dass auch hier die Bestimmung der
Luftvolumina unter steter Berücksichtigung des Manometers, Barometers und Thermometers und Reduction auf trockne Luft, bei gleicher Temperatur und gleichem Druck zu geschehen hat.

Von der Anwendung des gewöhnlich zur Absorption des O ver-
wendeten und sehr rasch wirkenden pyrogallussauren Kalis wurde
abgesehen und statt dessen Baryt mit sehr geringem Kalizusatz genommen, da erstere Verbindung stets etwas zu geringe Werthe für
den O ergiebt. Der Grund hierfür liegt nach Untersuchungen von
Boussingault, die später von Tacke [1] bestätigt wurden, darin,
dass bei der Absorption durch die Kaliverbindung sich etwas Kohlen-
oxyd bildet. Bei der Barytverbindung scheint das nicht der Fall zu
sein, denn die damit erhaltenen Zahlen stimmen mit denen, welche
Bunsen's Verpuffungsmethode ergiebt, überein.

Als Proben der Genauigkeit der Methode führe ich nachstehend
einige Analysen atmosphärischer und eingeathmeter Luft auf. Erstere
sind zu gleicher Zeit in verschiedenen Absorptionsröhren, letztere
ebenso an derselben in dem Spirometer enthaltenen Ausathmungsluft angestellt.

Die O-Bestimmungen der atm. Luft ergaben:

1. Den 23. Sept. 1866 in Röhre I 20,98%, in Röhre II 20,97%
2. Den 10. Oct. 1866 ⸗ ⸗ ⸗ 20,93%, ⸗ ⸗ ⸗ 20,96%
3. Den 11. Oct. 1866 ⸗ ⸗ ⸗ 20,93%, ⸗ ⸗ ⸗ 20,98%

Die ausgeathmete Luft enthielt

1. Den 1. Oct. 1866 { Röhre I — 4,11 CO_2 — 16,42 O — 79,47 N
              ⸗ II — 4,10 ⸗ — 16,28 ⸗ — 79,62 ⸗
2. Den 2. Oct. 1866 { ⸗ I — 4,08 ⸗ — 16,50 ⸗ — 79,42 ⸗
              ⸗ II — 4,08 ⸗ — 16,45 ⸗ — 79,47 ⸗
3. Den 3. Oct. 1866 { ⸗ I — 4,16 ⸗ — 16,51 ⸗ — 79,33 ⸗
              ⸗ II — 4,14 ⸗ — 16,44 ⸗ — 79,42 ⸗

---

1) Tacke, Pflüger's Arch. 38. 1886. 401.

4. Den 4. Oct.	{	Röhre I —	4,18	CO_2 —	16,41	O —	79,41	N
1866	{	» II —	4,15	» —	16,42	» —	79,43	»
5. Den 3. Sept.	{	» I —	3,24	» —	17,56	» —	79,20	»
1878	{	» II —	3,24	» —	17,54	» —	79,22	»

Nach dem Ergebniss dieser Analysen durfte wohl gehofft werden, dass die Untersuchungsresultate einen hohen Grad von Genauigkeit erreichen würden. Es machte sich aber im Verlauf der Versuche noch eine Fehlerquelle bemerklich, auf die nicht gerechnet war. Da man Grund hat anzunehmen, dass der gasförmige N beim Athmen gar keine Rolle spielt, so musste das Quantum N, welches eingeathmet wurde, auch wieder ausgeathmet werden, so dass der N als Controle für die Genauigkeit des Versuchs gelten konnte. Wohl zeigten eine grosse Zahl von Versuchen und mitunter ganze Reihen die gehoffte Uebereinstimmung zwischen ein- und ausgeathmetem N, aber es kamen auch solche vor, wo die N-Differenz für einen ganzen Versuch auf 300 CC. stieg.

Der Grund hierfür liegt in der schwankenden Grösse der Residualluft. Vor dem Versuch, sowie mit Beendigung desselben wurde der Thorax möglichst stark ausgepresst, trotzdem war aber der zurückbleibende Luftrest kein constanter. Ich habe in einer grossen Zahl von Versuchen die Luftmenge gemessen, welche meine Lunge nach tiefster Ausathmung im Maximum aufnehmen konnte (Vitalcapacität). Sie betrug im Mittel 3900 CC. Aber so viel Mühe ich mir gab und so geübt ich in solchen Dingen war, es gelang mir nicht, diese Zahl gleich zu halten, sie schwankte selbst bei kurz sich folgenden Versuchen, bei denen andere Einflüsse, wie z. B. verschiedene Füllung des Leibes, ausgeschlossen waren, bis zu 300 CC. Damit war die N-Differenz zwischen Ein- und Ausathmungsluft erklärt, aber kein Mittel gegeben, sie zu beseitigen. Zum Glück ist der so begangene Fehler nicht so gross als er scheint und lässt sich durch eine einfache Correctur beseitigen.

In der atm. Luft steht der N zum O in dem Verhältniss von 4:1. Zeigt daher ein Versuch, dass der eingeathmete N z. B. 300 CC. mehr beträgt als der ausgeathmete, so ist anzunehmen, dass bei der letzten tiefen Ausathmung 300 CC. in der Residualluft verblieben sind, die eigentlich noch hätten ausgeathmet werden müssen. Damit wurden gleichfalls höchstens 75 CC. O zurückgehalten, die von dem eingeathmeten O nicht abgezogen wurden und den O-Verbrauch fehlerhaft vergrössern. Man würde in diesem Fall also 75 CC. O oder ¼ des zu wenig ausgeathmeten N von dem gefundenen O-Verbrauch in Abzug bringen müssen, um den Fehler zu corrigiren. Bei Ver-

suchen, die etwa 10 Minuten dauern, und bei Luftmengen von 60
bis 80 Lit. sind aber 300 CC. immerhin noch eine kleine Zahl, so
dass eine Aenderung des O-Verbrauchs für 1 Min. um 7 bis 8 CC.
nur selten auftreten wird. Da, wo in den Versuchen einigermassen
hohe Differenzen des N auftreten, wird stets diese Correctur als
„N-Correctur" berechnet werden.

Beim Athmen atmosphärischer Luft könnte die Messung der
eingeathmeten Luft überhaupt aufgegeben werden. Bei einer Anzahl meiner letzten Versuche ist das auch geschehen. Die Menge
der eingeathmeten Luft wird dann aus dem ausgeathmeten N bestimmt, zu der der zur Bildung atmosphärischer Luft nöthige O er-
gänzt wird. Bei der Einathmung künstlicher Luftgemenge ist ein
solches Verfahren nicht zulässig.

Drittes Capitel.

Die willkürlichen Veränderungen des Athemprocesses und der Einfluss der Athemmechanik.

(Vgl. Nr. 4 und 5.)

Die bei weitem häufigste und wirksamste Veranlassung zu einer
Aenderung der Athemmechanik sind die chemischen Vorgänge im
Körper, aber sie sind nicht die alleinige Veranlassung. Es giebt
solche Aenderungen, die rein nervöser Art sind und mit dem Stoffwechsel nichts zu thun haben. Sie sind meist rasch vorübergehend
und werden durch eine Aenderung in entgegengesetzter Richtung
bald wieder ausgeglichen. Aber sie üben eine Wirkung auf CO_2-Aus-
scheidung und, wie es sich ergeben wird, auch auf die O-Aufnahme,
die ja bei langdauernden Versuchszeiten sich ausgleicht, bei kurzen
aber berücksichtigt werden muss.

Schon die Aufmerksamkeit, die man dem Athmen zuwendet, das
Athmen durch den Mund und namentlich kleine, oft kaum merkliche
Hindernisse, die sich dem Athmen entgegenstellen und wie sie selbst
der leichtest gehende Apparat mit sich führt, ändern besonders bei
Ungeübten sofort den natürlichen Rhythmus und darum ist die Erforschung der Wirkung dieser Aenderung der Athemrhythmik von
höchstem Werth für eine richtige Beurtheilung der im Athmen sich
ausdrückenden Stoffwechselverhältnisse.

Wir können willkürlich in weiten Grenzen, wenigstens für kurze
Zeit, unsere Athemthätigkeit variiren; es giebt auch beim Menschen
wohl kein anderes Mittel für diese reine Aenderung der Lungen-

ventilation als die Willensthätigkeit, und so entstand die Frage: wie wirken diese willkürlichen Veränderungen der Athemthätigkeit auf CO_2-Ausscheidung und O-Aufnahme?

In meinen ersten in dieser Richtung angestellten Versuchen 1866 (vgl. Nr. 4) sass ich auf einem Stuhl vor dem Apparat, zählte die Athemzüge und notirte die abgelaufenen Minuten. Ein- und ausgeathmete Luft wurden hier durch sehr leicht gehende Wasserventile, sog. Müller'sche Ventile getrennt. In den Normalversuchen wurde dem Bedürfniss entsprechend ruhig geathmet, in anderen tief und energisch, wobei stets etwas eingenommener Kopf und Schwindel entstand, und in andern möglichst sparsam. Bei diesem sparsamen Athmen konnten unwillkürliche, dem Luftbedürfniss entspringende tiefere Athemzüge nicht unterdrückt werden; es wurde aber so eingerichtet, dass am Schluss des Versuchs Athemnoth bestand, die sich sofort nach dem Versuch in tiefen energischen Athemzügen kundgab.

Als nebensächliches Resultat dieser Versuche erwähne ich eine Herabsetzung der Körpertemperatur um 0,1—0,2° als Folge der Abkühlung bei forcirtem und eine geringe Steigerung bei sparsamem Athmen (Nr. 4, S. 332).

Da die Versuche in verschiedenem Grade durch die Verdauung beeinflusst sind, so sind sie in der Tabelle I so getrennt, dass mit b die Vormittagsversuche nach einem sehr mässigen Frühstück, mit a die Nachmittagsversuche nach einem kräftigen Mittagsmahl bezeichnet sind (s. Tabelle 1).

Der Vergleich des Mittels der Normalversuche 12, 11, 2 und 3 mit dem einzigen ihm gegenüber zu stellenden Versuch 19 mit forcirtem Athmen lässt sofort erkennen, dass durch Vertiefung der Athemzüge von 1309 auf 3137 CC. und kaum nennenswerthe Beschleunigung von 5,7 auf 6,3 die Lungenventilation für eine Minute von 7577 auf 19719 CC., die CO_2 von 325 auf 679 CC., die O-Aufnahme von 354 auf 513 CC. gestiegen ist. Daraus ergiebt sich eine Steigerung dieser verschiedenen Seiten der Athmung im Verhältniss von 100 : 260 : 209 : 145. Dieser Unterschied in dem Grad der Steigerung verleiht dem forcirten Athmen ein charakteristisches Aussehen. Die Menge „des im Körper verbliebenen O" wird immer kleiner, der respiratorische Quotient und die Verhältnisszahl von ein- zu ausgeathmeter Luft werden immer grösser, der Procentgehalt der ausgeathmeten Luft an O wächst, der eingeathmete O wird weniger ausgenutzt, während ihr CO_2-Gehalt mehr und mehr abnimmt.

Genau dasselbe Resultat ergiebt die Betrachtung der Vormittagsversuche (b). Ihre Normalwerthe für CO_2 und O bleiben hinter

Tabelle 1.

Nr.	Ein-geathmete	Aus-geathmete Luft Ccm.	Procent O	N	CO₂ der ausgeathmeten Luft	Ausgeathmete CO₂	Aufgenommener O	Im Körper verbliebener O	Von d. eingeathmeten O wurden absorbirt °/₀	Respir. Quotient CO₂/O ⋅1000	Ein- zu ausgeathmeter Luft :1000	Zahl der Athemzüge	Tiefe	N im Körper verblieben	Versuchs-Dauer M. S.
12a	7108	7070	16,42	79,43	4,15	293	328	35	22,0	893	995	6,1	1170	3	9,33
11a	7555	7513	16,48	79,38	4,14	311	345	34	21,8	902	994	5,3	1417	8	9,00
2a	7598	7581	16,06	79,56	4,38	332	372	40	23,4	892	998	5,8	1339	—24	6,10
3a	8046	8050	16,33	79,15	4,52	364	371	7	22,0	981	1000			—10	7,56
Mittel a	7577	7553	16,32	79,38	4,30	325	354	29	22,3	917	997	5,7	1309	— 6	
19a	19719	19914	18,17	78,42	3,41	679	513	—166	12,4	1324	1010	6,3	3137	— 25	3,30
18a	5634	5588	15,37	79,94	4,69	262	321	59	27,2	816	992	5,7	1008	—14	12,10
20a	5921	5835	15,10	79,92	4,98	290	360	70	29,6	806	985	5,4	1093	18	11,38
Mittel a	5777	5711	15,23	79,93	4,84	276	340	64	28,1	811	988	5,6	1050	2	
13b	7145	7101	16,55	79,63	3,82	271	322	51	21,5	841	994	6,2	1142	— 6	9,45
9b	7290	7243	16,33	79,57	4,10	297	344	47	22,6	863	994	5,4	1349	0	9,15
10b	7959	7926	16,49	79,44	4,07	322	360	38	21,6	892	996	5,8	1366	— 4	8,35
Mittel b	7465	7423	16,46	79,54	4,00	297	342	45	21,9	865	995	5,8	1286	— 3	
15b	14142	14224	18,25	78,61	3,14	446	367	—	79	12,4	1215	1006	4,5	3146	— 2	4,27
8b	16468	16604	18,13	78,76	3,11	516	440	— 76	12,7	1173	1008	6,6	2460	—59	4,02
16b	19680	19849	18,63	78,35	3,02	599	425	—174	10,3	1409	1009	6,8	2911	5	3,33
Mittel b	16763	16892	18,34	78,57	3,09	520	411	—109	11,8	1265	1008	6,0	2839	— 19	
14b	6105	6035	15,63	79,84	4,53	273	336	63	26,2	813	989	4,6	1315	6	11,25
7b	6474	6424	16,15	79,78	4,07	262	319	57	23,5	821	992	6,6	949	— 7	10,08
Mittel b	6289	6230	15,89	79,81	4,30	267	327	60	24,8	817	991	5,6	1132	0	
411	6854	6829	17,36	79,38	3,26	223	253	30	17,6	881	995	6,4	1079	6	9,26
396	7040	7001	17,13	79,48	3,39	237	276	39	18,7	859	994	6,2	1134	0	9,40
402	7205	7172	17,23	79,32	3,45	247	273	24	18,7	914	995	6,1	1180	7	9,30
395	7914	7884	17,38	79,50	3,12	246	288	42	17,4	854	996	7,1	1074	— 12	7,36
397	8144	8125	17,51	79,16	3,33	271	283	12	16,6	957	998	6,2	1305	7	8,20
Mittel 1	7433	7402	17,32	79,37	3,32	245	275	29	17,7	891	996	6,5	1154	2	
428	21837	21981	18,88	78,48	2,64	580	425	—155	9,3	1365	1006	7,9	2753	11	2,54
443	21949	22121	19,09	78,64	2,27	502	375	—127	8,2	1339	1008	8,1	2707	—45	3,42
441	24204	24348	18,86	78,82	2,32	565	479	— 86	9,4	1180	1006	8,7	2727	—57	3,33
Mittel 2	22663	22817	18,94	78,65	2,41	549	426	- 123	9,0	1295	1007	8,2	2729	—30	
445	6235	6184	16,72	79,70	3,58	221	272	51	20,8	812	992	5,6	1113	0	10,00
446	6373	6346	17,18	79,40	3,42	217	245	28	18,3	886	996	5,0	1283	0	9,40
447	5890	5868	16,97	79,35	3,68	216	239	23	19,3	904	996	4,9	1194		9,08
448	5985	5949	16,83	79,52	3,65	217	253	36	20,2	858	994	5,1	1071		10,40
452	6113	6089	17,08	79,36	3,56	217	241	21	18,8	900	996	5,1	1128		10,20
453	6267	6251	17,28	79,25	3,47	217	233	16	17,7	930	997	5,4	1166		11,10
476	6401	6375	17,22	79,37	3,41	217	243	26	18,5	893	996	5,8	1112		9,23
477	5951	5922	17,08	79,44	3,48	206	236	30	19,0	873	995	4,8	1238		9,31
Mittel 3	6152	6123	17,04	79,43	3,53	216	245	29	19,1	882	995	5,25	1163		
478	22524	22696	19,19	78,45	2,36	536	364	— 172	7,7	1473	1008	9,9	2279		2,50
474	24016	24120	18,95	78,71	2,31	557	453	104	9,0	1230	1004	11,3	2126		2,50
Mittel 4	23270	23408	19,08	78,58	2,33	546	409	- 138	8,4	1351	1006	10,6	2202		

denen von a zurück, da in ihnen die Verdauung einen geringeren Einfluss übte.

Bei sparsamem Athmen (Mittel aus 18 und 20) traten die entgegengesetzten Erscheinungen auf, wie beim forcirten; CO_2-Ausscheidung und O-Aufnahme nehmen ab und zwar erstere merklich mehr als letztere, der respiratorische Quotient fällt, wie die Verhältnisszahl von ein- zu ausgeathmeter Luft, der Procentgehalt der ausgeathmeten Luft an O wird geringer, der gebotene O also besser ausgenutzt, der an CO_2 höher.

Das Ergebniss dieser Untersuchung ist also:

Dass die willkürliche Steigerung der Lungenventilation sowohl die CO_2-Ausfuhr als die O-Aufnahme vermehrt und zwar erstere mehr als letztere und dass die willkürliche Beschränkung die entgegengesetzte Wirkung übt.

Die weiteren Versuche sind angestellt, um die gefundenen Veränderungen genauer zu messen; qualitativ liefern sie dasselbe Resultat, wie die vorausgegangenen und bedürfen in dieser Richtung keiner Besprechung mehr.

Die Versuche 395 bis 443 (Mittel 1 und 2) stammen aus 1883; sie sind angestellt, wie die vorigen, nur traten an Stelle der Wasserventile die Darmventile. Ihre Normalzahlen sind etwas kleiner als die der Versuche b, da sie etwas ferner von dem Frühstück lagen und da auf möglichste Entspannung der Muskeln mehr Rücksicht genommen wurde, so dass ein sehr ruhiger schlaffer und fast schläfriger Zustand vorhanden war, wie das in den Protocollen ausdrücklich bemerkt ist. Deshalb ist der Stoffwechsel in ihnen geringer, was auch aus dem verhältnissmässig geringen Grad der O-Ausnutzung hervorgeht.

Die letzte Versuchsreihe aus 1885 (Mittel 3 und 4) fällt in die frühen Morgenstunden, wo der Stoffwechsel stets etwas geringer ist, als in den Vormittagsstunden. Sie beginnen nach gewöhnlicher Ausathmung und schliessen damit, so dass das forcirte Athmen, mit welchem sonst jeder Versuch nach tiefster Einathmung begann, hier wegfällt. Die Normalversuche sind hier von längerer Dauer und bestehen aus zwei sich unmittelbar folgenden Versuchen an zwei verschiedenen Spirometern, da sie noch als Normalversuche anderen Versuchen gegenüber zu dienen hatten, die diese Anordnung nöthig machten. Die beiden Versuche mit forcirtem Athmen in dieser Reihe (Mittel 4) sind der Fassungsfähigkeit der Spirometer entsprechend viel kürzer. Die eingeathmete Luft ist in diesen Versuchen nicht gemessen, sondern nach dem ausgeathmeten N berechnet, indem der zur Bildung atmosphärischer Luft nöthige O hinzuaddirt wurde.

Tabelle 2.

Versuchsreihe	CO_2 ausgeschieden	O aufgenommen	O im Körper verblieben	Ausnutzung des O %	Respir. Quotient	Aus- zu eingeathmeter Luft	Ausgeathmete Luft %		
							O	N	CO_2
1. Für je 1000 CC. willkürlicher Vermehrung der Ventilation.									
1866 a	+ 29	+ 13	− 16	− 0,8	+ 34	+ 1	+ 0,15	− 0,08	− 0,07
1866 b	+ 24	+ 7,4	− 17	· 1,1	+ 41	+ 1	+ 0,20	− 0,10	− 0,10
1883 (1 u. 2)	+ 20	+ 10	− 10	− 0,6	+ 27	+ 0,7	+ 0,11	− 0,05	− 0,06
1885 (3 u. 4)	+ 19	+ 9,6	− 10	− 0,6	+ 27	+ 0,6	+ 0,12	− 0,05	− 0,07
Mittel	+ 23	+ 10	− 13	− 0,8	+ 32	+ 0,8	+ 0,14	− 0,07	− 0,07
2. Für je 1000 CC. willkürliche Verminderung der Ventilation.									
1866 a	− 27	− 8	+ 19	+ 3,2	− 60	− 5	− 0,60	+ 0,30	+ 0,30
1866 b	− 23	− 12	+ 12	+ 2,4	− 44	− 2,3	− 0,50	+ 0,23	+ 0,26
	− 25	− 10	+ 15	+ 2,8	− 50	− 3,6	− 0,55	+ 0,26	+ 0,28

Aus den sämmtlichen Mitteln der Tab. 1 ist in Tab. 2 berechnet, welche Veränderung das Athmen im Mittel für eine Steigerung und Verminderung der Ventilation um je 1000 CC. erfährt. Im Wesentlichen besagt die Tabelle, dass im Mittel für eine Steigerung um 1000 CC. 23 CC. mehr CO_2 ausgeschieden und 10 CC. mehr O verbraucht und für eine Einschränkung des natürlichen Athmens um 1000 CC. die Zahlen 25 CC. und 10 CC. dafür auftreten.

Die CO_2-Werthe sind in den älteren Versuchsreihen 1866 a und b entschieden höher als später, wahrscheinlich deswegen, weil die älteren Versuche noch in die Verdauungszeit fielen, wo mehr CO_2 producirt wurde und der CO_2-Reichthum des Bluts grösser war. Da die Reihen 1883 und 1885, welche von der Verdauung nicht mehr beeinflusst sind, sehr gut übereinstimmen, so scheint mir 20 CC. die richtigere Zahl für die CO_2-Zunahme. Für die nicht starken Schwankungen der O-Aufnahme ist eine Regel und ein Grund nicht auffindbar, ihre Zunahme für 1000 CC. Mehrventilation wird mit 10 CC. am richtigsten zu berechnen sein.

Construirt man eine Tabelle, in der man nach den oben gewonnenen Zahlen die CO_2-Ausscheidung um 20, die O-Aufnahme um 10 CC. für je 1000 CC. Ventilationssteigerung wachsen lässt, so lässt sich leicht berechnen, wie die Procentzusammensetzung der ausgeathmeten Luft und die übrigen Seiten der Athmung sich gestalten.

Tabelle 3.

Ein-geathmete Luft	Aus-geathmete	Die einge-athmete Luft besteht aus		Die ausgeathmete Luft besteht aus Procent			Die ausgeathmete Luft besteht aus im Ganzen			O auf	Procent O absorbirt	Respir. Quotient	Ein- zu aus-geathmeter Luft = 1000 :
		O	N	O	N	CO₂	O	N	CO₂				
6500	6450	1362	5138	16,71	79,66	3,63	1078	5138	234	284	20,9	824	993
7500	7460	1571	6929	17,13	79,47	3,40	1277	5929	254	294	18,7	864	995
8500	8470	1781	6719	17,44	79,33	3,22	1477	6719	274	304	17,1	901	996
9500	9481	1991	7510	17,69	79,21	3,10	1677	7510	294	314	15,8	936	998
10500	10490	2200	8300	17,88	79,12	2,99	1876	8300	314	324	14,7	969	999
11500	11500	2409	9091	18,00	79,10	2,90	2075	9091	334	334	13,9	1000	1000
12500	12510	2619	9881	18,18	78,98	2,83	2275	9881	354	344	13,1	1029	1001
13500	13520	2828	10672	18,30	78,94	2,76	2474	10672	374	354	12,5	1058	1001
14500	14530	3038	11462	18,40	78,89	2,71	2674	11462	394	364	12,0	1082	1002
15500	15540	3247	12253	18,49	78,85	2,66	2873	12253	414	374	11,5	1107	1002
16500	16550	3457	13043	18,57	78,81	2,62	3073	13043	434	384	11,1	1130	1003
17500	17560	3666	13834	18,63	78,78	2,58	3272	13834	454	394	10,8	1152	1003
18500	18570	3876	14624	18,70	78,75	2,55	3472	14624	474	404	10,4	1173	1004

In Tabelle 3 ist diese Berechnung ausgeführt, indem ich von den Werthen als niedrigsten ausging, die meinem normalen Athmen in nüchternem und möglichst muskelruhigem Zustand nach späteren Auseinandersetzungen zukommen. Es ist daraus leicht ersichtlich, dass diese Zahlen nicht wie CO_2 und O in arithmetischem Verhältniss steigen. Je höher die Zahlen für die Ventilation steigen, um so geringfügiger wird die Aenderung.

Während z. B. der Procentgehalt der Luft an O bei dem Steigen der Ventilation von 6500 bis 7500 um 0,42% wächst, wächst er beim Steigen von 17500 auf 18500 nur noch um 0,07%. Das ist der Grund, weshalb in Tabelle 2 bei Herabsetzung der Ventilation die Unterschiede in der Procent-Zusammensetzung so gross und bei der Steigerung so gering ausfallen. Die Mittelzahlen werden um so kleiner ausfallen, je höher in den Versuchsreihen die Athmung gesteigert ist. Die Ausrechnung der Mittelzahlen hat hier also keinen Werth.

Die Versuche mit forcirtem Athmen sind kürzer als die Normalversuche. Sie mussten wegen der Raumverhältnisse der Spirometer früher unterbrochen werden. Es ist nicht zu bezweifeln, dass länger dauernde Versuche andere Zahlen geliefert hätten. Zu Vergleichen sind indessen diese kurzen Versuche vollständig brauchbar, denn sie werden verglichen mit Versuchen, die aus anderen Ursachen in gleich kurzer Zeit ähnliche Ventilationsgrössen zeigten.

So weit hinaus die Grenze liegt, bis zu der die Athemthätigkeit vermehrt werden kann, so eng liegt sie an der Norm bei Athembeschränkung. Mosso kommt zwar nach Versuchen an einem jungen

Mann [1]) zu dem Schluss, dass man für 10 bis 15 Minuten sein gewohntes Luftquantum auf die Hälfte herabsetzen könne. Eine solche Einschränkung habe ich bei Weitem nicht erreichen können und den Eindruck in meinen Versuchen erhalten, dass der Mensch sich mit nahezu dem geringsten erforderlichen Luftquantum beim normalen Athmen begnügt. Auch Lossen [2]) hat so tief stehende Zahlen, wie Mosso, nicht erreicht, eine Athmung von 4430 CC. konnte er nur 6 Minuten aushalten.

Aus älterer Zeit liegen über den Gegenstand einige Versuche von Allen und Pepys vor, gegen die Vierordt bereits mit Recht eingewandt hat, dass sie deshalb unbrauchbar seien, weil sie an zwei verschiedenen Personen angestellt wurden, deren Athemgrösse nicht einmal erheblich differirte.

Die Versuche Vierordt's [3]) sind mit einem nur 9200 CC. haltenden Luftbehälter angestellt. Er hat daher die Luftquantitäten nur oberflächlich nach ihrer Zahl bei annähernd gleich gehaltener Tiefe bestimmt und ihren Procentgehalt an CO_2 gemessen. Für eine Mehrventilation von 1000 CC. erhielt er eine Mehrausscheidung von 25 CC. CO_2, was mit meinen Bestimmungen um so mehr übereinstimmt, als Vierordt's Versuche kürzer dauerten und den CO_2-Vorrath weniger erschöpft fanden, als längere Versuche an ihrem Ende.

Lossen hat in seinen bereits erwähnten Untersuchungen an sich den Einfluss der Ventilation studirt. Seine Versuche dauern sehr lange, meist über eine Stunde; die durch eine Gasuhr gemessene Luft streicht durch eine Probeflasche, in der die CO_2 bestimmt wird, die schliesslich aber blos die Luft der letzten Athemzüge enthalten kann. Es ist natürlich, dass in so langen Versuchen der CO_2-Gehalt des Bluts sehr erschöpft sein muss, so dass die Vermehrung der Ausscheidung durch die Steigerung der Ventilation gar nicht mehr beobachtet werden kann. Die wenigen Versuche Lossen's von kurzer Dauer (14, 8, 12 und 13) stimmen mit meinen Resultaten ganz gut überein, wie nachstehende Zusammenstellung zeigt.

Nr.	Luft geathmet CC.	CO_2 im Ganzen	CO_2 $^0/_0$	Dauer Min.
14	4340	191	4,36	5
8	4433	226	5,06	6
12	21607	508	2,32	5
13	31307	634	2,00	9

1) Respir. period. l. c. S. 59.
2) Ueber d. Einfl. d. Zahl u. Tiefe der Athemzüge u. s.w. Inaug.-Diss. 1866. S. 21.
3) Physiol. des Athmens. 1845.

Bei dem Vergleich von 14 mit 12 und 13 ist der Zuwachs der CO_2 für 1000 CC. Mehrventilation 17,3 und 16,4 CC. Diese Zahl würde noch etwas höher ausfallen, wenn 12 und namentlich 13 noch etwas kürzer gewesen wären. Bei der Beschränkung des Athmens auf 4433 CC., die er nur 6 Min. aushielt, athmete er 226 CC. aus gegenüber der normalen Menge von 280 CC. bei einer Ventilation von 6610 CC. Das sind Zahlen, die mit den meinigen fast vollkommen übereinstimmen. Fast ganz in derselben Weise, wie ich, hat Panum Versuche über die CO_2-Ausscheidung angestellt[1]) und ist auch genau zu meinen Zahlen gekommen. Er erhielt für je 1000 CC. Ventilationssteigerung 20 CC. CO_2-Mehrausscheidung sowohl wenn man die Grenzversuche, als wenn man das Mittel aus den gering ventilirten mit dem Mittel der stark ventilirten vergleicht. O-Bestimmungen fehlen; nur 2 nicht näher mitgetheilte und darum nicht zu beurtheilende Versuche verleiteten Panum zu dem falschen Schluss, dass das Verhältniss zwischen O-Aufnahme und CO_2-Ausscheidung weder durch die Grösse der geathmeten Luftmengen, noch durch Anzahl und Tiefe der Athemzüge wesentlich geändert wird.

Nach der Methode Lossen's hat noch Berg eine grosse Anzahl von Versuchen über die CO_2-Ausscheidung angestellt.[2]) Die Versuchszeit dauert bei ihm regelmässig 15 Minuten. Die Steigerung der absoluten CO_2-Ausfuhr mit gleichzeitiger Abnahme des Procentgehaltes der ausgeathmeten Luft mit zunehmender Lungenventilation ist hier vollkommen deutlich ausgesprochen. Die Steigerung beträgt aber nur etwa 10 CC. für 1000 CC. mehr Luft. Der Grund hierfür liegt in der Länge der Versuchsdauer und namentlich in der eingeschalteten Probeflasche, in der nur der CO_2-Gehalt der letzten Athemzüge bestimmt wird. Dazu kommt noch, dass in Berg's Versuchen so kleine Werthe für ausgeathmete Luft und CO_2 auftreten, wie bei keinem andern Forscher und nothwendig den Verdacht erwecken müssen, dass Undichtigkeiten des Apparats zu Verlusten geführt haben.

Im Wesentlichen können alle diese Versuche als eine Bestätigung meiner Resultate gelten.

Ueber das Verhalten des O besitzen wir nur Untersuchungen an Kaninchen von Pflüger[3]) und von Finkler und Oerthmann.[4])

---

1) Unters. über die physikal. Wirkung d. compr. Luft. Pflüger's Arch. I. S. 121. 1868.

2) Ueber d. Einfl. d. Zahl und Tiefe der Athembewegungen u. s. w. Deutsches Archiv f. klin. Med. 6. 291. 1869.

3) Pflüger, Ueb. d. Einfl. d. Athemmechan. u. s. w. Pflüger's Arch. 14. 1. 1877.

4) Finkler und Oerthmann, ibid. S. 38.

Die Thiere sind tracheotomirt, der Luftstrom wird durch Müller'sche Ventile geregelt, die mit Kali gefüllt die CO_2 absorbiren. Die künstliche Ventilation, die mit natürlicher abwechselt, wird durch Heben und Senken des Spirometers oder durch Gummiballons mit entsprechender Ventileinrichtung besorgt, ohne gemessen zu werden. Pflüger kommt zu dem Resultat, dass die O-Aufnahme auch bei energischer Ventilation unverändert bleibe, während die CO_2-Ausscheidung dadurch eminent gesteigert werde, und Finkler und Oerthmann fassen das Ergebniss ihrer Untersuchung in folgenden Sätzen zusammen, dass

1. die künstliche Athmung und das Bestehen des apnoischen Zustandes weder eine Veränderung des O-Verbrauchs noch der CO_2-Bildung zur Folge habe,

2. im Beginn der künstlich verstärkten Lungenventilation ein scheinbar verminderter, nach dem Aussetzen derselben ein scheinbar vermehrter O-Verbrauch stattfinde, der aber durch eine Stellungsänderung des Zwerchfells und des Thorax seine Erklärung finde und

3. die CO_2 im Beginn der künstlichen Athmung bedeutend vermehrt und nach dem Aussetzen bedeutend vermindert werde, wofür der Grund in dem erleichterten resp. erschwerten Abfluss aus dem Blut liege. Die Bildung in den Geweben bleibe unverändert.

Diese ziemlich complicirten Versuche führen mancherlei Beeinflussungen mit sich, deren Wirkung schwer abzuschätzen ist. Vor allen Dingen fällt in ihnen bei künstlichem Athmen die Thätigkeit der Athemmuskeln und damit die hierdurch bedingte CO_2-Bildung und O-Aufnahme weg. Die Versuche müssten also bei künstlichem Athmen eine Abnahme beider zeigen. Da bei Pflüger sich eine geringe Zunahme des O's findet, so darf man in diesen Versuchen für die obwaltenden Verhältnisse sicher eine Vermehrung der O-Aufnahme annehmen.

Finkler und Oerthmann machen in ihrer Arbeit auf ein eigenthümliches Verhalten des Zwerchfells aufmerksam, das bei natürlichem Athmen in den Bauch hinein, bei künstlichem nach der Brusthöhle vorgewölbt ist. Der hierdurch bedingte Raumunterschied ist, da hier reiner O geathmet wird, bei den kurzen Versuchszeiten erheblich genug, um den Resultaten dieser Forscher eine andere Deutung zu geben. Wird die nöthige Correctur für den Uebergang von natürlichem zu künstlichem Athmen und umgekehrt vorgenommen (sie ist ausgeführt in Nr. 10, S. 180), so erscheint bei künstlichem Athmen die O-Aufnahme etwas vermehrt, und zwar fällt diese Vermehrung stets in die ersten 5 Minuten der künstlichen Athmung und ebenso ist sie beim Uebergang des künstlichen zum natürlichen Athmen etwas erhöht. Wie viel zum Zustandekommen der letzteren Erscheinung der Wiedereintritt der Thätigkeit der Athemmuskeln, die Zusammensetzung der Residualluft, oder allenfalls ein forcirtes Athmen, welches nach dem ungewohnten Zustand der Apnoë, vielleicht auch durch den Widerstand der Müller'schen Ventile angeregt, eintritt, lässt sich um so weniger entscheiden, als die Methode eine Messung der geathmeten Luftmenge nicht zulässt.

So complicirte Versuche scheinen mir überhaupt bei der Frage der O-Absorption nicht allzuschwer ins Gewicht zu fallen. Bei richtiger Berechnung aber aller sie begleitenden Umstände werden sie weit eher meine Versuchsergebnisse bestätigen als ihnen entgegenstehen.

Es entspricht vollkommen den physikalischen Gesetzen, dass eine reichliche Lüftung den Körpersäften mehr gelöste CO_2 entführt und eine Verarmung derselben daran herbeiführt. In den länger dauernden Versuchen von Berg und mehr noch in denen von Lossen drückt sich diese Verarmung auch aus. Dass das Blut bei stärkerer Luftzufuhr mehr O absorbirt, lässt sich wohl auch erwarten, bei dem kleinen Absorptionscoefficienten des Bluts für O kann aber diese Menge nur eine sehr geringe sein, denn die durch die gesteigerte Ventilation hervorgebrachte Vergrösserung des O-Gehalts der Lungenluft beträgt nur etwa 1 bis 2%. Es ist aber wohl denkbar, dass die Blutkörperchen eine grössere Menge O bei besserer Lüftung an sich nehmen. Ein Theil der vermehrten O-Aufnahme, sowie auch der CO_2-Ausscheidung kommt sicher auf Rechnung der vermehrten Thätigkeit der Athemmuskeln. War die vermehrte O-Aufnahme ganz hierdurch bedingt, so durfte sich in dem darauf folgenden Athmen eine Verminderung der O-Aufnahme nicht zeigen, die aber sicher auftreten musste, wenn das Blut noch einen Vorrath an verfügbarem O in sich barg.

Die für 1 Minute berechneten Zahlen der Tabelle 4 geben Rechenschaft über das Verhalten des Athems unmittelbar nach forcirtem Athmen. Mit dem Mittel a der Normalversuche (von denen Nr. 46 nicht verwendbar ist, da ich nach den Bemerkungen des Protocolls an einer Störung des Befindens litt, dem wohl die auffallende Höhe der Zahl für CO_2 und O zuzuschreiben ist) ist zu vergleichen das Mittel b. Den 4 Versuchen, die dieses Mittel bilden, ging 3 bis 4 Minuten lang ein sehr heftiges forcirtes Athmen voraus, welches lebhaften Schwindel und eingenommenen Kopf erzeugte. Berechnet man nun, wie das in a1 geschehen ist (vgl. S. 18), die Werthe, die das normale Athmen bei einer so eingeschränkten Ventilation wie b

Tabelle 4.

Nr.	Vor dem Versuch geathmet	Eingeathmete Luft CC.	Ausgeathmete	O	N	CO₂ (Procent der ausgeathmeten Luft)	CO₂ ausgeathmet	O aufgenommen	O im Körper verblieben	Von d. eingeathmeten O wurden absorbirt %	CO₂/O	Zahl (der Athemzüge)	Tiefe (der Athemzüge)	N im Körper verblieben	Versuchsdauer M. S.
25	normal	7158	7105	16,03	79,74	4,23	301	361	60	24.1	833	6,0	1183	— 7	9,00
(46		7572	7496	15,65	79,82	4,53	340	413	73	26,0	821	5,7	1318	3)	9,55
47		7656	7598	16,28	79,65	4,07	309	367	58	22,9	844	7,4	1026	0	9,55
60		7450	7386	16,66	79,58	3,76	277	330	53	22,1	841	7,7	951	—11	9,50
Mittel a		7421	7363	16,32	79,66	4,02	296	353	57	22,7	839	7,0	1053	— 6	
a1 bei		5593	Ventilation				260	335	75	28,5	776				
21	stark forcirt	5491	5369	15,56	80,89	3,55	191	315	124	27,4	606	6,2	883	— 3	12,43
22		5897	5769	15,78	80,80	3,42	195	325	130	26,3	607	6,4	917	0	8,33
23		5723	5591	15,83	80,84	3,33	186	314	128	26,2	593	5,2	1097	6	7,40
24		5260	5084	15,01	81,28	3,71	189	340	151	30,9	556	5,1	1043	29	7,20
Mittel b		5593	5153	15,54	80,95	3,50	190	323	133	27,7	590	5,7	985	8	
395	normal	7914	7884	17,38	79,50	4,12	246	288	42	17,4	854	7,4	1074	—12	7,36
396		7040	7001	17,13	79,48	3,39	237	276	39	18,7	859	6,2	1134	1	9,40
397		8144	8125	17,51	79,16	3,33	271	283	11	16,6	957	6,2	1305	7	8,20
402		7205	7172	17,23	79,32	3,45	247	273	26	18,1	905	6,1	1180	7	9,30
411		6864	6829	17,36	79,38	3,26	223	253	30	17,6	881	6,4	1079	6	9,26
Mittel c		7433	7402	17,32	79,37	3,31	245	275	30	17,7	891	6,5	1154	2	
c1 bei		6662	Ventilation				230	267	37		860				
c2 bei		7828					253	279	26		901				
438	7300	6244	6213	16,72	79,58	3,70	230	269	39	20,5	855	5,8	1078	— 9	10,32
435	8040	7080	7076	17,40	79,30	3,30	233	252	19	17,0	924	5,7	1236	—14	9,15
Mittel d	7670	6662	6644	17,06	79,44	3,50	231	260	29	18,7	888	5,7	1157	—11	
d1 bei		6791	Ventilation				433	369			1173				
434	9430	6769	6732	16,79	79,73	3,48	234	288	51	20,3	812	5,6	1216	—16	9,42
437	11400	8100	8086	17,62	79,17	3,21	259	272	13	16,0	935	7,0	1165	1	8,12
436	13800	8616	8635	17,44	79,20	3,36	290	299	9	16,5	970	5,7	1508	—29	2,48
Mittel e	11540	7828	7818	17,28	79,37	3,35	261	286	25	17,6	912	6,1	1296	—15	
444	21949	7802	7777	17,39	79,70	2,91	226	282	56	17,3	802	6,4	1221	—30	
442	24204	16791	16836	18,55	78,95	2,50	421	395	— 26	11,2	1066	8,4	2005	—18	3.35
445	8235	6373	6346	17,18	79,40	3,42	217	245	28	18,3	886	5,0	1283		9,40
448	5890	5985	5949	16,83	79,52	3,65	217	253	36	20,2	858	5,1	1071		10,40
453	6113	6267	6251	17,25	79,25	3,17	217	233	16	17,7	931	5,4	1166		11,10
477	6401	5951	5922	17,08	79,44	3,48	206	236	30	19,0	873	4,8	1238		9,34
Mittel f	6160	6144	6117	17,09	79,40	3,50	211	242	28	18,8	884	5,1	1189		
f1 bei		6693	Ventilation				225	217			911				
f2 „		22446	„				546	405			1333				
f3 „		6295	„				217	213			893				
451	17057	6693	6658	17,53	79,46	3,01	200	235	35	16,7	851	6,0	1126		9,05
475	24016	22446	22523	19,38	78,78	1,84	114	336	—78	7,1	1232	12,2	1961		2,48
479	22524	6295	6259	17,34	79,50	3,16	198	244	36	17,7	846	5,2	1203		9,22

haben müsste, so ergiebt sich ausser der starken Einschränkung, die unwillkürlich der starken Vermehrung der Ventilation folgt, dass die CO₂ weit (um 70 CC.) und der O weniger (um 12 CC.) hinter den

Zahlen zurückbleiben, die ihnen nach der Ventilationsgrösse bei normalem Athmen zukämen. Demgemäss ist der respiratorische Quotient so tief, wie er normalen Verhältnissen nicht zukommt, was bei verminderter O-Aufnahme ein Zurückbleiben der CO_2-Ausscheidung hinter dem Werth, der der O-Aufnahme gemäss zu erwarten war, bedeutet. Es ist sicher hier viel weniger CO_2 ausgeschieden als gebildet worden und zur Wiederherstellung des normalen CO_2-Gehalts der daran verarmten Säfte benutzt worden.

Aber auch von dem O wird merklich weniger aufgenommen, als den Verhältnissen entsprechen würde; die Ausnutzung des gebotenen O ist bei b deutlich geringer als bei a1. Ueberlegt man nun, dass die Versuche etwa 9 Minuten gedauert haben, so sind im Ganzen 108 CC. O zu wenig aufgenommen worden, die als im Blute bereits vorräthig erspart werden konnten. Das ist keine so ganz geringe Menge; sie vertheilt sich nur auf eine lange Zeit und da die Wirkung der O-Bereicherung des Bluts am Anfang des Versuchs am stärksten auftreten musste, so würde ein kürzerer Versuch diese Wirkung deutlicher zum Ausdruck gebracht haben.

Die CO_2, welche während eines ganzen Versuchs den Körpersäften wieder ersetzt wurde, beträgt die erhebliche Menge von 630 CC. und es ist fraglich, ob die Versuchsdauer zu vollem Ersatz ausgereicht hat. Der Procentgehalt der ausgeathmeten Luft an CO_2 steht in diesen Versuchen noch erheblich niedriger als in den Normalversuchen, so dass es scheinen könnte, als sei eine vollständige Sättigung noch nicht erreicht. Der CO_2-Gehalt stellt aber das Mittel aus der ganzen Versuchszeit dar, deren Anfang sicher einen sehr niedrigen Procentgehalt an CO_2, der schwerlich 3% erreichte, darbot. Das Ende des Versuchs musste darum gewiss eine erheblich höhere Procentzahl als 3,5% aufweisen. Veranschlagt man nun, dass bei der Steigerung der Ventilation dem Steigen der O-Aufnahme entsprechend etwa die Hälfte der mehrausgeschiedenen CO_2 als während des Versuchs durch stärkere Muskelthätigkeit mehrgebildet zu betrachten ist, so würde nach annähernder Berechnung ein etwa 4 Minuten dauerndes Athmen einer Luftmenge von 22000 CC. dazu gehören, um den Körpersäften eine solche Menge CO_2 zu entziehen, wie sie hier wieder ersetzt wurde. Ein so forcirtes Athmen mag aber hier in der That den Versuchen vorausgegangen sein und der Ersatz der CO_2 ist wohl vollständig erfolgt.

Die folgenden Versuche, welche das Mittel c liefern, sind Normalversuche aus 1883 Vormittags 3 Stunden nach unerheblichem Frühstück. Die Versuche des Mittels d, denen ein Athmen von nur 7300 resp. 8040 CC. Luft vorausging, zeigen keine Abweichung von der Norm, wenn das Mittel c, wie das in c1 geschehen ist, auf gleiche Ventilation berechnet wird. Es bedarf offenbar stärkerer Ventilationssteigerung, um das nachfolgende Athmen zu beinflussen.

Auch bei den folgenden drei Versuchen mit dem Mittel e ist, verglichen mit dem auf gleich hohe Ventilation berechneten c2 ein Einfluss des vorausgegangenen mässig forcirten Athmens von 11 540 CC nicht bemerkbar, man begegnet hier sogar einer ganz unerwarteten freilich unerheblichen Steigerung von CO_2 und O, die jedenfalls darin ihren Grund hat, dass die Versuche des Mittels e dem Frühstück etwas näher liegen, als die des Mittels c (11 Uhr).

Versuch 444, dem ein sehr forcirtes Athmen vorausgegangen war, fällt in dieselbe Zeit wie die Versuche des Mittels e. Da die Ventilation hier absichtlich gerade so gross, wie in e gehalten wurde, so können beide ohne Weiteres verglichen werden. Der Einfluss auf die CO_2 ist sehr deutlich, der auf die O-Aufnahme kaum merklich.

Ein sehr unerwartetes Resultat lieferte der Versuch 442. Er folgte als fortgesetztes forcirtes Athmen dem Versuch 441, in dem mit Aufbieten aller Energie $3\frac{1}{2}$ Minuten lang die Ventilation auf 24 204 CC. gehalten wurde. Vergleicht man diesen Versuch mit dem auf gleiche Ventilationshöhe berechneten Mittel d, so ist die CO^2 kaum herabgesetzt und der O-Verbrauch so unmotivirt hoch, dass hier eine Unregelmässigkeit vorliegen muss, die eine merkliche Stoffwechselbeschleunigung hervorgebracht hat. Das Protocoll bemerkt zu diesem Versuch, dass am Ende von 441 der Kopf so eingenommen war, dass ich in halbbewusstlosem Zustande eine Reihe von uncontrolirten Athemzügen machte, ehe das Athemrohr des zweiten Apparates in den Mund geführt wurde. Es ist so eine Unregelmässigkeit in den Versuch gekommen, die nicht berechenbar ist und wahrscheinlich hat auch der halbbewusstlose Zustand mit der darauf folgenden Beunruhigung und Hast, den Versuch zu Ende zu führen, zu Muskelbewegungen angeregt, die O-Bedürfniss und CO_2-Production vermehrten.

Die in diesen Versuchen noch auftretenden Unregelmässigkeiten veranlassten noch zu einigen Versuchen 1885. In ihnen fiel die tiefste Einathmung vor Beginn des Versuchs, der immer ein forcirtes Athmen folgte, weg, die eingeathmete Luft wurde nach dem N-Gehalt der ausgeathmeten bestimmt und aus freier Luft nach einander in zwei nebeneinanderstehende Spirometer ohne Unterbrechung und ohne Aufwand von Muskelthätigkeit ausgeathmet. Vergleicht man diese Versuche, in denen in 451 und 479 natürlich nach stark forcirtem

Athmen geathmet und in 475 das forcirte Athmen möglichst lebhaft fortgesetzt wurde, mit den auf gleiche Ventilationshöhe gerechneten Normalmitteln f1, 2 und 3, so erkennt man sofort, dass die CO_2-Ausscheidung und in geringerem Maass auch die O-Aufnahme durch das vorausgegangene stark forcirte Athmen herabgesetzt ist. Diese Wirkung tritt am deutlichsten auf in dem kurz dauernden Versuch 475, sie vertheilt sich auf längere Zeit und verwischt sich darum in den lang dauernden Versuchen 451 und 479.

Die Herabsetzung des Procentgehaltes der CO_2 deutet in allen diesen Versuchen die Verarmung des Körpers an CO_2 und die geringere Ausnutzung des O das geringere O-Bedürfniss nach stark forcirtem Athmen an, als eine Folge besserer Sättigung des Blutes mit O.

Dies Resultat steht in vollem Einklang mit den Blutgasanalysen Bert's, der nach kräftiger Lungenventilation den O-Gehalt des arteriellen Blutes etwa 1% höher fand, als bei geringer und mit den Beobachtungen Vierordt's, der den Oxyhämoglobinstreifen in dem Spectrum des mit Gummiband umschnürten, am Rand durchscheinenden Fingers später verschwinden sah bei willkürlich verstärkter als bei verminderter Ventilation; der O-Vorrath des Blutes bei ersterer war also grösser und. hielt länger vor.[1]

Es ist somit als ausgemacht zu betrachten, **dass die vermehrte Ventilation mehr CO_2 aus dem Körper ausführt, als gebildet wird und in denselben etwas mehr O einführt, als dem Bedürfniss entspricht.**

Ich reihe hier noch einige Versuche in Tab. 5 über mechanische Athemhemmungen an, die unvollendet geblieben sind und darum nicht viel entscheiden.

Tabelle 5.

Nr.	Ein-	Aus-	O	N	CO_2	CO_2 ausg. wirklich	CO_2 ausg. n. d. Ventil.	O aufgen. wirklich	O aufgen. n. d. Ventil.	O im Körper verblieben	Von d. eingeathmeten ● wurden absorbirt %	Respir. Quotient CO_2/O	Zahl der Athemzüge	Tiefe der Athemzüge	N im Körper verblieben	Versuchsdauer M.S.
Mittel b	7465	7423	16,46	79,54	4,00	297		342		45	21,9	865	5,8	1286	— 3	9,12
4	10587	10590	16,89	79,01	4,10	434	359	426	373	— 8	19,2	1019	6,3	1676	+ 5	4,45
5	6824	6766	16,28	79,75	3,97	268	284	326	336	58	22,8	824	8,8	775	0	9,12
6	6930	6592	15,70	79,77	4,53	323	282	376	335	53	25,5	852	8,9	774	+13	9,12
Mittel l 874	7955	7910	17,26	79,54	3,20	252		300		48	18,1	841	7,3	1109	— 3	6,15
115	7011	6963	17,17	79,77	3,06	213	234	274	291	63	18,7	776	8,5	821	— 7	9,15
116	6873	6827	16,89	79,79	3,32	227	230	286	289	59	19,9	793	5,0	1418	—16	8,40

1) Physikal. Spectralanalyse. Zeitschr. f. Biol. 14. 422.

Bei Versuch 4 wurden Müller'sche Ventile angewandt, in denen eine 18 mm hohe Wassersäule überwunden werden musste. Dieses bewegliche und leicht zu überwindende Athemhinderniss hat durch Vertiefung der Athemzüge eine merkliche Ventilationssteigerung hervorgerufen. Vergleicht man aber die CO_2 und den O mit den nach dem Mittel b der Ventilationsgrösse entsprechenden Zahlen, die in der Tabelle neben die gefundenen gesetzt sind, so sind die gefundenen erheblich höher, als sie der willkürlich verstärkten Ventilation zugekommen wären. Dies Verhalten ist jedenfalls bedingt durch die Erschwerung des Athmens und die damit verknüpfte Arbeitsleistung.

In Versuch 5 wurde durch eine 5 mm weite Röhre mit dem Gefühl geringer Athemnoth geathmet. Dies geringe, nicht zu beseitigende Hinderniss hat die Ventilation herabgesetzt, die Athemzüge vermehrt und verflacht. In dieser Verflachung wird auch der Grund liegen, das die Werthe für CO_2 und O hinter denen, die die Ventilationsgrösse verlangt, etwas zurückbleiben.

In Versuch 6 wurde das Hinderniss durch Verengerung der Röhren (4 mm) verstärkt. Das Gefühl des erschwerten Athmens wurde dadurch etwas stärker, aber Ventilationsgrösse, Zahl und Tiefe der Athemzüge blieben wie im vorigen Versuche. Die starke Erhöhung von CO_2 und O, die Versuch 6 zeigt, ist jedenfalls die Folge einer Nahrungsaufnahme, die nach dem Protocoll kurz vorher stattgefunden hatte und nicht der unbedeutenden Muskelleitung, die 6 mehr erforderte.

Dass ein derartiges Athemhinderniss eine erheblich lebhaftere Thätigkeit der Athemmuskeln nicht hervorruft, geht aus den Versuchen 115 und 116 hervor. Im ersten wurde durch eine enge Röhre eingeathmet, die Ausathmung blieb frei. Es bestand dabei das Gefühl mässig erschwerten Athmens. Auch hier sind die Athemzüge beschleunigt und abgeflacht und die Werthe für CO_2 und O stehen tiefer, als sie der Ventilationsgrösse zukommen. In 116 wurde durch dieselbe Röhre ausgeathmet und die Einathmung freigelassen. Das Gefühl des erschwerten Athmens war hier geringer als in 115, die Athemzüge sind vertieft und verlangsamt und CO_2 und O der Ventilation entsprechend.

Es scheint hiernach, als ob bewegliche und feststehende Hindernisse nicht gleich wirken und dass es auch einen Unterschied macht, ob Einathmung oder Ausathmung gehemmt sind. Das Letztere bestätigen Versuche von Langendorff und Seelig [1]. Sie fanden

---

[1] Langendorff und Seelig, Ueber die in Folge von Athemhindernissen eintretenden Störungen der Respiration. Pflüger's Arch. 39. 1886. 223.

nämlich, dass Hemmnisse, die nur die Einathmung, nicht die Ausathmung beschränken, keine Verlangsamung der Athmung bewirken,
dass diese aber bei rein exspiratorischen Hindernissen eintritt.

Viertes Capitel.

Der Einfluss der Nahrungsaufnahme auf die Athmung.

(Vgl. Nr. 6.)

Es sind zwei Fragen, welche bei der Erörterung dieses Einflusses
sich aufdrängen. Zuerst die, wie wirkt jede Nahrungsaufnahme
ohne Rücksicht auf ihre chemische Beschaffenheit, dann die, welche
Veränderungen bringen die verschiedenen Nahrungsstoffe, Eiweiss,
Fette und Kohlehydrate hervor.

Die erste dieser Fragen hat sich mit den Wirkungen zu befassen,
welche der Verdauungsthätigkeit zukommen; sie treten auf, so bald
die Nahrung in die Verdauungsorgane aufgenommen wird und dauern
an so lange, als diese die Verdauungsorgane zu irgend welcher
Thätigkeit veranlasst. Die zweite beschäftigt sich mit den chemischen
Vorgängen, welche bestimmte Nahrungsstoffe veranlassen, sobald sie
in den Säftestrom gelangt sind.

Zur Untersuchung der ersten Frage habe ich zunächst an mir
9 Versuche angestellt, die in Tabelle 6, für 1 Minute berechnet, mitgetheilt sind. 42 Jahre alt, von ca. 60 Kg. Gewicht, gesund, lebte ich
meiner Gewohnheit gemäss, stand um 6 Uhr auf, nahm um 7 bis 7 1/2
ein mässiges Frühstück (Kaffee mit Zucker und Butterbrod), um 1 Uhr
eine kräftige Mittagsmahlzeit aus gemischter Kost nach Maassgabe
des Appetits, Abends 8 Uhr Abendessen mit 1 Schoppen Wein oder
1 Flasche Bier. Zweimal wurde früh nüchtern der Athem untersucht (Norm), dreimal kurz vor der Mittagsmahlzeit, 4 bis 5 Stunden
nach dem Frühstück und viermal eine halbe bis 1 Stunde nach dem
Essen. Während der Versuche sass ich mit möglichster Vermeidung
aller Muskelbewegungen vor dem Athemapparat.

Die Tabelle 6 spricht deutlich. Das Athmen steht in allen Beziehungen am tiefsten morgens früh nüchtern, unter geringer Steigerung der Ventilation hat 4 bis 5 Stunden nach dem Frühstück die
CO_2 um 8, der O um 4% zugenommen, und unter weiterer Zunahme
der Ventilation steigt eine halbe bis 1 Stunde nach der Mittagsmahlzeit die CO_2 um 26, der O um 24%. Auch wenn man die N-Correctur
für den O ausführt (die eingeklammerte Zahl unter der O-Aufnahme
der Mittel), wird an dem Resultat nichts geändert. Zugleich machen

Tabelle 6.

Nr. 1871	Ein-geathmete Luft CC.	Aus-geathmete Luft CC.	Procent O	N	CO₂ der ausgeathmeten Luft	CO₂ ausgeathmet (wirklich)	(n.d. Ventil.)	O aufgenommen (wirklich)	(n.d. Ventil.)	O im Körper verblieben	Von dem eingeathmeten O sind reso. bibt %	Respir. Quotient CO₂/O	Ein-zu ausgeathmeter Luft 1000:	Zahl der Athemzüge	Tiefe der Athemzüge	N im Körper verblieben	Versuchsdauer M. S.	Nach der Mahlzeit
68	7002	6971	17,01	79,49	3,50	244		281		37	19,1	868	995	7,1	986	— 7	9,50	
69	7075	7059	16,67	79,61	3,72	263		305		42	20,6	862	998	6,7	1056	—26	9,50	
Mittel Norm	7038	7015	16,84	79,55	3,61	253		293		40	19,8	865	997	6,9	1021	—16	9,50	
64	7302	7135	16,83	79,41	3,76	268		308		40	20,4	870	991			27	7,56	5½ St.
65	7218	7108	16,82	79,50	3,68	261		316		55	20,9	826	984	6,9	1046	54	9,15	4 «
70	7757	7728	17,07	79,38	3,55	274		306		32	18,8	895	996	7,4	1047	— 3	9,25	4 «
Mittel vor dem Mittagsmahl	7392	7324	16,91	79,43	3,66	268	260	310	300	42	20,0	860	991	7,1	1017	26	8,52	
62	8551	8484	16,75	79,36	3,89	330		370		40	20,6	892	992	7,0	1225	26	8,15	40 Min.
63	7500	7405	16,07	79,60	4,33	321		381		60	24,3	842	987	6,7	1119	34	8,57	30 «
66	7729	7668	16,39	79,45	4,16	319		362		41	22,4	881	992	7,3	1059	17	9,13	30 «
67	7732	7663	16,52	79,50	3,98	305		354		49	21,8	861	991	7,9	979	20	9,08	60 «
Mittel nach dem Mittagsmahl	7878	7805	16,43	79,48	4,09	319	270	367	305	45	22,2	869	991	7,2	1095	23	8,53	

die der Ventilation entsprechenden, neben die gefundenen Werthe gesetzten Zahlen in den Mitteln deutlich, dass es sich hier nicht etwa um Aenderungen handelt, die auf einer blossen Ventilationszunahme beruhen.

Die Ventilationssteigerung ist hervorgebracht durch eine geringe Vermehrung der Frequenz und der Tiefe der Athemzüge, sie hat aber nicht ausgereicht, um alle gebildete CO₂ aus dem Körper auszuführen, denn der Procentgehalt davon ist nach der Mahlzeit erheblich höher als im nüchternen Zustand und muss demgemäss auch in der Verdauungszeit der CO₂-Gehalt der Säfte grösser sein als nüchtern. Der Körper würde mit Leichtigkeit seine Ventilation so vermehren können, dass einer Anhäufung von CO₂ wäre vorgebeugt worden. Vielleicht trägt der gefüllte Magen und die sitzende Stellung, die beide die Ausgiebigkeit der Thorax- und Zwerchfellbewegungen herabsetzen, die Schuld an diesem Verhalten, welches später noch einmal zur Sprache kommen wird.

Der dem Körper gebotene O wird nach der Mahlzeit besser ausgenützt als nüchtern (22,2% gegen 19,8%), so dass die ausgeathmete Luft ärmer an O den Körper verlässt. Die Zunahme der O-Aufnahme und der CO₂-Ausscheidung erfolgt so gleichmässig, dass in dem respiratorischen Quotienten kaum eine Aenderung entsteht. Es unterscheidet somit sich dieses Athmen während der Verdauung in allen Richtungen sehr wesentlich von einem willkürlich forcirten Athmen; es ist eben Folge gesteigerter Stoffwechselvorgänge.

Wie lange die Beeinflussung dieser Vorgänge durch die Nahrungsaufnahme dauert, darüber geben meine Versuche keinen Aufschluss. Menge und Beschaffenheit der aufgenommenen Nahrungsmittel sind wohl sicher darauf von Einfluss. Versuch 67, der die geringsten Werthe für CO_2 und O liefert, könnte vielleicht andeuten, da er am spätesten nach der Nahrungsaufnahme angestellt ist, dass eine Stunde nach einem kräftigen gemischten Mahl der Höhepunkt der Stoffwechselsteigerung bereits überschritten ist.

Durch die Versuche ist also festgestellt: **dass CO_2-Ausscheidung und O-Aufnahme in Folge gesteigerter Stoffwechselvorgänge eine halbe bis eine Stunde nach Einnahme eines ausreichenden Mittagsmahls aus gemischter Kost um etwa 25% erhöht ist und dass hierdurch die Körpersäfte gemäss der Zusammensetzung der ausgeathmeten Luft an CO_2 etwas reicher und an O etwas ärmer werden, da die Ventilation nicht in ganz gleichem Verhältniss wächst.**

Tabelle 7.

Nr. 1871	Ein-geathmete Luft CC.	Aus-geathmete Luft CC.	Procent O	Procent N	Procent CO2	CO2 ausgeathmet wirklich	CO2 ausgeathmet n.d. Ventil.	O aufgenommen wirklich	O aufgenommen n.d. Ventil.	O im Körper verblieben	O resorbirt %	Respir. Quotient CO2/O =1000:	Ein- zu ausgeathmeter Luft =1000:	Zahl der Athemzüge	Tiefe der Athemzüge	N im Körper verblieben	Versuchs-dauer M. S.	Stunden nach der Mahlzeit
77	7982	8049	18.51	79,15	2,34	188		183 (196)		— 5	10,9	1028	1008	21	380	—51	8,12	
78	8659	8707	18,77	79,04	2,19	191		180 (190)		—11	9,9	1061	1006	21	412	—37	7,56	
80	8725	8743	18,75	79,24	2,01	176		188 (193)		+12	10,3	936	1002	31	281	—31	8,10	
Mittel nüchtern	8455	8500	18,68	79,14	2.18	185		184 (194)		— 1	10,4	1005	1005	24	358	— 40	8,06	
75	8317	8381	18,57	79,09	2,34	196	183	186 (199)	183	— 10	10,7	1054	1008	22	378	—53	8,20	1
76	7841	7836	18,33	79,32	2,35	184	173	206 (210)	178	+22	11,9	893	999	23	334	—18	8,15	1½
83	8512	8475	18,31	79,33	2,36	200	187	231 (230)	185	+31	12,4	866	996	24	356	+ 5	8,15	¾
Mittel nach dem Frühstück	8223	8231	18,40	79,25	2,35	193	181	208 (213)	182	+15	11,7	938	1001	23	356	—22	8,17	

Die Versuche der Tabelle 7 sind an einem 13 jährigen, 35 Kg. schweren Mädchen angestellt, dessen Athem 3 mal früh nüchtern und 3 mal nach einem sehr mässigen, aus einer Tasse Kaffee und einem kleinen Butterbrod bestehenden Frühstück untersucht wurde.

Die geathmete Luftmenge ist hier so gross — bei dem Kinde höher als bei mir —, dass man sofort einsieht, dass ein forcirtes

Athmen stattgefunden hat, wie das beim Athmen am Apparat bei ungeübten Personen leicht vorkommen kann. Trotzdem, dass die Ventilation nach dem Frühstück, vielleicht in Folge der durch die Magenfüllung etwas gestörten Zwerchfellbewegung, geringer ist, als vorher, erscheint nach den nackten uncorrigirten Zahlen die CO_2 um 4, der O um 8% nach der Mahlzeit vermehrt. Berechnet man aber die Zahlen, die bei gleicher Ventilation zu erwarten waren (wie unter der Spalte „nach der Ventilation" geschehen ist) und nimmt die Correctur vor, die der O hier wegen der sehr erheblichen N-Differenz nöthig hat (die eingeklammerten Zahlen), so steigt die Vermehrung auf 7 resp. 17%, Zahlen, die in Anbetracht der Geringfügigkeit des Frühstücks nicht unerheblich sind. Der dem Frühstück am nächsten liegende Versuch 83 ($^3/_4$ Stunde darnach) zeigt auch hier die stärkste Vermehrung, sie nimmt in den späteren schon etwas ab, als sei $^3/_4$ Stunde nach dem Frühstück der Höhepunkt der Stoffwechselsteigerung schon überschritten. Ferner ist auch hier nach der Mahlzeit der CO_2-Gehalt der ausgeathmeten Luft stärker, der O-Gehalt geringer als vorher. Der sehr hochstehende respiratorische Quotientnt, der übrigens nach Ausgleich der N-Differenz auf 954 und 906 herabgeht, ist Folge der starken Ventilationssteigerung.

Diese wenigen Versuche machen es deutlich, dass selbst die Unregelmässigkeiten und Zufälligkeiten des forcirten Athmens den Einfluss einer ganz unerheblichen Nahrungsaufnahme keineswegs zu verdecken im Stande sind. Es wurde auch hier darauf geachtet, dass nicht die willkürliche Muskelthätigkeit Unregelmässigkeiten veranlasste.

Zur Beantwortung der zweiten Frage sind die Versuche der Tabelle 8 an mir selbst vorgenommen. Das Mittel a darin stammt aus 2 Versuchen früh nüchtern, $^1/_4$ Stunde nach dem Aufstehen, Mittel b aus drei Versuchen kurz vor dem Mittagessen, nachdem 4—5 Stunden nichts war gegessen worden, bei gewöhnlicher Lebensweise und möglichster Muskelruhe als Norm. Die Versuche 89, 90, 92, 91 und 95 sind bei N-reicher Kost angestellt. Die Diät war dabei bei allen Mahlzeiten viel Fleisch mit sehr wenig Brod, Gemüse oder Kartoffeln und kein Zucker. Abends 10 Uhr wurden noch 3 hartgesottene Eier und 4$^1/_2$ Uhr, alsbald nach dem Aufstehen 3 rohe Eier mit zwei Bissen Brod und einem kleinen Glas Milch genossen. Die Harnstoffausfuhr betrug in diesen Tagen 50—57, im Mittel 52,6 Grm. Die ersten drei Versuche dieser Gruppe sind kurz nach 6 Uhr, etwa 2 Stunden nach der letzten Nahrungsaufnahme ausgeführt. Nr. 91 fällt auf 8$^1/_2$ Uhr; diesem Versuche war ausser dem Eierfrühstück um

Tabelle 8.

Nr. 1871	Ein-geathmete Luft CC.	Aus-geathmete Luft CC.	O Procent der ausgeathmeten Luft	N	CO₂	CO₂ ausgeathmet wirklich	CO₂ ausgeathmet n.d.Ventil.	O aufgenommen wirklich	O aufgenommen n.d.Ventil.	O im Körper verblieben	O resorbirt %	Respir. Quotient CO₂/O	Ein- zu ausgeathmeter Luft = 1000:	Zahl der Athemzüge	Tiefe der Athemzüge	N im Körper verblieben	Versuchs-dauer M.S.
Mittel a	7038	7015	16,84	79,55	3,61	253		293		40	19,8	864	996	6,9	1019	−16	9,50
Mittel b	7392	7324	16,91	79,43	3,66	268		310		42	19,9	865	991	7,1	1047	26	8,52
89	7378	7356	16,78	79,61	3,61	266		311		45	20,1	855	997	6,8	1085	−24	9,25
90	7449	7380	16,72	79,84	3,44	254		326		72	20,9	779	991	6,9	1080	− 3	9,30
92	8427	8353	17,12	79,65	3,23	270		335		65	19,0	806	991	7,5	1124	+ 9	8,15
91	8737	8688	17,07	79,57	3,36	292		348		56	19,0	839	994	7,8	1120	− 5	8,10
95	7963	7913	17,40	79,42	3,18	251		291		40	17,4	863	994	6,7	1180	+11	8,35
Mittel 1	7991	7938	17,02	79,62	3,36	267	272	322	302	55	19,3	829	995	7,2	1180	− 2	
96	8615	8616	17,24	79,21	3,55	306		320		14	17,7	956	1000	7,1	1213	−15	7,47
97	9275	9287	17,34	79,06	3,60	334		333		− 1	17,1	1003	1001	7,5	1237	− 9	7,15
99	9161	9147	17,17	79,15	3,68	336		348		12	18,1	965	998	8,0	1111	+ 2	7,15
102	8603	8552	17,50	79,21	3,29	282		300		18	16,6	940	998	9,4	915	+ 3	7,48
98	8397	8386	17,71	79,11	3,17	266		274		8	15,6	971	998	8,0	1047	+ 2	7,56
Mittel 2	8810	8798	17,39	79,15	3,46	305	289	315	311	10	17,0	967	999	8,0	1105	− 6	
1874 Mittel c	7955	7910	17,26	79,54	3,20	252		300		48	18,1	841	994	7,3	1109	− 3	8,15
105	7213	7165	16,72	80,02	3,26	234		313		79	20,7	748	993	7,5	959	−32	9,50
106	7300	7217	16,75	79,94	3,31	239		320		81	20,9	747	989	7,2	1033	+ 1	9,12
107	7447	7406	16,91	79,86	3,22	239		308		69	19,7	776	994	7,1	1037	−28	9,03
Mittel 3	7320	7263	16,79	79,94	3,26	237	259	314	294	87	20,4	757	992	7,3	1010	−20	
Mittel 4	7751	7696	16,87	79,70	3,43	263	267	324	300	61	20,0	813	993	7,1	1096	− 6	
Mittel 5	9017	9017	17,25	79,14	3,61	325	293	334	312	9	17,6	975	1000	7,5	1197	− 7	

4½ Uhr noch eine Stunde vor dem Versuche ein Frühstück aus 2 Tassen Kaffee ohne Zucker mit einigem Fleisch und zwei Bissen Weissbrod vorausgegangen. Bei ganz derselben Lebensweise wurde Versuch 95 um 11 Uhr vorgenommen, so dass 4 Stunden vor diesem Athemversuch nichts genossen war.

Die Versuche der folgenden Gruppe illustriren die Wirkung der Zuckernahrung. Während ihrer Dauer wurden wenig Albuminsubstanzen, viel Kartoffeln, Gemüse, Zucker, Kaffee und sehr wenig Butterbrod genossen, so dass die Harnstoffproduction auf 25 Grm. im Mittel mit geringen Schwankungen herabsank. Früh Morgens wurden ausser einem kleinen Glase Milch und einem Bissen Butterbrod von 4½—5½ Uhr in verschiedenen Portionen 6 gehäufte Esslöffel voll pulverisirten Zuckers mit etwas Wasser genossen. Um 6 Uhr, also ½ Stunde nach der letzten Portion Zucker, wurden die Versuche 96, 97 und 99 angestellt. Nr. 102 fällt bei ganz derselben Lebensweise auf 8 Uhr; voraus ging aber hier ausserdem noch um

7 Uhr Kaffee mit viel Zucker und wenig Weissbrod. Versuch 98 ist um 11 Uhr unternommen, 3 Stunden nach der letzten Nahrungsaufnahme (Kaffee u. s. w. wie 102).

Ein Jahr später erst wurden die 3 letzten Versuche zur Ermittelung des Einflusses der Fettnahrung gemacht. Des Tags über wurde viel Fett genossen und ausserdem von 3 Uhr früh an im Bett liegend in verschiedenen Perioden 40—50 Grm. gesalzene Butter. Um 6 Uhr wurden die Athemversuche angestellt, denen das Mittel c, berechnet aus 4 Versuchen früh 6—7 Uhr nüchtern, als Norm gegenüber zu stellen ist.

Da die Deutung dieser Versuche nicht ganz einfach ist, so habe ich dem Mittel 3 aus der letzten Versuchsreihe in Tabelle 8 die Mittel 4 und 5, die aus den früh um 6 Uhr angestellten Versuchen der vorausgegangenen Reihen berechnet sind, gegenübergestellt, um zunächst den Einfluss der verschiedenen Zeitabstände von der Nahrungsaufnahme zu beseitigen (Mittel 4 aus 89, 90 und 95, Mittel 5 aus 96, 97 und 99).

Es fällt in diesen Mitteln namentlich die starke Verschiedenheit der aus gut übereinstimmenden Zahlen berechneten respiratorischen Quotienten auf.

Im Mittel 5 erscheint fast aller aufgenommene O in der ausgeathmeten CO_2 wieder, von 334 CC. O bleiben nur 9 CC. (3 %) im Körper zurück und der respiratorische Quotient 975 nähert sich ganz dem, der bei Oxydation von Zucker ausschliesslich zu erwarten war, nämlich 1000.

Im Mittel 4 erscheinen 19 % des aufgenommenen O in der CO_2 nicht wieder, und der Quotient 813 nähert sich dem, der beim Verbrauch reinen Albumins auftreten musste (750), sehr bedeutend. In 3 fehlen 28 % des aufgenommenen O's in der ausgeathmeten CO_2 und bei ausschliesslicher Fettverbrennung würden 37 % fehlen müssen. Man sieht also, wie in allen diesen Versuchen der respiratorische Quotient sich so gestaltet, dass angenommen werden muss, es ist in ihnen hauptsächlich die gerade gereichte Nahrung dem Zerfall anheim gefallen.

Vergleicht man die Eiweissversuche unter sich, so liefert Nr. 91, eine Stunde nach der Nahrungsaufnahme, höhere Werthe, als die Versuche, die 2 Stunden darnach folgten. Daraus ist zu schliessen, dass 2 Stunden nach der Aufnahme einer vorzugsweise aus Albuminaten bestehenden Nahrung der Höhepunkt der Verdauung bereits überschritten ist, und Versuch 95 lässt seiner geringen Werthe wegen annehmen, dass sie 4 Stunden darnach beendigt ist.

Bei den Zuckerversuchen zeigt 102, zumal wenn man die Ventilationsverhältnisse in Betracht zieht, dass eine Stunde nach der Zuckeraufnahme die Verdauung beendigt ist, denn dieser Versuch bietet viel kleinere Werthe, als die, welche nur $1/2$ Stunde auf Zuckergenuss folgen. In Nr. 98, drei Stunden nach Zuckeraufnahme, ist die O-Aufnahme geringer als 4 Stunden nach Eiweissaufnahme, wo vielleicht ein kleiner Rest Eiweiss noch unverdaut ist.

Bei den Fettversuchen, die sämmtlich 3 Stunden nach der ersten und eine Stunde nach der letzten Einführung kleiner Buttermengen folgten, ist es schwer zu entscheiden, ob in ihnen die Oxydationsvorgänge in Folge noch thätiger Verdauung überhaupt gesteigert sind, denn die O-Aufnahme ist in ihnen wohl der Norm gegenüber vermehrt, die CO_2 aber vermindert. Berechnet man daher die producirten Wärmemengen, indem man die Verbrennungswärme des C zu 8080 und die des H zu 34460 annimmt, wie in Tabelle 9, so ist

Tabelle 9.

	CO_2 ausgeathmet CC.	CO_2 ausgeathmet Grm.	Die CO_2 besteht aus C Grm.	Die CO_2 besteht aus O Grm.	Eingeathmeter O CC.	Eingeathmeter O Grm.	O für Oxydation des H Grm.	Der O bindet H Grm.	Gebildete Calorien aus C	Gebildete Calorien aus H	Gebildete Calorien aus in Sa.	Ventilationsgrösse
Mittel a	253	0,499	0,136	0,363	293	0,420	0,057	0,007	1099	241	1340	7038
» b	268	0,528	0,144	0,384	310	0,445	0,061	0,0075	1163	258	1421	7392
» 3	237	0,467	0,127	0,340	314	0,450	0,110	0,0136	1026	469	1495	7320
» 4	263	0,518	0,141	0,377	324	0,465	0,088	0,011	1139	379	1528	7751
» 5	325	0,641	0,175	0,466	334	0,479	0,013	0,0016	1415	55	1469	9017

frühmorgens (Mittel a) die Wärmeproduction am geringsten, etliche Stunden nach dem Frühstück (b) ist sie, wahrscheinlich in Folge noch nicht ganz beendigter Verdauung etwas grösser, sie wird aber übertroffen in sämmtlichen, der Nahrungsaufnahme etwas näher liegenden Versuchsreihen (Mittel 3, 4 und 5), sehr wenig in den Zuckerversuchen, obwohl diese der Nahrungsaufnahme am nächsten liegen, als Zeichen der geringen Thätigkeit, die bei Zuckerverdauung erfordert wird, am meisten bei der Eiweissverdauung, entsprechend der grösseren Menge des hier zu bewältigenden Materials, und weniger bei den geringen zu verdauenden Fettmengen. Bei der Fettnahrung bedingt schon die der verminderten Lungenventilation entsprechende geringere Muskelthätigkeit etwas kleinere Zahlen für die Wärmeproduction.

Die Versuche der Tabelle 10, zu einem andern Zweck angestellt, bedürfen hier deshalb einer Besprechung, weil sie anscheinend

Tabelle 10.

Nr.	Ein-geathmete Luft Ccm.	Aus-geathmete Luft Ccm.	Procent der ausgeathmeten Luft O	Procent N	Procent CO₂	CO₂ ausgeathmet wirklich	CO₂ ausgeathmet n.d. Ventil.	O aufgenommen wirklich	O aufgenommen n.d. Ventil.	O im Körper verblieben	O resorbirt	Respir. Quotient CO_2/O = %	Ein- zu ausgeathmeter Luft O = 1000	Zahl der Athemzüge	Tiefe	N im Körper verblieben	Versuchsdauer M.S.
Norm a	8333	8313	17,47	79,18	3,35	279		293		14	16,8	952	998	1167	7,1	6	
Norm b	8281	8264	17,40	79,23	3,37	278		296		18	17,1	939	998	1247	6,65	—1	
352 a	8791	8787	17,30	79,19	3,51	308		322		14	17,5	957	1000	1490	5,9	—9	
355 a	7988	7988	17,34	79,28	3,38	270		288		18	17,2	937	1000	1536	5,9	—19	
	8389	8387	17,32	79,24	3,44	289	280	305	293	16	17,3	947	1000	1433	5,9	—13	
353 b	8642	8650	17,29	79,21	3,50	303		315		12	17,4	962	1001	1344	6,4	—20	
354 b	8065	8048	17,30	79,32	3,38	272		297		25	17,6	916	998	1356	5,7	—9	
	8353	8349	17,30	79,26	3,44	287	279	306	297	19	17,5	938	1000	1350	6,0	—14	

mit den Fettversuchen nicht übereinstimmen. Nr. 352 und 355 sind, wie auch die Norm a vor, Nr. 353 und 354, wie die Norm b, bald nach einem kalten Bad angestellt. Eine Stunde vor dem ersteren war Kaffee ohne Zucker, sehr wenig Brod mit viel Butter und ½ Stunde zuvor abermals ein Bissen Brod mit etwa 5 Grm. Butter genossen worden. Sie zeigen als Ausdruck der noch bestehenden Verdauung der Norm gegenüber deutliche Zunahme von O und CO_2. Eine Aenderung des respiratorischen Quotienten dem Fett entsprechend fehlt gänzlich. Da hieran das wenige genossene Brod Schuld sein konnte, wurde in den anderen Versuchen von 6 bis 7 Uhr 20 Minuten in vier Portionen blos Butter, im Ganzen 40 Grm., mit etwas Salz und Wasser genossen. Die Athemversuche begannen 1 Stunde 56 Minuten nach der ersten und 36 Minuten nach der letzten Butteraufnahme und zeigen keine Steigerung der Oxydationsvorgänge, aber auch kaum eine Spur der zu erwartenden Aenderung des respiratorischen Quotienten. Ich, glaube der einzige Schluss, der hieraus zu ziehen ist, ist der, dass die Butter zwei Stunden nach ihrer Aufnahme überhaupt noch nicht resorbirt und in den Säftestrom übergegangen ist, und dass sie auch bis dahin eine wesentliche Arbeit der Verdauungsorgane noch nicht hervorgerufen hat, denn die früheren Fettversuche folgten mindestens 3 Stunden nach Beginn des Buttergenusses. Auf diese späte Verarbeitung und Resorption der Fette komme ich weiter unten noch zu sprechen.

Aus diesen Versuchen darf also weiter gefolgert werden, dass durch die Art der genossenen Nahrungsstoffe der respiratorische Quotient in der Art umgeändert wird, dass daraus hervorgeht, dass die genossenen Nahrungsstoffe

der Verbrennung anheim fallen, sobald sie in den Säftestrom gelangt sind; der Uebergang derselben in den
Säftestrom geschieht verschieden schnell, sehr rasch
beim Zucker, sehr spät (erst nach etwa 3 Stunden) bei
Butter.

Die Steigerung der Oxydationsvorgänge nach Nahrungsaufnahme
geht aus allen älteren Arbeiten mit grosser Bestimmtheit hervor.
Lavoicier und Seguin fanden den O-Verbrauch während der Verdauung einmal um 49, einmal sogar um 57% erhöht. Sämmtliche
Versuche Scharling's [1] lassen den Einfluss der Verdauung auf
die CO_2-Ausscheidung ohne Weiteres erkennen und Vierordt[2] giebt
bei einer Mittelausscheidung von 262 CC. CO_2 in der Minute und
einer Athemgrösse von 6034 CC. eine Zunahme der CO_2 um 49 CC.
und der Athemgrösse um 683 CC. an, also fast genau meine Zahlen;
er fand auch den Höhepunkt der CO_2-Ausscheidung übereinstimmend
mit meinen Versuchen etwa 1 Stunde nach der Mahlzeit. Ebenso
legen die Untersuchungen von Becher [3] Zeugniss davon ab, wie
die Nahrungsaufnahme die CO_2-Spannung erhöht, deren Maximum er
2 Stunden nach der Nahrungsaufnahme fand. Die Zeit des Maximums
der CO_2-Entwicklung mag wohl je nach Individualität, Menge und Art
der Nahrung verschieden sein.

Bestätigt wird weiter diese Steigerung der Oxydationsvorgänge
durch die bekannte und zweifellose Temperatursteigerung nach der
Mahlzeit und durch Vierordt's Spectralanalyse [4], wodurch ermittelt
wurde, dass die Absorptionsbänder des Oxyhämoglobins des leicht
umschnürten Fingers während der Verdauung sehr viel schneller
verschwinden (wie auch bei Muskelthätigkeit), als zu anderer Zeit.

Schon bei der ersten Veröffentlichung meiner Versuchsresultate [5]
habe ich diese Stoffwechselsteigerung als den Ausdruck einer geleisteten Arbeit angesehen, die von der Muskelschicht des Verdauungs-
tractus und von den thätigen Drüsen geliefert wird. Denn in der
Absonderung und Ausscheidung der Drüsensecrete liegen Bewegungs-
vorgänge, welche Kräfte voraussetzen, die von den contractilen Zellen
und den Geweben der Ausführungsgänge geleistet werden. Bei Reizung

---

1) Ann. d. Chem. u. Pharm. v. Wöhler u. Liebig. 44. 1843.
2) Vierordt, Physiol. d. Athmung. 1845.
3) Becher, Die CO_2-Spannung im Blute u. s. w. Ztschr. f. rat. Med. 6.
Heft 3. 1855.
4) Vierordt, Physiolog. Spectralanalyse. Ztschr. f. Biol. 14. 1878. 422,
und Danig, Spectralanalyt. Messungen. Ibid. 19. 1883. 483.
5) Tagebl. d. 46. Vers. deutscher Naturforscher u. s. w. 1873. 136.

der Chorda ist der aus der Parotis ausfliessende Speichel sowohl, als das abfliessende venöse Blut wärmer als das arterielle, es wird also bei ihrer Thätigkeit Wärme gebildet. Auch die Bildung von CO_2 dabei ist ausser Zweifel, da der entleerte Speichel daran viel reicher ist, als das Blut. Dass auch beim Auflösen der Nahrung, bei der Umwandlung der Eiweissstoffe, bei der Aufsaugung Wärme oder Kraft verbraucht wird, ist mehr als wahrscheinlich.

Eine halbe Stunde nach der Mahlzeit, zu einer Zeit also, wo von den genossenen Nahrungsmitteln — mit Ausnahme des Zuckers, der aber auch bei den Mahlzeiten so gut wie fehlte — noch kaum etwas in's Blut übergegangen ist, ist die Stoffwechselsteigerung schon eine recht erhebliche. Nach Jessen [1] ist erst nach 3 bis 4 Stunden gar gekochtes oder gebratenes Fleisch, wie ich es genossen habe, völlig verdaut und nach Schmidt-Mülheim [2] ist nach einstündiger Verdauung erst 4% des gefütterten Eiweisses resorbirt und das Fett, das erst durch die Darmverdauung resorbirt wird, wird jedenfalls erst viel später in die Blutbahn gelangen; dafür sprechen meine eignen Versuche, in denen Butter nicht früher als drei Stunden nach dem Genuss erst ihre Wirkung entfaltete. Noch bestimmter bekunden diese späte Absorption des Fettes Munk und Rosenstein [3], die an einem mit einer Lymphfistel behafteten Mädchen zwei Stunden nach Genuss von Fetten nur minimale Quantitäten und erst nach 5 bis 8 Stunden das Maximum von Fetten in der Lymphe antrafen.

Da also zu der Zeit, wo während der Verdauung sich schon eine starke Steigerung des Stoffwechsels bemerklich macht, eine Ueberschwemmung des Blutes mit Nahrungsmaterial nicht denkbar ist, so wird diese Ueberschwemmung als Grund der Steigerung auszuschliessen sein. Es fehlt aber auch nicht an Untersuchungen, die nicht blos das Ergebniss meiner Versuche, sondern auch meine Erklärungsweise bestätigen.

Nur Untersuchungen von Albertoni [4] widersprechen. Er fand bei Injection von Blut und Blutserum in die Bauchhöhle von Thieren eine Vermehrung der CO_2, die er der Vermehrung des Nahrungsmaterials zuschrieb. Es ist aber um so mehr anzunehmen, dass Unterschiede in der Muskelthätigkeit so behandelter Thiere die Ursache der vermehrten CO_2-Ausscheidung gewesen sind, als die Unter-

---

1) Jessen, Einige Versuche u. s. w. Ztschr. f. Biol. 19. 1883. 129.
2) Schmidt-Mülheim, Feder, D. zeitl. Ablauf u. s. w. Ibid. 18. 557.
3) Verhandl. d. physiol. Ges. zu Berlin 1889/90. Nr. 10.
4) Albertoni, Die Transfusion des Bluts. Jahresber. über d. Fortschr. d. Thier-Chem. 1882. 409.

suchungen, in denen der Einfluss der Muskelthätigkeit ausgeschlossen wurde, mit aller Bestimmtheit ein anderes Resultat ergaben.

Zuntz und Mering[1]) haben Thieren Milchsäure, Buttersäure, Glycerin, Zucker, Eiweiss, reines Pepton in die Venen eingespritzt. Die Muskelbewegungen der Thiere beobachteten sie genau, warteten ab, bis eine gewisse Gleichmässigkeit der Athmung eingetreten war und schieden durch Muskelbewegung unsicher gemachte Beobachtungen aus. So kamen sie zu dem Resultat, dass die directe Einfuhr dieser Stoffe in das Blut ohne jeden Einfluss auf die O-Aufnahme sei, obwohl der respiratorische Quotient zeige, dass diese Stoffe alsbald der Verbrennung anheim fallen. Bei Zufuhr von Nahrungsstoffen in den Magen bemerkten sie aber eine Steigerung des O-Verbrauchs, die sie auf Rechnung der geleisteten Verdauungsarbeit setzten.

Zu ganz demselben Schluss führten die Versuche von Wolfers[2]), der Kohlehydrate, Traubenzucker und Rohrzucker in reichlicher Menge in die Blutbahn von Thieren einführte, und von Pollhorst[3]), der diese Versuche mit Pepton und Asparagin ausführte.

Um alle Zweifel in dieser Richtung zu beseitigen, hat Löwy[4]) die Verdauungsthätigkeit durch Einnehmen von Glaubersalz erregt, die sich durch Kollern, Abführen u. s. w. unzweideutig zu erkennen gab und dadurch eine Zunahme der Zersetzungsvorgänge bis zu 30% hervorgebracht.

In vollem Einklang mit diesen Ergebnissen stehen die Berechnungen H. v. Hösslin's[5]). Indem er die Verbrennungswerthe der verbrauchten Stoffe zu Grund legt, ermittelt er aus den Versuchen v. Pettenkofer's und Voit's, „dass der in Calorien ausgedrückte Verbrauch an spannkrafthaltenden Stoffen bei Nahrungszufuhr und zwar auch bei überreichlicher nur wenig grösser ist, als bei vollständigem Hunger". Der geringe Mehrverbrauch bei Nahrungsaufnahme gegenüber dem Hungern lässt sich ungezwungen durch die Verdauungsarbeit erklären.

Allen diesen Versuchen und Ermittelungen gegenüber fallen Versuche von Rubner, die das Gegentheil beweisen sollen, nicht ins Gewicht.[6]) Indem er Hungertage mit einem dazwischen geschobenen

1) Zuntz und Mering, Inwiefern beeinflusst Nahrungszufuhr u. s. w. Pflüger's Arch. 32. 1883. 74, und Vorläuf. Mittheil. Ibid. 15. 1878.

2) Wolfers, Unters. über d. Einfl. u. s. w. Pflüger's Arch. 32. 1883. 222.

3) Pflüger's Arch. 32. 280.

4) Löwy, Ueb. d. Einfl. salin. Abführmittel u. s. w. Pflüger's Arch. 43. 515.

5) H. v. Hösslin, Ueb. d. Einfl. d. Nahrungseinfuhr u. s. w. Virch. Arch. 89. 333.

6) Rubner, Die Verdauungswerthe der hauptsächl. organ. Nahrungsstoffe. Ztschr. f. Biol. 19. 1883. 302.

Tag vergleicht, an dem so viel Fett etwa gegeben wurde, als an einem Hungertag zerstört wurde, kommt er zu dem Ergebniss, dass der Verbrauch an den Tagen, wo die Verdauung thätig war, kein grösserer gewesen sei, als an den Hungertagen. Die 24 stündigen Perioden dieser Versuche sind zur Entscheidung unserer Frage ganz ungeeignet. Die durch die Verdauung einer kleinen Menge Fett hervorgerufenen Stoffwechselveränderungen sind sicher keine erheblichen und beschränken sich nur auf eine kurze Zeit, so dass auf 24 Stunden vertheilt sie fast verschwinden müssen, zumal da die Annahme, dass Ausgleichungen der durch Arbeit veranlassten Steigerung folgen, nicht ausgeschlossen ist. Die genauere Besichtigung der Versuche ergiebt aber jedesmal, dass die CO_2-Ausscheidung an den Verdauungstagen die an den Hungertagen um etwas übertrifft; dieser Unterschied ist gerade in dem Versuch, wo das Thier eine etwas erheblichere Menge Speck verdauen musste, gar nicht unerheblich. Werden diese Vermehrungen der CO_2 aber auf die kurze Zeit der Verdauung concentrirt, so bestätigen Rubner's Versuche nur den Einfluss der Verdauungsarbeit auf den Stoffwechsel.

Auch eine ältere Arbeit Scheremetjevski's[1]), der nach Einspritzungen von milchsaurem Natron in das Blut Vermehrung der CO_2-Ausscheidung und der O-Aufnahme fand und daraus schloss, dass die Zufuhr von neuem Brennmaterial in der That der Grund eines vermehrten Zerfalls sein könne, ist belanglos. Denn die Nichtberücksichtigung der Muskelthätigkeit und die Anwendung der nie völlig luftdicht schliessenden Schnautzenkappe bringen in diese Versuche, wie schon die erheblichen Schwankungen der Normalversuche zeigen, so grosse Unregelmässigkeiten und Fehler, dass ihre Beweiskraft aufgehoben wird. Man wird es somit als ausreichend festgestellt erachten dürfen, dass die in der Verdauungszeit auftretende Steigerung der CO_2-Ausfuhr und der O-Aufnahme allein bedingt ist durch die bei der Verdauung geleistete Arbeit und dass die Ueberschwemmung des Blutes mit neuem Brennmaterial darauf gar keinen Einfluss hat.

Wie überhaupt bei der Umsetzung chemischer Spannkräfte zu mechanischer Leistung Wärme gebildet wird, so fehlt sie auch bei der Verdauungsthätigkeit nicht. Nach meinen Messungen beträgt bei mir bis zur ersten Stunde nach Tisch die Wärmezunahme (in der

---

0) Scheremetjevski, Ueber die Aenderungen des Gasaustausches u. s. w. Ber. d. sächs. Ges. d. Wissensch. Math.-Phys. Cl. 20. 1868. 154.

Achselhöhle) 0,2—0,3⁰ C. Um meinen 60 Kg. schweren Körper um 0,2⁰ wärmer zu machen, sind 12000 Wärmeeinheiten erforderlich (die Wärmecapacität des Körpers gleich der des Wassers angenommen). Nach annähernder Berechnung werden von dem in der ersten Stunde nach dem Mittagsmahl mehr verbrannten C und H 15360 Wärmeeinheiten geliefert, von denen also für rein mechanische Leistung nur 3360 (etwa $1/5$) übrig bleiben.

Auf eine eigenthümliche Erscheinung in diesen Versuchen, welche die Einwirkung der gebildeten CO_2 auf die Lungenventilation sehr schlagend darthut, möchte ich hier noch aufmerksam machen. Die verhältnissmässig starke CO_2-Production bei Zuckernahrung (vgl. Tabelle 8, Mittel 3, 4 und 5) hat unter sonst ganz gleichen Verhältnissen sofort eine Steigerung der geathmeten Luftmenge zur Folge gehabt, wie denn auch bei den übrigen Nahrungsstoffen die Ventilation genau im Verhältniss zur CO_2-Production steht. Die Zuckernahrung aber stellt unter sonst gleichen Bedingungen ihrer hohen CO_2-Production entsprechend an die Athemthätigkeit verhältnissmässig die höchsten Anforderungen.

In Tabelle 11 reihe ich noch eine Anzahl vereinzelter Versuche über die Wirkung verschiedener dem Magen zugeführter Stoffe an.

Tabelle 11.

Nr. 1874	Ein-geathmete Luft CC.	Aus-geathmete Luft CC.	Procent der ausgeathmeten Luft O	N	CO₂	CO₂ ausgeathmet wirklich	n.d. Ventil.	O aufgenommen wirklich	n.d. Ventil.	O im Körper verblieben	O absorbirt %	Respir. Quotient CO₂/O	Ein- zu ausgeathmeter Luft =1000	Zahl der Athemzüge	Tiefe der Athemzüge	N im Körper verblieben	Versuchsdauer M. S.	Calorien
Norm c	7955	7910	17,26	79,54	3,20	252		300 (301)		48	18,1	841	994	7,3	1109	— 3	8,15	1402
108	9137	9149	17,42	79,31	3,27	299	276	320 (328)	313	21	16,7	934	1001	7,0	1310	—33	7,10	1473
113	8795	8766	17,52	79,55	2,93	257	268	307 (312)	309	50	16,6	837	997	8,4	1051	—21	8,08	1453
109	9773	9775	17,57	79,41	3,02	295	288	330 (340)	319	35	16,1	891	1000	6,5	1495	—38	6,53	1561
112	8517	8468	17,20	79,60	3,20	271	264	328 (330)	306	57	18,4	826	994	7,6	1119	— 7	7,45	1537
110	7384	7383	17,12	79,72	3,16	233	240	283 (295)	295	50	18,3	823	1000	7,1	1042	—49	9,02	1389
114	7927	7915	16,98	79,57	3,45	273	252	317 (325)	301	44	19,1	861	996	8,3	954	—32	8,23	1498

In 108 nahm ich früh 4½, 5 und 5 Uhr 20 Min. je 10 Gran (im Ganzen 30 Gran) Chinin sulf. mit etwas Wasser. 6 Uhr 18 Min. Beginn des Athemversuchs. Mit Beendigung des Versuchs trat eingenommener Kopf, Schwindel und Zittern der Hände ein. Bald nach dem Versuch ein diarrhoischer Stuhl. Der Puls war von 66 auf 100 gestiegen; Temperatur 8 Uhr 30 Min. = 36,9⁰. Der unangenehme Zustand dauerte fast den ganzen Tag. Eine Steigerung der Oxydationsvorgänge ist deutlich, die der O-Aufnahme wird noch deutlicher, wenn die N-Correctur (die eingeklammerte Zahl) ausgeführt wird. Die Veränderungen des Athemprocesses sind aber gegenüber dem unangenehmen Zustand der Chininvergiftung recht unerheblich und lassen sich ohne Zwang von der Erregung der Verdauung, die sich durch den diarrhoischen Stuhlgang verrieth, herleiten; vielleicht trägt auch die Anregung der Herzthätigkeit, die in der Pulsvermehrung ihren Ausdruck findet, mit Theil. Die Temperatur war durch das Chinin deutlich etwas herabgesetzt (36,90 gegen 37,62° zur selben Stunde am folgenden Tag) trotz der Steigerung der Oxydationsprocesse, die aus der im letzten Stab der Tabelle 11 berechneten Wärmebildung am deutlichsten hervorgeht. Die temperaturherabsetzende Wirkung des Chinins kann also nur durch vermehrte Wärmeabgabe erklärt werden.

In 113 trank ich nüchtern von $7\frac{1}{2}$ bis $7\frac{3}{4}$ Uhr 3 Esslöffel (35 CC.) Brennspiritus mit 130 CC. Wasser. Athemversuch 8 Uhr 10 Min. Eine erhebliche Wirkung hat diese geringe Spiritusmenge nicht hervorgebracht. Die producirte Wärmemenge ist zwar ein wenig vermehrt, der O-Verbrauch (in seiner Correctur) aber kaum merklich höher, als die etwas gesteigerte Ventilation dieses Versuchs für sich schon verlangen würde, die CO_2 aber steht deutlich zurück. Diese Herabsetzung der CO_2-Bildung, die ihren Ausdruck auch schon in dem geringen Procentgehalt der ausgeathmeten Luft an CO_2 findet, deutet darauf hin, dass der in die Blutbahn gelangte Alkohol verbrannt wurde, denn der Alkohol liefert im Verhältniss zum consumirten O, wie das Fett, wenig CO_2. Ist auf diesen vereinzelten Versuch auch kein grosses Gewicht zu legen, so befindet er sich doch in merkwürdiger Uebereinstimmung mit den Versuchen von Geppert[1]). Auch er fand, dass durch den Alkohol der O-Verbrauch nicht wesentlich alterirt, die CO_2-Bildung aber, als Folge der Verbrennung des Alkohols, etwas herabgesetzt sei. Damit harmoniren auch Bodländer's Untersuchungen[2]), der durch empfindliche Proben fand, dass von dem genossenen Alkohol beim Menschen durch die Nieren nur 1,18, durch die Haut nur 0,14 und durch die Lungen nur 1,6% unzersetzt ausgeschieden werden, dass der Rest also der Verbrennung anheim fallen muss. Einige Versuche von Berdez über diese Frage[3]) ergeben gleich meinen Versuchen eine geringe Steigerung

---

1) Geppert, Die Einwirkung des Alkohols u. s. w. Arch. f. exp. Path. u. s. w. 26. 1890. 237.
2) Bodländer, Die Ausscheidung u. s. w. Pflüger's Arch. 32. 1883. 398.
3) Fortschr. d. Medic. 5. 1887. 1.

der Lungenventilation mit einer ganz geringen, der Ventilationsgrösse
etwa entsprechenden Steigerung des O und der CO_2. Die Verdauungsarbeit wird also durch so geringe Dosen Spiritus kaum in Anspruch genommen.

Die Versuche über die Wirkung des Alkoholgenusses bedürfen
überhaupt einer vorsichtigen Beurtheilung. Wenn geringe Dosen die
Lebhaftigkeit der Muskelthätigkeit anregen, so müssen dadurch auch
die Verbrennungsvorgänge gesteigert werden und das Umgekehrte
muss der Fall sein, wenn er in narcotischer Dosis genossen wird.
Das geht mit Bestimmtheit auch aus Th. Rumpf's Untersuchungen
über die Wärmeregulation in der Narcose hervor [1]), der den O-Verbrauch durch Alkohol narcotisirter Thiere auf 72 bis 68% der Norm
sinken sah. Richtig gedeutet werden darum die Alkoholversuche
nur dann, wenn ausser der Muskelthätigkeit der Umstand noch berücksichtigt wird, dass dadurch die Verdauungsthätigkeit und durch
seine Verbrennung im Körper der respiratorische Quotient geändert
werden kann.

In 109 wurden von 4 Uhr 50 Min. bis 5 Uhr 25 Min. zwei Tassen
kalten, aus einem Loth Kaffee bereiteten Infuses ohne Milch und
Zucker genossen. Athemversuch 5 Uhr 55 Min.

In 112 ebenso von 5 Uhr 35 Min. bis 6 Uhr 2 Tassen. Athemversuch 6 Uhr 15 Min. Beide Versuche lassen eine zwar geringe,
aber völlig deutliche Erhöhung der Zahlen für CO_2 und O über das
Maass hinaus, welches der Ventilationsgrösse zugekommen wäre,
und für die gebildete Wärme erkennen. Sie bekunden ohne Zweifel
eine stärkere Erregung der Verdauungsthätigkeit, als in dem Spiritusversuch.

In 110 wurde von Abends bis Morgens $5^3/_4$ Uhr 1500 CC. Wasser
getrunken. Athemversuch 6 Uhr 10 Min. In 114 wurden von $6^3/_4$
bis $7^3/_4$ Uhr 1250 CC. Wasser getrunken. Athemversuch 8 Uhr 10 Min.,
dabei etwas Frösteln.

Die Ueberschwemmung des Körpers mit Wasser von Abends
spät bis vor dem Versuch (110) hat auf O-Verbrauch, CO_2-Ausschei-
dung und Wärmebildung keinen Einfluss geübt. Wurde aber, wie
in 114, der Wassergenuss mehr kurz vor dem Versuch zusammen-
gedrängt, so bewirkt er eine deutliche Erhöhung von CO_2, O und
Wärmebildung. Vielleicht trägt daran die Schuld das erwähnte leise
Frösteln mit seinen Muskelzusammenziehungen, wahrscheinlicher aber
eine Erregung des Verdauungskanals, die sich bald nach dem Ge-

1) Pflüger's Arch. 33. 569.

nuss kalten Wassers bei mir wenigstens durch Bewegung der Gase im Darm kund giebt.

Löwy hat in seinen Versuchen [1]) eine Wirkung des Wassers (100 CC.) in dieser Richtung nicht gefunden. Sie ist auch wahrscheinlich nur sehr vorübergehend und abhängig von Menge und Temperatur des Wassers, wie vor der Reizbarkeit der Verdauungsorgane. Das Resultat meines Versuchs stimmt aber mit einer Beobachtung von Glax gut überein, der auf reichliches Material gestützt behauptet, dass jegliche Aufnahme von Getränk, selbst von kaltem, bei fieberhaften Kranken eine Steigerung der Körpertemperatur zur Folge habe.[2])

Die wenigen Untersuchungen, die wir über die Wirkung von Arzneistoffen auf den Athemprocess besitzen, leiden an so grossen, durch zufällige Muskelbewegungen veranlassten Schwankungen, dass sie alle Bedeutung verlieren. So kommen z. B. Boeck und Bauer [3]) zu dem Schluss: „Das Chinin vermindert in kleinen Dosen die Ausscheidung von CO_2, wie die Aufnahme von O durch seine Einwirkung auf die Zellen und die dadurch verminderte Zersetzung des Eiweisses; in grossen Dosen jedoch vermehrt es jene Ausscheidung durch Hervorrufen von heftigen Muskelbewegungen." Das Unberechtigte solcher Folgerungen leuchtet ein, wenn man erfährt, dass der Versuchshund in Krämpfe verfiel, die Katze auf Einspritzungen in den Mastdarm Diarrhöen bekam, dass ein Mal die CO_2 vermehrt und ein anderes Mal vermindert ist und wenn man sich vorstellt, zu welch verschiedenem Verhalten die durch Arzneimittel hervorgerufenen Unbehaglichkeiten bei Thieren führen müssen. Bei ihren Versuchen über die Einwirkung des Morphiums sind denn auch die beiden Forscher zu dem ganz richtigen Schluss gekommen, dass dieses im Wesentlichen nur durch Anregung oder Verminderung der Muskelthätigkeit wirke, dem ich noch beifügen möchte: und durch die zufälligen Veränderungen der Lungenventilation.

Fünftes Capitel.
Die Wirkung des veränderten Luftdrucks auf das Athmen.
(Vgl. Nr. 8.)

Meine Versuche erstrecken sich blos auf die Einwirkung des auf die Lungen allein ausgeübten Drucks, indem entweder die Ein-

---

1) Löwy, Ueber den Einfl. salin. Abführmittel l. c. S. 531.
2) Berl. klin. Wochenschr. 1866. Nr. 40. 688.
3) Boeck u. Bauer, Ueb. d. Einfl. einiger Arzneim. etc. Ztschr. f. Biol. 10. 336.

athmungsluft oder die Ausathmungsluft, oder beide mehr oder weniger künstlich comprimirt oder verdünnt wurden. Ich habe dazu einen neuen Apparat verwandt (als neuen Apparat in Folge gegenüber den seither angewandten alten Apparat bezeichnet), der 136 Liter haltend durch eine erhöhte Aussenwand des Sperrgefässes das Ueberlaufen des verdrängten Sperrwassers hinderte und zugleich durch ein mehr konisch zulaufendes Dach des inneren Cylinders dem angesaugten Sperrwasser Raum verschaffte, ohne dass die Mündung des Athemrohrs belästigt wurde. Die Darmventile, die so starken Druckverhältnissen, wie sie hier zur Anwendung kamen, nicht Stand hielten, wurden durch einen Dreiweghahn ersetzt. Dieser aus Gelbguss sehr acurat und luftdicht gearbeitet, wurde durch die Hand gedreht und setzte die Lunge abwechselnd mit dem Ein- oder dem Ausathmungscylinder in Verbindung. Die Athmung verliert dadurch allerdings viel von ihrer Natürlichkeit, aber man gewöhnt sich bald, die Drehungen mechanisch und fast unbewusst den Bedürfnissen des Athems entsprechend auszuführen. Die Druckverhältnisse, die durch Gewichte variirt wurden, wurden an fingerdicken an den Spirometerglocken angebrachten langen Wassermanometern abgelesen. Die Vorsichtsmassregeln, die am Beginn und am Schlusse des Versuchs getroffen werden mussten, um Aus- und Eindringen von Luft in die Glocken zu verhindern, ergeben sich für verschiedenen Druck leicht von selbst, sie wurden mit Hülfe von Quetschhähnen und Gummistopfen an den elastischen Röhren auf's Sorgfältigste ausgeführt, wie denn überhaupt der Luftdichtigkeit, die bei derartigen Versuchen von besonderer Wichtigkeit ist, die grösste Aufmerksamkeit zugewandt wurde. Die Ablesungen geschahen bei normalem Druck und ausgeglichenem Sperrwasser.

Die in Tabelle 12 mitgetheilten, für eine Minute Zeit berechneten Versuche erfordern zu ihrer Erläuterung folgende den Protocollen entnommene Bemerkungen:

140. Den 1. Juni 1876. 4 Uhr, nüchtern; natürlich geathmet am alten Apparat mit Darmventilen.

141. Den 2. Juni, 4 Uhr, nüchtern, n. Apparat. Auf den Einathmungscylinder (E) drückten einschliesslich seines eigenen Gewichts 9 Kg., wodurch ein Wasserdruck von 4,0 Cm. erzeugt wurde. Einathmen leicht und angenehm, da die Luft von selbst in die Lungen einströmte. Der Cylinder und mit ihm das erschwerende Gewicht waren während des Versuchs 73 Cm. gesunken. Daraus berechnet sich eine von diesem Gewicht geleistete Arbeit von 6,57 KM., oder für 1 Min. von 0,6 KM., die den Athemmuskeln zu gut kam.

142. Den 3. Juni, wie 140.

143, n. App., einige Min. nach 142. Druck in E 5,5 Cm. Wasser. Die eingeathmete Luft strömt leicht ein und bläst die Backen auf. Den Athemmuskeln zu gut kommende Arbeit für 1 Min. 0,68 KM.

144 und 146 mit comprimirter Einathmungsluft, n. App.

145 und 147, a. App., natürlich geathmet, 2 Minuten nach den vorausgegangenen.

148, 149, 152, 153, 155, n. App. mit comprimirter Ausathmungsluft. Erst bei hohem Druck (155) von 14,5 Cm. ist das Athmen merklich erschwert, hätte aber doch wohl stundenlang fortgesetzt werden können. Die von den Athemmuskeln dabei mehr zu verrichtende Arbeit ist in der Tabelle angegeben.

150, 154, 156, a. App., natürlich geathmet, 2 Minuten nach den ihnen vorausgehenden Versuchen. 151 ohne Vorgänger.

157, den 29. Juni 11 Uhr. Der Versuch früh missglückte, er wurde deshalb um 11 Uhr, 2 Stunden nach dem Frühstück angestellt. Ausathmung bei 16,3 Cm. Druck stark erschwert, aber jedenfalls viel länger auszuhalten.

158, a. App., 3 Min. nach 157 natürlich geathmet.

159, 161 und 163. Einathmen verdünnter Luft und Ausathmen in gewöhnliche. In 163 beträgt die Verdünnung 20 Cm. Wasserdruck. Das für diese Verdünnung verwandte Gewicht (23 Kg.) ist so schwer, dass beim Einathmen das Sperrgefäss mit dem Sperrwasser angesaugt wurden und sich an der Spirometerglocke in die Höhe bewegten; das Sperrgefäss wurde aber ohne Anstrengung mit dem ausgestreckten Arm an seinem Platz gehalten. Das Athmen so verdünnter Luft war etwas beschwerlich, hätte aber mit Leichtigkeit fortgeführt werden können.

160, 162, a. App., natürlich geathmet; ein leichtes Hinderniss erschwerte in beiden Versuchen 3 bis 4 Einathmungen.

168, 169, 170. Einathmen gewöhnlicher Luft. Ausathmen in verdünnte.

172. Den 12 Juli 10½ Uhr. Einathmen comprimirter und Ausathmung in verdünnte Luft. Das ausgeathmete Luftquantum ist in diesem Versuch so auffallend hoch (vgl. Elemente zur Berechnung), dass ein Fehler vorliegen muss. Wahrscheinlich ist am Schluss des Versuchs der Gummischlauch nicht rasch genug geschlossen worden und atmosphärische Luft in A eingedrungen. In der Tabelle ist die eingeathmete Luft nach dem N-Gehalt der ausgeathmeten berechnet. Der Versuch ist nur mit Vorsicht zu verwenden.

173, 175. Einathmen comprimirter, Ausathmen in verdünnte Luft; leichtes, angenehmes Athmen.

174, a. App., natürlich geathmet, 3 Min. nach 173.

176, a. App., natürlich geathmet, sofort nach 175, zwischen beiden liegen nur 3—4 Athemzüge.

177, 179, 181. Einathmen verdünnter und Ausathmen in verdichtete Luft. Athmen zwar erschwert, hätte aber noch lange so fortgesetzt werden können.

178, a. App., natürliches Athmen, einige Minuten nach 177.

180 und 182, a. App., natürliches Athmen sofort nach den vorausgehenden Nummern, nur je 2 bis 4 Athemzüge dazwischen.

Tabelle 12.

Nr.	Ein-geathmet Luft CC.	Aus-geathmet Luft CC.	Procent der ausgeathmeten Luft O	N	CO₂	CO₂ ausgeathmet	O eingeathmet	N-Correctur	O % absorbirt	Respir. Quotient CO₂/O	O im Körper verblieben	N im Körper verblieben	Zahl der Athemzüge	Tiefe der Athemzüge	Versuchsdauer M. S.	Art der Athmung	Arbeitsleistung
185	7653	7632	16,94	79,47	3,59	274	310	314	19,6	872	40	−15	6,8	1128	11,03	normal	0
Berechnete Norm	7618	7579	17,11	79,54	3,35	254	298	300	18,8	848	46	−7	7,1	1070	10,30	normal	0
141	10304	10266	17,57	79,26	3,07	315	355	355	16,4	882	40	−2	6,8	1525	10,30	E +4,9	−0,6
143	9793	9747	17,37	79,36	3,27	319	359	357	17,4	893	38	−7	8,7	1129	11,18	E +5,5	−0,7
144	10695	10660	17,78	79,22	3,00	320	345	343	15,3	933	23	+10	8,1	1316	10,13	E +6,2	−0,8
146	10856	10799	17,74	79,39	2,88	310	358	356	15,6	871	46	+8	8,6	1258	10,05	E +7,2	−0,9
Mittel 1	10414	10362	17,61	79,33	3,06	316	354	353	16,2	895	37	+6	8,0	1306	10,31	E +6	−0,75
für die Ventilation	10379	10362	17,82	79,17	3,00	311	354	328	15,1	948	17						
168	11765	11766	17,97	79,13	2,90	341	350	352	14,3	969	11	−10	10,6	1108	8,05	A −5,5	−,09
169	12478	12469	18,06	79,10	2,84	354	362	367	14,0	964	13	−20	11,8	1064	7,20	A −7,2	−1,3
170	12596	12576	18,15	78,98	2,87	370	365	359	13,3	1030	−11	+24	12,3	1050	7,08	A −10,7	−1,8
Mittel 2	12380	12570	18,06	79,07	2,87	355	359	359	13,8	989	4	−2	11,6	1074	7,28	A −7,8	−1,3
für die Ventilation	12368	12570	18,13	79,04	2,83	350	359	348	13,5	1006	−2						
172	16320	16592	18,57	78,74	2,69	440	377	377	11,0	1167	−63	0	9,8	1695	6,06	E +7,9. A −6,8	−2,8
173	14443	14480	18,54	78,85	2,61	378	341	341	11,3	1108	−37	0	10,8	1335	6,45	E +6,6. A −8,1	−2,8
175	17458	17509	18,75	78,73	2,52	441	374	370	10,1	1191	−71	+15	10,7	1624	6,55	E +7,9. A −9,7	−4,0
Mittel 3	16075	16·24	18,62	78,77	2,61	420	364	363	10,8	1157	−57	+	10,4	1539	6,35	E +7,5. A −8,3	−3,2
für die Ventilation	16084	16·24	18,51	78,85	2,64	425	364	385	11,4	1104	−40	+5					

für die Ventilation																		
Hauptmittel a	12702	12693	18,12	78,93	2,87	359	358	357	13,8	1001	− 2	+ 3	9,8	1326				−1,65
für die Ventilation	12688	12693	18,18	79,02	2,80	356		351	13,2	1014	− 5							
159	9613	9576	17,54	79,18	3,28	314	334	330	16,3	951	16	+18	7,5	1290	10,20	E −11		0,8
161	10748	10729	17,87	79,04	3,09	331	335	321	14,7	1000	0	+15	7,6	1409	8,52	E −16		1,4
(163	11600	11631	17,66	79,23	3,11	362	376	387	15,9	935	25	−45	7,8	1483	7,25	E −20		(1,8)
Mittel 4	10180	10152	17,70	79,11	3,19	323	336	331	15,5	976	8	+16	7,6	1343	9,36	E −18,5		1,1
für die Ventilation	10173	10152	17,78	79,21	3,00	305	336	326	15,3	936	21		7,6	1343				
148	9352	9297	17,09	79,46	3,45	321	370	369	18,9	870	− 48	+ 5	7,7	1216	11,03		A + 5,2	0,5
149	10585	10538	17,71	79,17	3,12	329	351	343	15,5	959	− 14	+34	8,0	1330			A + 7,1	1,0
152	10045	10036	17,58	79,24	3,18	319	340	343	16,3	930	− 24	−12	6,4	1577			A + 9	1,2
153	9633	9606	17,40	79,23	3,37	324	347	346	17,2	937	− 22	+ 4	6,3	1513			A +11,8	1,5
155	9618	9573	17,27	79,37	3,36	322	362	361	17,9	893	− 39	+ 4	7,2	1343			A +14,5	1,7
(157	11152	11168	17,62	79,00	3,38	377	368	370	15,9	1029	− 7	− 7	7,1	1390			A +16,3	2,4
Mittel 5	9847	9810	17,41	79,29	3,30	323	354	352	17,2	918	− 29	+ 7	7,1	1396			A + 9,5	1,2
für die Ventilation	9833	9810	17,71	79,23	3,06	300		323	15,7	929	23							
177	11308	11307	17,86	79,08	3,06	346	350	351	14,8	989	5	− 3	8,9	1270	8,12	E −13,6.	A + 7	2,3
179	11031	11058	17,76	79,05	3,19	353	347	352	15,2	1000	− 1	−21	8,3	1322	8,44	E −13.	A + 8,5	2,6
181	10446	10428	17,35	79,38	3,27	341	379	383	17,6	890	42	−19	7,3	1436	8,15	E −14,8.	A +10,3	2,9
Mittel 6	10928	10931	17,66	79,17	3,17	347	359	363	15,9	960	16	−14	8,2	1343	8,24	E −13,8.	A + 8,6	2,6
für die Ventilation	10943	10931	18,01	79,04	2,95	322		334	14,5	964	12							
Hauptmittel b	10238	10215	17,54	79,22	3,24	330	352	351	16,7	940	21	+ 4	7,5	1370				1,6
für die Ventilation	10234	10215	17,80	79,20	3,00	307		326	15,2	941	19							
b bei Ventil a	10689	12693	17,98	79,02	3,00	381	377	376	14,2	1013	− 4							
183	11205	11213	17,92	79,08	3,00	336	338	340	14,5	988	4	−10	8,4	1334	8,20	E +9,9.	A +11,2	0,2
für die Ventilation	11222	11213	17,97	79,11	2,92	327	336	336		973	9							

183. Einathmen comprimirter, Ausathmung in comprimirte Luft.
184, a. App., natürlich geathmet, sofort nach 183.
185, den 3. Aug. 5 Uhr, natürlich geathmet am n. App. mit Dreiweghahn. Cylinder E bewegte sich etwas beschwerlich, so dass bei jeder
Einathmung ein negativer Druck von 2—3 Cm. am Manometer sich bemerklich machte; es wurde darum durch gelinden Druck mit der Hand
auf E etwas nachgeholfen.
186, am a. App. natürlich geathmet, einige Minuten nach 185.

Das Hauptmittel a der Tabelle 12 ist aus allen Versuchen berechnet, in denen das Athmen erleichtert war, in denen also die
durch die drückenden oder ziehenden Gewichte geleistete Arbeit den
Athemmuskeln Arbeit ersparte. In dem Hauptmittel b sind die Versuche mit erschwertem Athmen, wo also die Athemmuskeln ausser
ihrer gewöhnlichen Arbeit auch noch die hemmenden Gewichte über-
winden mussten, vereinigt.

Ungünstiger Verhältnisse wegen mussten die Versuche vor ihrer
völligen Beendigung abgebrochen werden. Dadurch kam es, dass
nur eine einzige Normalbeobachtung (185) angestellt wurde, die
ausserdem nicht fehlerfrei ist. Das Drehen des Dreiweghahns ist
immerhin eine Arbeit, sodass den Versuchen mit diesem Hahn nur
Versuch 185 gegenübergestellt werden kann, als am neuen Apparat
und mit Benutzung des Hahnes angestellt. Nun ist aber in diesem
Versuch noch eine weitere Arbeit geleistet worden, indem der Cylinder
bei jedem Athemzug mit der Hand etwas herabgedrückt wurde. Um
eine einigermaassen richtige Norm zu erhalten, habe ich aus dem
Mittel der am alten Apparat erhaltenen Normalversuche (s. Tabelle 13,
Norm) und dem Versuch 185 das Mittel als „berechnete Norm" in
der Tabelle der Vergleichung zu Grunde gelegt. Die Arbeit des
Hahndrehens und die des leisen Drucks auf den Cylinder b bei
jedem Athemzug ist meiner Schätzung nach etwa gleich und die
berechnete Norm kann bei den ohnehin nur kleinen Abweichungen
von der wahren Norm unmöglich merklich entfernt sein.

Sämmtliche Versuche der Tabelle 12 bekunden, verglichen mit
der berechneten Norm, oder auch nur der Norm, dass jede Druck-
änderung, mag sie nun das Athmen erleichtern oder erschweren, sowohl die Lungenventilation, wie CO_2-Ausscheidung und O-Aufnahme
gesteigert haben.

Vergleicht man nun das Hauptmittel a mit den unmittelbar dar-
untergesetzten Zahlen, in denen unter Zugrundelegung des „berechneten Mittels" berechnet ist, welche Werthe einer zu gleicher
Höhe von a willkürlich gesteigerten Ventilation zukommen würden,
so ist die Uebereinstimmung beider so gross, dass man schliessen

darf, dass die Druckveränderungen, welche das Athmen erleichterten, im Wesentlichen nur auf die Lungenventilation eingewirkt und damit den Effect erzielt haben, den diese Ventilationsvermehrung auf CO_2 und O stets übt.

In dem Mittel 3, welches aus den Versuchen gebildet ist, in denen die Athmung am meisten erleichtert war, ist die CO_2 kaum, der O dagegen ganz merklich hinter dem Werth zurückgeblieben, der der Ventilationsgrösse entsprechen würde. Bei Berechnung dieses Mittels ist Versuch 172 mitgerechnet, der schon deswegen etwas grössere Zahlen für CO_2 und O geben muss, weil er der Nahrungsaufnahme näher liegt (10 1/2 Uhr), als die andern. Der Versuch ist, wie aus den vorausgegangenen Bemerkungen ersichtlich ist, auch sonst nicht einwandfrei. Lässt man ihn weg, so wird die verminderte CO_2-Ausscheidung und O-Aufnahme des Mittels 3 noch deutlicher, für die ein anderer Grund, als Ersparung von Muskelarbeit nicht aufzufinden ist. In Mittel 1 und 2 tritt diese Erscheinung wohl deswegen nicht auf, weil die Arbeitsersparung doch wohl zu unerheblich ist.

Im Mittel 1 steht die O-Aufnahme so viel höher, als der Ventilation entspricht, und es stimmen alle Versuche dieser Reihe so gut in dieser Richtung überein, dass man wohl an eine Begünstigung der O-Aufnahme durch die Compression der Einathmungsluft denken muss, welcher entsprechend auch der respiratorischen Quotient verhältnissmässig klein und die O-Ausnutzung gross erscheint. Dass aber diese Wirkung der comprimirten Einathmungsluft keine erhebliche ist, geht aus dem Versuche 183 der Tabelle hervor, in dem Einathmungs- und Ausathmungsluft in der Weise comprimirt waren, dass positive und negative Arbeitsleistung sich aufheben. Die Zahlen dieses Versuches entsprechen aber so genau der Ventilationsgrösse, dass nur eine undeutliche Spur von einer Begünstigung der O-Aufnahme zu finden ist. Leider ist in dieser Art nur der eine Versuch gemacht worden.

Die Zahlen für CO_2 und O stehen im Hauptmittel b merklich höher, als die Ventilationsgrösse es verlangen würde, sie stehen auch erheblich höher, als die des Hauptmittels a, wenn man zu besserem Vergleich berechnet, wie b bei gleich hoher Ventilation wie a (b bei Ventilation a in der Tabelle) sich gestalten würde. In b beträgt dann die CO_2 22 und der O 19 CC. mehr, als in a, ein Zuwachs, der blos der stärkeren Muskelleistung bei der Erschwerung des Athmens in den Versuchen b entstammt. Diese Mehrleistung in b beträgt a gegenüber 3,2 KM., sodass für 1 KM. ein Aufwand von 6,4 CC. CO_2

und 6 CC. O erforderlich gewesen ist; das ist erheblich mehr, als meine späteren Versuche ergaben, bei denen bei einer Leistung von 97 KM. die CO_2 um 4,3, der O um 3,7 CC. für 1 KM. stieg. Der Stoffaufwand wird aber verhältnissmässig um so grösser, je kleiner die Leistung, wie aus meinen späteren Untersuchungen hervorgeht, so dass die hier gefundenen Zahlen bei der sehr geringfügigen Leistung doch nicht sehr auffallend sind.

Bei der Berechnung der Mittel 4, 5 und 6, die sämmtlich das Ueberwiegen von O und CO_2 über die Zahlen, welche die Ventilation erfordern würde, zeigen, sind die Versuche 163 wegen vermehrter Muskelthätigkeit und 157 wegen nicht völlig beendigter Verdauung (s. Bemerkungen), die auch deutlich gegen ihre Umgebung abstechen, ausgeschlossen.

Die Athemerleichterung hat im Allgemeinen die Ventilation mehr gesteigert, als die Erschwerung, denn in a hat eine Erleichterung der Muskelthätigkeit um 1,6 KM. die Ventilation auf 12700 CC., in b die Erschwerung um 1,6 KM. nur auf 10900 CC. gebracht. Mit Zunahme der Druckveränderung, ob in positiver oder in negativer Richtung, wächst auch im Allgemeinen die Ventilationssteigerung; nur in den Versuchen, welche das grösste Hinderniss bieten (E — A +), nimmt mit steigendem Hinderniss die Ventilation ab und es kann nicht zweifelhaft sein, dass bei einer gewissen Höhe des entgegenwirkenden Drucks der Ventilationsvermehrung eine Grenze gesteckt ist.

Als das Hauptergebniss dieser Versuche sind, natürlich innerhalb der Druckgrenzen, die hier zur Anwendung kamen, folgende Sätze aufzustellen:

1. Alle auf die Lungen allein wirkenden kleinen Druckveränderungen, ob sie nun das Athmen erleichtern oder erschweren, veranlassen eine mit ihrer Höhe wachsende Steigerung der Lungenventilation, welcher durch athemerschwerende Druckänderungen erst in gewisser Höhe eine Grenze gesteckt wird. Bei athemerleichternden Druckverhältnissen wird mehr die Frequenz, bei erschwerenden mehr die Tiefe der Athemzüge vermehrt.

2. Die Zunahme der CO_2-Ausathmung und der O-Aufnahme, die sich hierbei zeigt, ist zunächst die natürliche Folge der gesteigerten Ventilation; es tritt aber eine kleine Aenderung in dem Sinne ein, dass der Grad der Arbeitsleistung der Athemmuskeln zum Ausdruck kommt. Geringe Abnahme beider zeigt sich also

bei Athemerleichterung und geringe Zunahme bei Erschwerung gegenüber den der Ventilationsgrösse zukommenden Werthen.

3. Es lässt sich nur eine äusserst unbedeutende Begünstigung der O-Aufnahme durch Einathmen comprimirter Luft nachweissen.

Die Versuche der folgenden Tabelle 13 hatten den Zweck, das Verhalten des Athmens nach dem Aufhören der Druckveränderung zu ermitteln. Leider sind nur wenige dazu geeignet. Wie auch die dazu gehörige Norm, sind sie am alten Apparat angestellt. Da nun alsbald nach Beendigung der Versuche mit verändertem Druck möglichst hastig die Gewichte von den Apparaten weggenommen wurden, um sie nicht allzulang unter hohem Druck stehen zu lassen, so entstand zwischen den beiden Versuchen eine Pause, die mit einer nicht unerheblichen Arbeitsleistung ausgefüllt und nicht ohne Nachwirkung auf das nachstehende Athmen war. Da die Berechnung der Versuche aus Mangel an Zeit nicht bald vorgenommen wurde, so wurde ihre Fehlerhaftigkeit erst spät entdeckt und nur wenige mehr angestellt, bei welchen der zweite Versuch dem ersten ohne erhebliche Pause und ohne dazwischenliegende Muskelthätigkeit folgte.

Bei Betrachtung der Mittelzahlen überzeugt man sich leicht, dass CO_2-Ausscheidung und O-Aufnahme die übertreffen, welche der Ventilation zukommt. Der O ist stärker vermehrt als die CO_2, als Folge der noch nachwirkenden Muskelthätigkeit und die CO_2-Ausscheidung bleibt hinter der O-Aufnahme zurück, weil das vorausgegangene Athmen eine Verarmung des Körpers an CO_2 erzeugt hat. Auf diese Weise lässt sich das verschiedene Verhalten der Versuche erklären. So folgte Versuch 176 nach 3—4 Athemzügen und ohne vorhergegangene Muskelthätigkeit auf 175, in dem durch Compression der Ein- und Verdünnung der Ausathmungsluft das Athmen möglichst erleichtert war. Die CO_2-Ausfuhr dieses Versuches bleibt weit zurück hinter der, welche seiner Ventilationsgrösse entsprechen würde und bekundet so die starke Verarmung der Körpersäfte an CO_2 durch die vorausgegangene starke Ventilation, sowie das Bestreben durch Zurückhalten der gebildeten CO_2 den normalen Gehalt der Säfte wieder herzustellen. Die O-Aufnahme dagegen entspricht vollkommen der Ventilation. Dem Versuch 174 dagegen vorauf ging die hastige Entfernung der Gewichte, die hierdurch bedingte vermehrte CO_2-Bildung erstreckt sich in den Versuch 174 hinein, sodass die CO_2-Ausscheidung trotz des vorausgegangenen Verlustes in 173 nicht unter das der Ventilationsgrösse ensprechende Quantum herabsinkt, während die O-Aufnahme ganz merklich darüber hinausgeht. Die CO_2-Verarmung wird

Tabelle 13.

Nr.	Ein-geathmete Luft CC.	Aus-geathmete Luft CC.	Procent der ausgeathmeten Luft — O	N	CO₂	CO₂ ausgeathmet	O aufge-nommen	O im Körper verblieben	% O absorbirt	Respir. Quotient $\frac{CO_2}{O}$	Ein- zu ausge-athmeter Luft =1000:	N im Körper verblieben	Zahl der Athemzüge — Zahl	Tiefe	Versuchs-dauer M. S.	Art der Athmung
140	7452	7406	17,35	79,70	2,95	219	276	57	17,7	793	994	—11	7,5	986	9,30	nach E +6,2
142	7524	7468	16,88	79,68	3,44	257	316	59	20,0	813	992	—3	7,2	1051	9,07	nach E +7,2
151	7865	7834	17,50	79,50	3,00	235	277	42	16,8	848	996	—11	7,4	1070	9,04	nach E +6,7
186	7471	7400	17,41	79,53	3,06	226	277	51	17,7	816	990	+21	7,9	941		nach A —
Norm	7573	7527	17,29	79,60	3,11	234	286	52	18,0	817	993	—1	7,5	1012		nach E —
145	7642	7610	17,15	79,72	3,13	238	296	58	18,5	804	996	—26	3,1	947		nach E + A —
147	7699	7649	16,97	79,77	3,26	315	315	66	19,5	791	993	—16	7,8	986		nach E + A +
Mittel	7670	7630	17,06	79,75	3,20	243	305 (310)	62	19,0	797	994	—21	3,0	966		nach E + A +)
174	8915	8842	17,50	79,52	2,98	263	320	57	17,1	822	992	+16	1),6	845		nach A — A +
176	8501	8530	17,49	79,83	2,68	229	289 (309)	60	16,2	792	1003	—89	11,0	774		nach A — A +
Mittel	8708	8666	17,06	79,75	3,20	246	304 (313)	58	16,6	807		—36	11,8	809		nach E — A +
für die Ventilation	8708	8686	17,50	79,67	2,83	257	297	58								
160	8121	8449	17,34	79,51	3,15	252	306	54	18,0	824	991	+20	7,9	1025	8,12	nach E —
162	8679	8632	17,43	79,60	2,97	256	313	57	17,2	818	995	—10	9,6	904	7,55	nach E —
Mittel	8400	8340	17,38	79,55	3,07	254	309	55	17,6	821	993	+5	9,3	964		nach E —
für die Ventilation						250	294									
150	9540	9509	17,55	79,54	2,91	277	330	53	16,5			—42				nach E — A —
154	9230	9173	17,42	79,41	3,17	291	335	44	17,3			+11				nach A + +
156	9558	9486	17,68	79,39	2,93	278	325	47	16,2			+25				nach A + +
(158)	9960	9901	17,72	79,37	2,87	284	329	45	15,8			+14				nach A + +)
Mittel	9443	9389	17,55	79,45	3,00	282	330	48	16,7			—2				nach E — A +
für die Ventilation						271	305									
178	9772	9793	17,77	79,16	3,07	300	307 (314)	7	15,0	977		—28	11,5	854		nach E — A +
180	8531	8539	17,59	79,65	2,76	236	285 (299)	49	15,9	828		—57	9,7	886		nach E — A —
182	10447	10469	17,86	79,33	2,81	294	319 (331)	25	14,6	922		—47	9,2	1137		nach E — A +
Mittel	9583	9600	17,74	79,38	2,88	277	304	27	15,2			—44				nach A — A +
für die Ventilation		9600				265	304									
184	8723	8694	17,60	79,61	2,79	243	297	54				—21				nach E — A +
für die Ventilation		8694				257	298									

aber auch hier durch das verhältnissmässig starke Zurücktreten der CO_2-Ausscheidung der O-Aufnahme gegenüber ausgedrückt.

In derselben Weise erklärt sich das verschiedene Verhalten des Versuchs 178 gegenüber 180, 182 und 184 und es reichen die Versuche bei richtiger Beurtheilung völlig aus, den Beweis dafür zu erbringen, dass nach dem Aufhören des vom veränderten Luftdruck beeinflussten Athmens die Lungenventilation zwar immer noch etwas vermehrt bleibt, das aber trotzdem der Körper durch verminderte CO_2-Ausscheidung bestrebt ist, den Verlust, den er durch das vorausgegangene Athmen daran erlitten hat, auszugleichen. Die O-Aufnahme entspricht den Verhältnissen und bekundet, dass eine merkliche Aenderung in dem O-Bestand nicht vorausging.

Es handelt sich in den vorausgegangenen Untersuchungen im Wesentlichen um physicalische Vorgänge der Gasdiffusion, in welche chemische Processe nur so weit sich einmischen, als sie die veränderte Leistung der Athemmuskeln betreffen.

Eine Zeitlang, als man die sog. transportablen Apparate zu Heilzwecken zu verwenden strebte, hat die Frage über die Wirkung der auf die Lungen allein gerichteten Luftdruckveränderungen die Aerzte lebhaft beschäftigt. Die bei der Gelegenheit zu Tage geförderten Untersuchungen, die sehr vollständig in Knauthe's Handbuch der pneumatischen Therapie, 1876, mitgetheilt sind, betreffen fast ausschliesslich nur den mechanischen Theil dieser Wirkung auf Lungencapacität und Blutcirculation; zudem ist ein grosser Theil der Resultate bloss theoretischen Erwägungen entsprungen und die wenigen, welche eine experimentelle Unterlage haben, lassen deutlich, wie die Waldenburg's [1]) erkennen, dass sie mit luftundichten Apparaten gewonnen sind, so dass sie falsche und übertriebene Vorstellungen von der Wirkung des veränderten Luftdrucks hervorriefen und die Physiologie des Athmens nicht förderten.

Eingehendere Untersuchungen sind aus der Erforschung der Wirkung der pneumatischen Kabinette über die Wirkung des auf dem ganzen Körper ruhenden veränderten Luftdrucks hervorgegangen.

Stelle ich meine Versuche, soweit sie dazu sich eignen — 50 an der Zahl — in zwei Gruppen — je 25 — mit hohem und mit tiefem Barometerstand zusammen, so ergeben die Mittel ein auffallendes Resultat. Bei 739,4 Mm. Druck geben sie 7458 CC. eingeathmete

---

1) Waldenburg, Die pneumat. Behandlung. 1875.

Luft, 251 CC. CO_2 und 291 CC. O, bei 746,7 Mm. Druck 8015, 267 und 300 CC. Dieses Ergebniss aus den Versuchen verschiedener Jahrgänge tritt noch deutlicher hervor, wenn, wie in Tabelle 14, die

Tabelle 14.

Nr.	Eingeathmete Luft CC.	Die eingeathmete Luft besteht aus Procent			CO_2 ausgeathmet	O aufgenommen	Zahl der Athemzüge	Tiefe der Athemzüge	Barometer	N im Körper verblieben
		O	N	CO_2						
335	8825	17,60	79,10	3,30	292	295	7,6	1156	735,2	−10
303	8784	17,42	79,34	3,24	283	317	8,0	1097	737,1	+ 6
307	8421	17,34	79,33	3,33	280	304	7,6	1115	739,2	−24
306	8592	17,50	79,34	3,16	270	304	7,2	1195	739,8	+ 9
333	8530	17,62	78,89	3,49	296	287	7,5	1130	739,9	28
330	7799	17,27	79,30	3,43	266	296	7,6	1020	740,0	21
310	9556	17,68	79,12	3,20	305	318	6,9	1379	740,2	17
332	7806	17,46	79,28	3,26	252	287	7,2	1088	740,7	51
339	8166	17,41	79,19	3,40	278	288	6,3	1304	742,7	−14
	8498	17,48	79,21	3,31	269	300	7,3	1165	739,4	9
318	9295	17,51	79,25	3,24	300	325	9,3	996	743,7	9
(322	9140	17,03	79,34	3,63	(329)	(373)	7,9	1156	744,1	43)
334	8837	17,57	79,13	3,30	291	302	7,8	1129	744,1	9
340	8505	17,29	79,15	3,56	303	309	6,6	1286	744,6	−17
349	8372	17,63	79,11	3,29	273	279	7,4	1134	745,2	2
343	8284	17,52	79,18	3,30	273	288	6,4	1286	746,4	9
324	8698	17,45	79,20	3,35	291	309	8,0	1087	747,4	8
313	9511	17,52	79,20	3,28	311	332	7,2	1321	747,5	8
316	8843	17,44	79,21	3.35	295	317	8,9	1145	747,6	14
320	8758	17,30	79,22	3,48	303	329	8,8	1052	748,0	27
337	8388	17,33	79,37	3,30	275	309	7,4	1133	748,7	− 3
314	8993	17,20	79,43	3,37	301	345	8,1	1111	750,7	4
	8802	17,40	79,23	3,37	295	318	7,8	1153	746,5	9
					292	313				

zeitlich näher aneinanderliegenden Versuche eines Jahres — 1880 — verwendet werden, da diese Versuche der Gleichmässigkeit der sonst in Betracht kommenden Umstände wegen besonders geeignet erscheinen. Bei einer Steigerung des Luftdrucks um nur 7,1 Mm. erhält hier die Lungenventilation einen Zuwachs von 300 CC., die CO_2 von 26 und der O um 18 CC. Aus den Druckverhältnissen der geathmeten Luft ist eine so hohe Ventilationszunahme nicht erklärlich, ebensowenig, wie die Zunahme von CO_2 und O aus der Ventilationszunahme. Es bleibt nur übrig, anzunehmen, dass die Oxydation im Körper bei höherem Luftdruck etwas vermehrt gewesen sei. Dafür spricht auch die Zusammensetzung der ausgeathmeten Luft, deren CO_2-Gehalt bei höherem Druck etwas höher ist, während der O-Gehalt geringer ist. An diesem Ergebniss wird auch dann nichts Wesentliches geändert, wenn Versuch 322, der seiner hohen Werthe für O und für CO_2 wegen etwas verdächtig ist, ausgeschlossen wird und wenn die N-Correctur ausgeführt wird.

Die Ansicht, dass diese Oxydationssteigerung eine directe Folge der O-Aufnahme gewesen sei, muss nachdrücklich zurückgewiesen werden, sie ist nach dem Ergebniss später mitzutheilender Versuche unmöglich. Die Wirkung kann nur durch Vermittlung der Musculatur erfolgt sein; vielleicht ist der Herzmuskel dabei nicht unbetheiligt. Als sicher darf man es ansehen, dass diese kleinen mehr oder weniger zufälligen Veränderungen in den Oxydationsvorgängen nicht mit der Höhe des Luftdrucks wachsen, sie müssten sonst ein Anwachsen der CO_2-Bildung im Gefolge haben, was auch der oberflächlichsten Untersuchung in den pneumatischen Kabinetten, wo es sich um halbe und ganze Atmosphärendrücke handelt, nicht hätte entgehen können. Eine solche Vermehrung der CO_2 ergeben aber diese Versuche nicht.

Vierordt fand in seinen Versuchen, dass bei einem Steigen des Barometers um 5,6 par. Linien (15 Mm.) die Menge der geathmeten Luft um 586 CC. steige, die CO_2-Ausscheidung aber soll sich dafür um 1,5 CC. vermindern.

v. Vivenot[1]) und Lange[2]) fanden, allerdings nach nicht sehr zuverlässiger Methode eine Zunahme der CO_2-Ausscheidung in comprimirter Luft, und Panum[3]) beobachtete in der pneumatischen Kammer bei $^1/_3$ Atmosphäre Ueberdruck eine Mehrausscheidung von CO_2, die nur einer vermehrten CO_2-Bildung entstammen konnte. Bezüglich der O-Aufnahme ist er durch falsche Ueberlegungen und ohne ausreichende experimentelle Unterlage zu fehlerhaften Resultaten gelangt.

Zu anderen Resultaten gelangt G. v. Liebig[4]). Bei einem Druck von $1^1/_2$ Atmosphären im pneumatischen Kabinett fand er die Menge der geathmeten Luft (die verglichenen Volumina nicht auf gleichen Druck berechnet) kleiner, die des O grösser und die der CO_2 gleich der bei gewöhnlichem Druck, dabei nahm die Frequenz der Athemzüge etwas ab, die Tiefe aber nicht zu. Die O-Vermehrung ist bei ihm nicht grösser für $1^1/_2$ Atmosphäre, als bei mir bei einigen Millimetern; es beträgt nämlich die O-Aufnahme bei gewöhnlichem Druck 239 CC., in comprimirter Luft 253 CC. Seine CO_2-Bestimmungen

1) v. Vivenot, Zur Kenntniss d. physiol. Wirkung u. s. w. der verdichteten Luft. 1868.

2) Lange, Der pneumat. Apparat. 1868.

3) Panum, Unters. u. s. w. Pflüger's Arch. 1. 1868.

4) G. v. Liebig, Ueber die O-Aufnahme u. s. w. Pflüger's Archiv. 10. 1875. 479.

sind nach Lossen's Methode gemacht, die, wie früher bereits erwähnt, nur die wenigen letzten Athemzüge untersuchen lassen.

Die unbedeutende Steigerung der Oxydationsvorgänge, welche meine Versuche bei Vermehrung des atmosphärischen Drucks ergeben haben, lässt sich somit auch in den Versuchen von Panum und v. Liebig erkennen.

Sechstes Capitel.

Muskelthätigkeit und Athmung.

(Vgl. Nr. 5 und 21.)

Dass bei körperlicher Anstrengung mehr Stoff verbraucht wird als bei Ruhe, ist wohl eine der ältesten Erfahrungen, die der Mensch an sich gemacht hat. Trotz der fast allgemeinen Anerkennung der Richtigkeit dieser Erfahrung hat es aber doch auch nicht an Vertretern der Ansicht gefehlt, dass, wenigstens für gewisse längere Zeiträume, der Verbrauch mit und ohne Anstrengung gleich bleibe, und eine gewisse Berechtigung lässt sich auch ihr nicht absprechen. Bestimmungen des Körpergewichts, die ich vor langen Jahren gemacht habe (vgl. Nr. 1 und 2), die in Tabelle 15 im Ganzen mit-

Tabelle 15.

Versuchsreihe	Ruhe					Anstrengung				
	Anfangsgewicht Grm.	Endgewicht	Zu- oder Abnahme des Körpergewichts im Ganzen	pro Tag	Versuchstage	Anfangsgewicht Grm.	Endgewicht	Zu- oder Abnahme des Körpergewichts im Ganzen	pro Tag	Versuchstage
2	58330	57975	— 355	— 59	6	58315	57260	—1055	—176	6
3	66825	68045	+1220	+152	8	67127	65721	—1406	—176	8
4	59505	59376	— 129	— 21	6	58242	58199	— 43	— 7	6
5a	57073	58570	+1497	+150	10	56888	55436	—1452	—145	10
5b	56768	57082	+ 314	+ 63	5	57684	55826	—1858	—372	5
6	66710	66513	— 267	— 53	5	67434	66060	—1374	—275	.5
7	56133	57243	+1110	+185	6	57015	55645	—1370	—228	6
			+3490	+ 61				—8558	—197	

getheilt sind, ergeben für verschiedene Versuchspersonen, die in tagelang dauernden Perioden bei ruhigem Verhalten und bei mehr oder weniger lebhafter Muskelthätigkeit unter gleichen Nahrungsverhältnissen untersucht wurden, für die Ruheperiode eine Gewichtszunahme von 3490 Grm. im Mittel, für den Tag 61 Grm., für die Anstrengungsperiode eine Abnahme von 8558 Grm., für den Tag

197 Grm. Unter diesen Versuchsreihen bemerkt man in der vierten in der Ruheperiode eine stärkere Abnahme des Körpergewichts, als in der Periode der Anstrengung. Es ist zwar in dieser Reihe die Unregelmässigkeit vorgekommen, dass am Ende der Arbeitsperiode 250 Grm. Koth in dem Körper verblieben, die hätten entleert sein müssen. Bringt man hierfür die nöthige Correctur an, dann wird der tägliche Verlust in der Arbeitsperiode allerdings auf 48 Grm. erhöht; es ist das aber doch dem Verlust von 21 Grm., den der Körper schon in der Ruheperiode erlitt, gegenüber ein äusserst geringer Unterschied, der seine Erklärung in der nachfolgenden Tabelle findet, in der die Ausscheidungen nach Tageszeiten getrennt sind. In der Anstrengungsperiode wurde von 1 bis 7½ Uhr Nachmittags gearbeitet, den ganzen übrigen Tag geruht.

Tabelle 16.

	Vormittags 6 bis 1 Uhr			Nachmittags 1 bis 10 Uhr			Nachts 10 bis 6 Uhr		
	Urin	Perspiration	Sa.	Urin	Perspiration	Sa.	Urin	Perspiration	Sa.
Ruhe	91	49,5	140,5	173	80	253	67	53	120
Anstrengung .	38	48	86	57	265	322	55	41	96

Daraus geht sehr deutlich hervor, dass zur Zeit der Muskelthätigkeit die Ausscheidung durch Haut und Lunge ausserordentlich gesteigert ist, und dass trotz einer compensirenden Verminderung der Urinausscheidung doch beide zusammen viel mehr Stoff entführen, als zur Zeit der Ruhe, dass aber auch nach Ablauf dieser Zeit Urinentleerung und Perspiration stark unter das Maass herabsinken, welches ihnen sonst zu der Zeit zugekommen wäre, wenn ein ruhiges Verhalten vorausgegangen wäre, und dass diese Einschränkung des Verbrauchs viele Stunden dauert und so einen fast vollständigen Ausgleich hervorbringt. Dieses Verhalten würde noch deutlicher hervorgetreten sein, wenn die Nachmittagsperiode sich auf die wirklichen Arbeitsstunden von 1 bis 7½ Uhr beschränkt hätte.

Dasselbe Resultat ergaben auch alle meine übrigen Versuchsreihen und es darf als vollständig ausgemacht angesehen werden, dass der durch Steigerung der insensiblen Perspiration während der körperlichen Thätigkeit gesteigerte Stoffverlust durch Einschränkung der Perspiration und der Urinsecretion, bald mehr der einen, bald mehr der anderen, unter das normale Maass in der der Thätigkeit

folgenden Ruheperiode einen Ausgleich erfährt, der um
so vollständiger ausfällt, je unerheblicher die Muskelanstrengung und von je kürzerer Dauer sie der Zeit der
Ruhe gegenüber gewesen ist.

Ohne Zweifel ist ein grosser Theil des Verlustes, der so rasch
wieder ersetzt wird, Wasser; der dauernde Verlust aber kann daraus
nicht bestanden haben in Versuchen, in denen, wie in den oben erwähnten, Wasser zum Ersatz reichlich geboten war. Es wirkt auch,
wie folgender Versuch zeigt, ein durch Schwitzen hervorgebrachter
Körperverlust ganz anders, als ein durch Muskelthätigkeit erzeugter.
Ich liess einen Mann in drei je 5tägigen Perioden bei gleicher Ernährung in der ersten sich ruhig verhalten, in der zweiten von 6
bis 12 und von 1 bis 7 Uhr sich lebhaft anstrengen und in der
dritten bei ruhigem Verhalten durch Zudecken im Bett von 8 bis
11 Uhr schwitzen (vgl. Nr. 1). Die Ausscheidungen gestalteten sich
dabei, wie es Tab. 17 in Grm. ergiebt:

Tabelle 17.

	6—12 Uhr			12—6 Uhr			6—9 Uhr			9—6 Uhr			pro Tag		
	Perspir.	Urin	Sa.	Perspir.	Urin	Sa.	Perspir.	Urin	Sa.	Perspir.	Urin	Sa.	Perspir.	Urin	Sa.
Ruhe ..	224	638	862	282	767	1049	171	369	540	395	1355	1760	1072	3128	4190
Arbeit ..	1086	380	1466	1025	753	1778	152	223	375	400	637	1037	2663	1998	4661
Schweiss.	1003	306	1309	395	386	781	220	246	466	495	999	1494	2113	1937	4050

Aus diesen Zahlen ergeben sich nachstehende Thatsachen:

1. Steigert man durch Anregung der Schweisssecretion bei
ruhigem Verhalten die insensible Perspiration während mehrerer
Stunden zu ähnlicher Höhe, wie sie in derselben Zeit durch Muskelthätigkeit gesteigert wird, so wird im ersten Fall die Urinsecretion
während der Dauer des Schweisses und bis weit darüber hinaus viel
stärker herabgesetzt, als im zweiten.

2. Während die durch Muskelthätigkeit erzeugte Steigerung der
Perspiration alsbald nach der Thätigkeit auf die Norm oder unter
die Norm herabsinkt, bleibt die durch einfache Anregung der Schweisssecretion erzeugte noch lange nach dem Schwitzen über der Norm.

3. Die Muskelthätigkeit erzeugt einen bleibenden Verlust; das
Mehr, welches dabei durch die insensible Perspiration dem Körper
entzogen wird, wird nicht durch Verminderung der Urinsecretion
ausgeglichen; das Mehr aber, welches der Körper durch Anregung

der Schweisssecretion verliert, wird durch Herabsetzung der Harn-
menge nicht bloss vollständig ausgeglichen, sondern übercompensirt,
so dass der tägliche Gesammtverlust an den Schweisstagen geringer
ist, als an den Ruhetagen.

Muskelthätigkeit und Wasserverlust durch einfache Erregung der
Schweissthätigkeit haben also im Grossen und Groben schon merklich verschiedene Folgen.

Schon Lavoisier hatte festgestellt, dass Muskelthätigkeit
O-Aufnahme und CO_2-Ausscheidung mächtig erhöhten. Obwohl nun
nach ihm dieselbe Beobachtung namentlich über die Vermehrung der
CO_2 nicht selten war und obwohl sie und die Vermehrung der O-Aufnahme bei Muskelthätigkeit ausser allem Zweifel war, so bewegten
sich doch lange Zeit die Forschungen über diesen Gegenstand in
ganz anderer Richtung.

Die theoretischen Ausführungen J. v. Liebig's, dass nur das
stickstoffhaltige Material des Muskels die Quelle der Kraft sei,
während der Zerfall der Fette und Kohlebydrate nur Wärme liefern
könne, brachten es zuwege, dass die Aufmerksamkeit der Forscher
in dieser Frage sich ausschliesslich auf die Untersuchung des Urins
richtete, die durch die sichere und leicht ausführbare volumetrische
Bestimmungsmethode des Harnstoffs v. Liebig's wesentlich geför-
dert wurde.

Das Ergebniss dieser zahlreichen und mannigfach abgeänderten
Untersuchungen war ein völlig unerwartetes. Die Vermehrung des
Harnstoffs, die nach Liebig's Anschauungen bei Muskelanstrengung
nicht fehlen konnte, wurde nicht gefunden. Meine eigenen ausgedehnten Untersuchungen in dieser Richtung (vgl. Nr. 1 u. 2) lieferten
das vollkommen richtige und später vielfach bestätigte Resultat, dass
die körperliche Anstrengung bald den Harnstoff vermehre, bald ihn
völlig unbeeinflusst lasse und dass sichere und bestimmte Beziehungen
zwischen Grösse der Muskelleistung und Menge des ausgeschiedenen
Harnstoffs nicht bestehen. Aber auch in den Versuchsreihen, wo
eine Vermehrung der Harnstoffausscheidung auftrat, war diese, auf
zerfallenes Muskelfleisch berechnet, bei weitem nicht im Stand, den
Verlust an Körpersubstanz zu erklären, der bei der Muskelthätigkeit
auftrat.

Diese Ueberlegungen und Rechnungen führten mich bereits in
meiner ersten Arbeit zu der Ueberzeugung, dass bei Muskelthätigkeit
Kohlenwasserstoffverbindungen zerfallen mussten und gaben Veranlassung zu meinen ersten Athemuntersuchungen (vgl. Nr. 2), auf die
ich hier nicht zurückkommen will. Sie lieferten aber sofort den

Beweis durch die in gleichem Grad mit der Leistung steigende O-Aufnahme und CO_2-Ausscheidung, dass sie das zu erklären vermogten, wozu die Harnstoffuntersuchungen nicht im Stand waren: nämlich den Körperverlust bei körperlicher Anstrengung. Sie mussten

Tabelle

Nummer	Ein-geathmete Luft CC.	Aus-geathmete Luft CC.	Die ausgeathmete Luft enthält Procent O	N	CO_2	Ausgeathmete CO_2 CC.	Aufgenommener O CC.	Im Körper verbliebener O CC.	Vom eingeathmeten O wurden absorbirt %	Respir. Quot. $\frac{CO_2}{O}$
Norm a	7421	7363	16,32	79.66	4,02	296	353	57	22,7	839
26	9647	9572	15,39	79,55	5,06	484	548	64	24,1	884
27	9751	9696	15,39	79,21	5,40	524	551	29	27,1	951
28	12699	12659	15,51	79,06	5,43	687	698	11	27,0	984
Mittel	10699	10642	15,43	79,27	5,30	565	599	34	26,1	940
für d. Ventil.	10656	10642	17,39	79,21	3,40	362	386	14	17,2	938
32	10730	10638	15,01	70,68	1,38	466	553	87	24,6	841
33	10227	10159	15,77	79,60	4,63	470	541	71	25,2	870
34	12674	12581	15,94	79,52	4,54	571	650	79	24,5	879
35	14796	14686	15,90	79,30	4,80	705	759	54	24,5	928
Mittel a	12106	12016	15,89	79,50	4,59	553	626	73	24,7	880
51	16651	16500	15,09	79,63	5,28	871	998	127	28,6	874
52	22417	22325	15,87	79,21	4,92	1098	1153	55	24,6	952
53	24905	24796	16,20	79,14	4,66	1155	1201	46	23,0	962
54	24180	24118	16,12	79,39	4,51	1088	1178	90	23,2	924
Mittel b	22038	21935	15,82	79,34	4,84	1053	1132	79	24,8	930
Ges. Mittel	17073	16975	15,85	79.43	4,71	803	879	76	24,8	903
für d. Ventil.	16936	16975	18,30	78,82	2,88	488	449	−39	12,4	1087

aber auch auf den Gedanken bringen, dass die Verbrennung der Kohlenwasserstoffverbindungen nicht bloss, wie man bislang sich vorstellte, der Wärmebildung dienten.

Das Räthsel des verschiedenen Verhaltens des Harnstoffs fand erst viel später seine Lösung in Versuchen, die auf Zuntz' Veranlassung von Oppenheim vorgenommen wurden [1]), aus denen hervorgeht, dass Körperanstrengung nur dann eine vermehrte Harnstoffausscheidung veranlasst, wenn dabei Athemnoth entsteht, dass also nicht die Muskelthätigkeit an sich, sondern der bisweilen damit verbundene Sauerstoffmangel einen vermehrten Zerfall von N-haltigem Material veranlasst.

Ich komme nunmehr zu meinen in verschiedenen Versuchsreihen und zu verschiedenen Zeiten unternommenen Athemuntersuchungen.

---

1) Oppenheim, Beitr. z. Physiol. u. Pathol. d. Harnstoffausscheidung. 1881.

Erste Versuchsreihe 1866.

Ihre für eine Minute berechneten Zahlenergebnisse enthält die Tabelle 18.

18.

Verhältniss der ein- zur ausgeathmeten Luft = 1000	N im Körper verblieben CC.	Nach Abzug der Norm verblieben für die Arbeit			Arbeitsleistung KM.	Für 1 KM. Arbeit mehr			Zahl	Tiefe der Athemzüge	Versuchsdauer in Minuten und Secunden
		Luft	CO₂	O		Luft	CO₂	O			
992	−6	—	—	—	—	—	—	—	7	1053	—
992	+11	2226	188	195	—	—	—	—	6	1805	6,50
993	+29	2330	228	198	—	—	—	—	6	1967	6,57
997	+20	5278	391	345	—	—	—	—	5,6	2265	5,23
994	20	3278	269	246	—	—	—	—	5,9	2012	6,23
999	—	3278	66	33	—	—	—	—	—	—	—
991	11	3309	170	200	65,6	50	2,5	3,1	—	—	6,50
993	−3	2806	174	188	64,4	45	2,7	2,9	—	—	6,57
991	15	5253	275	297	102,4	51	2,7	2,9	—	—	5,40
994	29	7375	409	406	128,6	57	3,2	3,2	—	—	4,55
992	13	4685	257	273	90,2	51	2,8	3,0	−·	—	6.05
991	23	9230	575	645	230	40	2,5	2,8	—	—	4,10
996	36	14996	802	800	300	50	2,7	2,7	—	—	3,20
995	64	17484	859	848	334	52	2,6	2,5	—	—	3,00
997	−28	16759	792	825	324	52	2,4	2,6	—	—	3,05
995	24	14617	757	779	292	50	2,6	2,7	—	—	3,24
993,5	18	9651	507	526	191.1	50	2,7	2,8	—	—	4,49
1002	—	9651	192	96	—	—	—	—	—	—	—

Die drei ersten Versuche sind vorläufige, ohne genaue Bestimmung der Arbeitsleistung. Während ihrer ganzen Dauer wurde im Sitzen ein Gewicht von 5, in Nr. 28 von 8 Kilo mit ziemlicher Geschwindigkeit so hoch gehoben, als dies durch Beugen des herabhängenden Arms im Ellenbogengelenk möglich war, und wieder gesenkt, so dass am Ende des Versuchs der·Arm ermüdet war. Das Heben von 8 Kilo war entschieden die stärkere Leistung.

Mit der Norm a, dem Mittel aus den Normalversuchen jener Zeit im ruhigen Sitze, verglichen, ergeben die Versuche:

1. Steigerung der Lungenventilation durch Vertiefung der Athemzüge.

2. Steigerung der CO₂-Ausfuhr und der O-Aufnahme.

3. Anwachsen des respiratorischen Quotienten oder stärkeres Wachsen der CO₂ als des O. Es wird dadurch die in der CO₂ wieder ausgeschiedene Menge des aufgenommenen O grösser, weshalb auch die Menge der ausgeathmeten Luft der eingeathmeten gegenüber grösser wird.

4. Der Procentgehalt der ausgeathmeten Luft an O wird durch die Muskelanstrengung vermindert, die Ausnutzung des dem Körper gebotenen O also vermehrt; ihr Gehalt an CO_2 wächst.

Vergleicht man mit dem Mittel dieser Versuche die darunter gesetzten Zahlen, wie sie unter Zugrundelegung der Norm a für die Ventilationsgrösse zu berechnen sind, so geht daraus ferner hervor:

5. Muskelthätigkeit steigert CO_2-Ausfuhr und O-Aufnahme viel . erheblicher, als eine entsprechende willkürliche Steigerung der Lungenventilation.

6. Die Steigerung der O-Aufnahme im Verhältniss zur CO_2-Ausscheidung ist bei Muskelthätigkeit viel stärker, als bei entsprechender willkürlicher Steigerung der Lungenventilation.

7. Während bei willkürlich forcirtem Athmen der Procentgehalt der ausgeathmeten Luft an O zu- und der an CO_2 abnimmt, verhält es sich bei Muskelthätigkeit umgekehrt.

8. Mit der Stärke der Leistung (Versuch 28) wächst auch Ventilation, CO_2, O und der respiratorische Quotient.

In den weiteren Versuchen 32 bis 35 und 51 bis 54 wurden die in ein Tuch gebundenen Gewichte in gleicher Weise in stets gleicher Höhe gehoben und gesenkt und die Zahl der Hebungen gezählt, danach die Grösse der Leistung in Kilogramm-Metern berechnet. Heben und langsames Senken wird als Heben auf doppelte Höhe gerechnet, wozu später aufzuführende Versuche eine Berechtigung geben.

Das Gesammtmittel dieser Versuche liefert die volle Bestätigung der bereits gewonnenen Resultate. Die Leistungen eines Armes, die allerdings kaum wohl mehr gesteigert werden konnten und den Arm lebhaft ermüdeten, führten zu einer Vermehrung der Ventitilation bis stark über das dreifache, der CO_2-Ausscheidung und der O-Aufnahme bis beinahe zum Vierfachen. Dabei bleibt trotz der gewaltigen Steigerung der Ventilation der O-gehalt der Ausathmungsluft geringer, die Ausnutzung des gebotenen O also stärker und der CO_2-Gehalt höher als normal. Der respiratorische Quotient, der in den vorausgegangenen drei Versuchen wohl in Folge zufälliger Ernährungsverhältnisse auffallend hoch ist, ist auch hier höher als normal, und wächst, wenn auch nicht ganz regelmässig, so doch deutlich mit der Höhe der Leistung; das geht namentlich aus dem Vergleich des Mittels a der Versuche mit geringerer, mit dem Mittel b der Versuche mit höherer Leistung hervor. Der Vergleich mit den der Ventilationshöhe zukommenden Zahlen, die unter das Gesammtmittel gesetzt sind, lässt den Unterschied zwischen willkür-

lich vermehrter und durch Muskelthätigkeit gesteigerter Athemthätigkeit erkennen.

Die Berechnung der Zahlen für 1 KM. Arbeitsleistung ergiebt
ziemlich gut übereinstimmende Werthe.

Das Gesammtresultat der Versuche lässt sich in folgenden Sätzen
zusammenfassen.

1. Für das Heben von 1 Kg.-Gewicht auf 1 M. Höhe steigert
sich die Lungenventilation um 50, die CO_2-Ausscheidung um 2,7,
die O-Aufnahme um 2,8 CC. im Durchschnitt.

2. Für geringere Grade der Leistung bis zu etwa 100 KM. (in
einer Minute) ist diese Steigerung etwas stärker (51, 2,8, 3,0 CC.),
als für höhere bis etwa 300 KM. (50, 2,6 und 2,7 CC.). Am deutlichsten ist das bei der O-Aufnahme bemerkbar.

3. Mit der Höhe der Leistung wächst der respirat. Quotient.

4. Bei Muskelthätigkeit ist der Procentgehalt der ausgeathmeten
Luft an O geringer, die Ausnutzung an O also stärker als normal
und wächst etwas bei stärkerer Leistung.

5. Der CO_2-Gehalt der ausgeathmeten Luft ist während der
Muskelanstrengung höher, als bei ruhigem Verhalten und bei stärkerer Leistung etwas höher als bei geringerer.

In Tabelle 19 sind Versuche über den Einfluss statischer Arbeit
mitgetheilt. Es wurden in diesen 10 oder 20 Kg. in einer oder
beiden Händen (10 KH., 20 KH.) oder 20—50 Kg. am Nacken
(20 KN. u. s. w.), während des ganzen Versuchs unverrückt getragen; die Gewichte waren am Nacken in einem Sack nach rechts
und links, oder nach vorn und hinten aufgehängt, und damit die
dynamische Arbeit des Hebens die Versuche nicht beeinflusse, waren
sie schon 1 bis 1½ Minute vor Beginn des Versuchs auf die Schultern gehoben.

Das Resultat dieser Versuche lässt sich aus deren Gesammtmittel leicht übersehen, es ist dasselbe, welches auch die vorausgehenden Versuche geliefert haben, nur erscheint es, wenn man die
erhebliche Schwere der angewandten Gewichte in Betracht zieht,
weit weniger in die Augen fallend. Wird eine Last von 50 Kg.
5 bis 6 Minuten lang unverrückt auf der Schulter getragen, so verursacht das eine schmerzhafte Ermüdung, mit der die gerinfügige
Alternation des Athemprocesses eigentlich nicht im Einklang steht.

Ueberblickt man die Zusammenstellung im 2. Theil der Tabelle,
die Mittel der gleichartigen Versuche, so muss die verhältnissmässig
hohe Steigerung der Ventilation, der CO_2-Ausscheidung und der
O-Aufnahme in den Versuchen, in welchen die Gewichte mit der

Nummer	Ein-geathmete Luft CC.	Aus-geathmete CC.	Die ausgeathmete Luft enthält pro CC. O	N	CO_2	Ausgeathmete CO_2 CC.	Aufgenommener O CC.	Im Körper verbliebener O CC.	Vom eingeathmeten O wurden absorbirt %
Norm a	7421	7363	16,32	79,66	4,02	296	353	57	22,7
36	9700	9645	16,46	79,49	4,05	391	444	53	21,8
37	8505	8439	16,18	79,62	4,20	354	417	63	23,4
38	8656	8569	16,14	79,45	4,41	379	426	47	23,5
39	10418	10361	16,44	79,48	4,08	423	479	56	21,9
40	8348	8290	16,07	79,72	4,21	349	418	69	23,9
41	9097	9061	16,34	79,55	4,11	372	425	53	22,3
42	9542	9507	16,47	79,52	4,01	381	433	52	21,7
43	8322	8279	16,46	79,68	3,86	320	382	62	21,9
44	10168	10081	16,22	79,84	3,94	397	495	98	23,2
45	9859	9814	16,46	79,43	4,11	403	450	47	21,8
48	11928	11872	15,98	79,73	4,29	509	602	93	24,1
49	11732	11647	16,03	79,69	4,28	498	591	93	24,0
Mittel	9690	9630	16,27	79,60	4,13	398	463	65	22,8
36. 37. 38	8954	8884	16,26	79,52	4,22	375	429	54	22,9
39	10418	10361	16,44	79,48	4,08	423	479	56	21,9
40. 43	8335	8284	16,26	79,70	4,03	335	400	65	22,9
41. 42	9319	9284	16,40	79,54	4,06	377	429	53	22,0
44. 45	10013	9948	16,34	79,63	4,03	400	472	72	22,5
48. 49	11820	11759	16,00	79,71	4,28	505	597	93	24,0

Hand gehalten wurden, auffallen, denn 20 Kg. in den beiden herabhängenden Händen zu je 10 Kg. festgehalten, beeinflussen den Athemprocess in allen Richtungen 3 fach so stark, als dasselbe Gewicht auf den Schultern getragen. Das ist ein deutlicher Beweis, dass nur die zur Anwendung kommende Muskelcontraction und nicht ihr wahrnehmbarer äusserer Effect auf die Grösse der Veränderungen des Athemprocesses bestimmend ist. Die starke Muskelzusammenziehung, welche zum Festhalten der Gewichte nothwendig ist, fällt ganz weg, wenn die Gewichte nur durch die zusammengedrückte Wirbelsäule getragen werden.

Bei dynamischer Leistung wuchs die Beeinflussung des Athmens in geradem Verhältniss mit der Höhe der Leistung; es war nur eine geringe Abnahme bei den stärkeren gegenüber den geringeren Leistungen bemerkbar. Bei der statischen Leistung ist etwas Aehnliches nur in den Versuchen bemerkbar, wo starke Muskelzusammenziehung zum Festhalten der Gewichte nöthig ist. Bei den Versuchen, wo das Gewicht hauptsächlich durch die Wirbelsäule getragen wird, wächst mit der Steigerung der Gewichte die des Athemprocesses so erheblich, dass für das Tragen von 50 Kg. mehr

N im Körper verblieben CC.	Nach Abzug der Norm verblieben für die Arbeit Luft	CO₂	O	Arbeits-leistung KM.	Für 1 KM. Arbeit mehr Luft	CO₂	O	Zahl der Athemzüge	Tiefe der Athemzüge	Versuchsdauer in Minuten und Secunden
— 6	—	—	—	—	—	—	—	7,0	1053	—
0	2279	95	91	10 H	228	9,5	9,1	8,7	1119	7,37
5	1084	58	64	10 »	108	6,8	6,4	7,3	1197	8,35
12	1235	83	73	10 »	123	8,3	7,3	7,1	1298	8,15
0	2997	127	126	20 »	150	6,3	6,3	8,6	1215	7,00
—10	927	53	65	20 N	46	2,6	3,2	7,1	1175	8,40
—16	1676	76	72	30 »	56	2,5	2,4	7,4	1195	7,53
—16	2121	85	80	30 »	71	2,8	2,7	8,4	1141	7,25
—10	901	24	29	20 »	45	1,2	1,4	7,8	1062	8,40
—11	2747	101	142	40 »	69	2,5	3,5	9,5	1069	7,15
— 2	2428	107	97	40 »	61	2,7	2,4	10,0	964	7,20
—37	4507	213	249	50 »	90	4,3	5,0	12,2	1290	6,10
— 8	4311	202	238	50 »	86	4,0	4,8	11,4	1027	6,13
— 8	2268	102	110	26 K	94	4,4	4,5	8,8	1146	—
5	1533	79	76	10 H	153	7,9	7,6	7,7	1205	—
0	2997	127	126	20 »	150	6,3	6,3	8,6	1215	—
—10	913	38	47	20 N	45	1,9	2,3	7,5	1133	—
—16	1898	80	76	30 »	62	2,7	2,5	7,3	1185	—
— 6	2592	104	119	40 »	65	2,6	3,0	9,7	1016	—
—23	4409	207	243	50 »	88	4,1	4,9	11,8	1158	—

als 5 mal soviel mehr O aufgewendet und CO₂ producirt wird, als für 20 Kg. Die Muskeln, welche die Wirbelsäule im Gleichgewicht halten, müssen in verhältnissmässig weit höherem Grade sich contrahiren bei schweren Gewichten als bei leichten, was auch etwas dem beim Tragen dieser Lasten empfundenen Gefühl der Ermüdung entspricht.

Der respirat. Quotient ist auch in diesen Versuchen etwas grösser geworden. Es kann zwar in Versuchen, welche den Athemprocess so wenig verändern, wie die vorliegenden, eine zufällige Vermehrung der CO₂ nur um einige CC. den respiratorischen Quotienten schon merklich beeinflussen, es muss aber doch auffallen, dass hier die grösseren Quotienten den Versuchen zukommen, bei denen die Gewichte in der Hand gehalten wurden, wo also die Hauptthätigkeit sich auf eine Anzahl kleiner Muskeln beschränkte, während diejenigen, bei denen grössere Muskelpartien in Activität kamen, selbst da den respiratorischen Quotienten nicht vergrössern, wo das der Höhe der Oxydationssteigerung wegen am ausgesprochensten hätte hervortreten müssen (48 und 49).

Die Steigerung der Ventilation, welche bei dynamischer Leistung allein durch Vertiefung der Athemzüge zu Stand kam, wird bei statischer Leistung namentlich durch Beschleunigung der Athemzüge bewirkt. Der Grund hierfür liegt jedenfalls in der Behinderung der Thoraxbewegungen durch die Gewichte, denn bei den schwersten Gewichten, die auf den Schultern getragen wurden, ist die Beschleunigung am stärksten und die Vertiefung am geringsten, während in den Versuchen, wo die Gewichte in den herabhängenden Händen getragen wurden, wo der Thorax am wenigsten belästigt war, das umgekehrte Verhalten sich findet.

Zweite Versuchsreihe 1871.

Die Versuche der Tabelle 20 sind ähnlich wie die der Tabelle 18 ausgeführt. Das gehobene Gewicht wurde aber von einem Ge-

Tabelle

Nummer	Ein-geathmete Luft CC.	Aus-geathmete Luft CC.	Die ausgeathmete Luft enthält pro Cent O	N	CO₂	Ausgeathmete CO₂ CC.	Aufgenommener O in CC. a	b	Im Körper verbliebener O in CC. a	b	Von dem eingeathmeten O wurden resorbirt in Proc. a	b
Norm b	7392	7324	16,91	79,63	3,66	268	310	304	42	36	20,0	19,6
„ c	7038	7015	16,84	79,55	3,61	253	293	297	49	44	19,4	20,1
71 c	14764	14845	17,69	78,90	3,41	506	467	477	— 39	— 29	15,1	15,4
72 b	17843	17903	17,53	78,98	3,49	625	600	609	— 25	— 16	16,0	16,2
73 b	15418	15447	17,00	78,92	4,08	631	601	605	— 30	— 26	18,6	18,7
74 b	15106	15120	16,85	79,09	4,06	614	617	621	3	7	19,5	19,6
Mittel	15783	15879	17,27	78,97	3,76	594	571	578	— 23	— 16	17,3	17,5
84 b	16792	16803	17,34	79,03	3,64	612	604	605	— 8	— 7	17,2	17,3
85 b	19664	19700	17,68	78,99	3,33	656	637	641	— 19	— 15	15,5	15,7
86 b	21961	21983	17,68	78,77	3,55	780	714	703	— 66	— 77	15,5	15,2
87 c	20142	19883	17,30	79,03	3,67	729	780	722	— 51	— 7	18,5	17,0

hülfen in Empfang genommen und zu Boden gesetzt, während es von mir aufs Neue gefasst und gehoben wurde. Der Gehülfe zählte die Hebungen, ich bestimmte die Dauer des Versuchs. Die mit b bezeichneten Versuche sind Vormittags, einige Zeit nach dem Frühstück, angestellt, wie ihre Norm b, die mit c bezeichneten früh nüchtern, wie die zu ihnen gehörige Norm c. Wegen nicht unerheblicher N-Ungleichheiten ist in den Spalten b der Tabelle die N-Correctur ausgeführt.

Im Allgemeinen bestätigen auch diese Untersuchungen die bereits gewonnenen Resultate. Vergleicht man aber das Mittel der Versuche 71 bis 74 mit dem der Versuche 32 bis 35 (Tab. 18), welche beide in der Höhe der mittleren Arbeitsleistung genau übereinstimmen, so stimmt hier zunächst auch der O-Verbrauch genau überein.

Das darf wohl als Beweis dafür angesehen werden, dass die Voraussetzung, die in der vorigen Versuchsreihe gemacht wurde, dass Heben und Senken eines Gewichtes die doppelte Arbeit sei, richtig ist.[1])

Dagegen begegnet man in der zweiten Versuchsreihe einer merklich höheren CO_2-Ausscheidung als in der ersten und hierdurch einer starken Erhöhung des respiratorischen Quotienten.

Die Erklärung für diese auffallende Prävalenz der CO_2-Ausscheidung liefert die Ventilationsgrösse. Für die gleiche Leistung ist die Ventilation in der zweiten Reihe viel höher als in der ersten, so dass für 1 KM. die Mehrzufuhr an Luft in der letzteren doppelt

20.

Respir. Quot. $\frac{CO_2}{O}$		Verhältniss der ein- zur ausge-athmeten Luft = 1000	N im Körper verblieben	Nach Abzug der Norm verbleiben für die Arbeit			Arbeits-leistung	Für 1 KM. Arbeit mehr			Versuchsdauer in Minuten und Secunden
a	b		CC.	Luft	CO_2	.O	KM.	Luft	CO_2	O	
865	881	991	26	—	—	—	—	—	—	—	—
864	852	997	— 16	—	—	—	—	—	—	—	—
1084	1061	1005	— 42	7726	253	180	70,4	110	3,6	2,6	4,40
1042	1026	1008	— 35	10451	357	305	89,0	117	4,0	3,4	4,00
1050	1043	1002	— 18	8026	363	301	106,0	76	3,4	2,8	4,45
996	989	1001	— 18	7714	346	317	96,6	80	3,6	3,3	4,45
1043	1029	1004	— 28	8479	330	276	90,5	94	3,65	3,05	4.32
1013	1012	1001	— 4	9400	354	301	144,0	65	2,5	2,1	4,23
1030	1023	1002	— 17	12272	358	337	192,0	64	2,0	1,7	3,45
1092	1110	1001	46	14569	512	393	180,0	81	2,5	2,2	3,20
935	1010	982	209	13104	476	425	159,0	82	3,0	2,7	3,43

so hoch ist, als in der ersten. Der CO_2-Gehalt der ausgeathmeten Luft, der in den früheren Versuchen deutlich vermehrt war, erhebt sich daher hier nicht über die Norm. Im ersten Fall hat eine Aufspeicherung gebildeter CO_2 in den Körpersäften stattgefunden, während in der zweiten Reihe die der CO_2-Production angepasste Ventilation diese vermieden hat.

---

1) In Bekämpfung der Ansicht Béclard's, dass Heben und Senken eines Gewichts zwei Arbeitsleistungen seien, die sich gegenseitig aufheben, hat Heidenhain (Mechan. Leistung, Wärmeentwicklung u. s. w. S. 32) bereits durch Rechnung gezeigt, dass dasselbe geleistet wird, wenn man ein Gewicht allmählich senkt, so dass es mit einer Geschwindigkeit von 0 auf der Unterlage ankommt, wie wenn man das Gewicht um dieselbe Höhe hebt.

Diese vermehrte Ventilation ist auch die Veranlassung, dass die ausgeathmete Luft der zweiten Reihe O-reicher den Körper verlässt; die reichlichere Zufuhr von O hat einer stärkeren Ausnutzung vorgebeugt; ein Beweis, dass nicht der O Mangel der Lungenluft daran Schuld ist, wenn in dieser Reihe die O-Aufnahme hinter der CO_2-Ausscheidung zurückgeblieben ist. Der Unterschied zwischen erster und zweiter Reihe veranlasste noch einige Modificationen der Versuche.

In 84 und 85 wurde das Gewicht an einer Rolle gehoben und langsam gesenkt. Wird Heben und Senken hier wieder als doppelte Arbeit gerechnet, so wird die Ventilation für 1 KM. um 64 bis 65 CC., die CO_2 um 2 bis 2,5 CC. und der O um 1,7 bis 2,1 CC. erhöht. Die geringe Vermehrung der O-Aufnahme macht es sicher, dass die Muskelleistung für 1 KM. hier eine merklich geringere war, als in den früheren Versuchen. Vermuthlich bedurfte schon das Fassen des Querholzes an der Schnur der Rolle weniger Muskelanstrengung, als das feste Fassen des Tuches, in welches in den früheren Versuchen das Gewicht eingebunden war und wahrscheinlich wirkte auch die Stellung, die auf das Querholz beim Beugen drückende Körperschwere erleichternd für die Muskelthätigkeit. Entsprechend der geringeren CO_2-Bildung in diesen Versuchen genügte auch eine geringere Steigerung der Ventilation, um eine völlige Ausfuhr derselben zu erreichen.

Wurde nun wieder, wie in Versuch 86, das Gewicht in ein Tuch gebunden, so erreichte bei höherer Steigerung der Ventilation, wie in der ersten Reihe, die CO_2 doch nur den Werth der ersten Reihe und der O blieb etwas zurück. Beide, namentlich aber der O-Verbrauch, hoben sich merklich, wenn, wie in Versuch 87, etwa schon 1 Minute lang vor dem Versuch das Gewicht in gleicher Art, wie während desselben, gehoben wurde.

Es geht aus dieser Versuchsreihe deutlich der grosse Einfluss hervor, den der Grad der Lungenventilation ausübt. Sie zeigt aber auch, dass die Art und Weise des Hebens, des Anfassens der Gewichte, der Dauer des Versuchs bestimmend ist für die Grösse des O-Verbrauchs und der CO_2-Bildung.

Die Ursache der vermehrten Lungenventilation in der zweiten Reihe kann ich blos in der aufrechten Stellung finden, während die Versuche der ersten Reihe im Sitzen gemacht sind. Eine Stütze für diese Erklärung finde ich in Panum's Versuchen, aus denen hervorgeht, „dass die Athemzüge bei ruhigem, natürlichem, vom Willen nicht beeinflussten Athmen in sitzender Stellung kleiner ausfallen, als in liegender, und dass sie im Stehen noch grösser werden als im Liegen".

Dritte Versuchsreihe 1885.

Dabei wurde im Sitzen mit dem linken Arm eine eiserne Welle gedreht, deren Reibung durch Anziehen einer Schraube verändert werden konnte. Die durch Gewichte bestimmte Grösse des Widerstands war das gehobene Gewicht und der Weg, den der Handgriff der Kurbel zurücklegte, die Hubhöhe. Die Zahl der Drehungen wurde durch einen um die Welle sich aufwickelnden Bindfaden bestimmt, der durch Rückwärtsdrehen später wieder abgewickelt wurde.

Es wurde nun die ausgeathmete Luft bestimmt und die eingeathmete danach berechnet. Die Versuche begannen nach und schlossen mit gewöhnlicher Ausathmung. Um das Verhalten des Athmens im Beginn und im weiteren Verlauf bestimmen zu können, wurden zwei Spirometer benutzt. War der erste gefüllt, so wurde in den zweiten ausgeathmet, während die Kurbel in gleicher Schnelligkeit weiter gedreht wurde. Die Klappenapparate lagen dicht nebeneinander, so dass der Wechsel sehr leicht wurde. An dem sich aufwickelnden Bindfaden bezeichnete ein Gehülfe durch eine Marke das Ende des Anfangsversuchs.

Die Anfangsversuche sind in Tabelle 21 mit d bezeichnet, die Fortsetzungen mit e und ebenso ist die Norm d das Mittel aus solchen Anfangsversuchen e, aus deren Fortsetzungen bei ruhigem Verhalten.

Das Hauptmittel 1 umfasst alle Anfangsversuche für Leistungen von 55 bis 281 KM. bei durchschnittlicher Versuchsdauer von 4 Minuten. Mit der Norm d verglichen geht daraus hervor:

1. Die Leistung von 1 KM. steigert die Lungenventilation um 61, die CO_2 um 2,4 CC. und die O-Aufnahme um ebensoviel.

2. Die CO_2-Ausscheidung ist dabei mehr begünstigt als die O-Aufnahme, daher steigt der respiratorische Quotient über die Norm.

3. Die Zusammensetzung der ausgeathmeten Luft ist kaum geändert, nur ihr CO_2-Gehalt hat unwesentlich zugenommen.

4. An der Ventilationssteigerung betheiligen sich Zahl und Tiefe der Athemzüge ziemlich gleichmässig.

Theilt man die Versuche dieses Hauptmittels so, dass das Mittel 1 diejenigen mit einer Anstrengung von 55 bis 140 KM., das Mittel 2 die mit 225 bis 281 KM. Arbeit umfasst, so geht aus deren Vergleich weiter hervor:

5. Das Anwachsen von Ventilation, CO_2 und O ist bei geringerer Anstrengung verhältnissmässig stärker, als bei grösserer, es

Tabelle

Nummer	Eingeathmete Luft CC.	Ausgeathmete CC.	Die ausgeathmete Luft enthält pro CC. O	N	CO₂	Ausgeathmete CO₂ CC.	Aufgenommener O CC.	Im Körper verbliebener O CC.	Vom eingeathmeten O wurden absorbirt %	Respir. Quot. $\frac{CO_2}{O}$
Norm d	6158	6129	17,00	79,44	3,56	218	249	31	19,4	876
d 449	17196	17177	17,22	79,14	3,64	625	645	20	17,9	969
d 454	13582	13584	17,18	79,04	3,78	513	511	— 2	18,0	1000
d 456	10957	10868	16,61	79,70	3,69	400	491	91	21,4	815
d 458	11307	11233	16,66	79,57	3,77	424	498	74	21,0	861
d 460	15957	15931	17,23	79,18	3,59	572	598	26	17,9	957
d 462	14329	14296	16,81	79,23	3,96	566	599	33	19,9	945
Mittel 1	13888	13848	16,95	79,31	3,74	517	557	40	19,3	928
d 464	17744	17730	16,80	79,11	4,09	725	738	13	19,9	982
d 466	20623	20639	17,16	78,99	3,85	795	779	— 16	18,0	1021
d 468	20195	20180	16,97	79,11	3,92	791	806	15	19,0	981
d 470	19719	19709	17,07	79,09	3,94	757	767	10	18,5	987
d 472	19592	19588	17,32	79,09	3,61	707	712	5	17,3	993
Mittel 2	19575	19569	17,06	79,07	3,86	755	760	5	18,5	992
Hauptmittel 1	16473	16449	17,00	79,20	3,80	625	650	24	19,0	961
Norm e	6144	6117	17,09	79,40	3,50	214	242	28	18,8	884
e 455	17562	17600	17,19	78,88	3,93	692	654	— 38	17,8	1058
e 457	11675	11625	16,88	79,39	3,73	434	484	50	19,8	897
e 459	14694	14671	17,61	79,17	3,22	472	494	22	16,0	955
e 461	18890	18936	17,64	78,86	3,50	663	618	— 45	15,6	1073
e 463	18132	18152	17,15	78,96	3,89	706	686	— 20	18,1	1030
Mittel 3	16191	16197	17,29	79,05	3,65	593	587	— 6	17,5	1003
e 465	21814	21811	16,91	79,06	4,03	879	882	3	19,3	997
e 467	26164	26211	17,01	78,91	4,08.	1069	1023	— 46	18,7	1045
e 469	24990	25035	16,97	78.91	4,12	1032	986	— 46	18,5	1047
Mittel 4	24323	24352	16,96	78,96	4,08	993	964	— 30	18,8	1030
Hauptmittel 2	19240	19255	17,17	79,02	3,81	743	728	— 15	18,0	1021
Mittel 5	14935	14916	17,11	79,20	3,70	552	571	19	18,2	967
Mittel 6	21355	21363	17,03	79,03	3,94	844	837	— 7	18,6	1007

beträgt bei einer Durchschnittsarbeit von 107 KM. 72, 2,8 und 2,9, bei einer solchen von 246 KM. 54, 2,2 und 2,1 CC. für 1 KM.

6. Der respiratorische Quotient nimmt mit der Grösse der Leistung zu, bei der geringeren beträgt er 928, bei der höheren 992.

7. Die Ventilationssteigerung reicht zur Ausfuhr der gebildeten CO₂ nicht ganz aus, und zwar bei höherer Leistung weniger als bei geringerer, sie ist aber gross genug, um eine stärkere Ausnutzung des reichlich gebotenen O zu verhüten; sie ist sogar so gross, dass bei höheren Leistungen die Luft noch etwas reicher an O den Körper verlässt, als normal.

8. Die Zunahme der Lungenventilation, die bei geringen Leistungen durch Vermehrung der Zahl der Athemzüge und geringe

21.

Verhältniss der ein- zur ausge- athmeten Luft = 1000	Nach Abzug der Norm verbleiben für die Arbeit			Arbeits- leistung	Für 1 KM. Arbeit mehr			Zahl	Tiefe	Versuchsdauer in Minuten und Secunden
	Luft	CO₂	O	KM.	Luft	CO₂	O	der Athemzüge		
995	—	—	—	—	—	—	—	5,4	1137	—
999	11038	407	396	140	79	2,9	2,8	11,1	1543	3,30
1000	7424	295	262	105	71	2,8	2,5	9,2	1474	4,40
992	4799	182	242	55	87	3,3	4,4	7,0	1420	5,50
993	5149	206	249	76	68	2,7	3,3	8,8	1281	5,40
998	9799	354	249	121	81	2,9	2,9	9,5	1684	3,48
998	8171	348	350	144	57	2,4	2,4	9,1	1564	4,22
997	7730	299	308	107	74	2,8	2,9	9,1	1494	4,38
999	11586	507	489	225	52	2,3	2,2	7,5	2354	3,27
1001	14465	577	530	259	56	2,2	2,1	10,2	2018	3,02
999	14037	573	557	281	50	2,0	2,0	10,0	2020	3,06
999	13561	539	518	237	57	2,3	2,2	9,1	2163	3,24
1000	13434	489	463	230	58	2,1	2,0	10,0	1970	3,25
1000	13417	537	511	246	54	2,2	2,1	9,4	2105	3,14
998	10315	407	400	170	61	2,4	2,4	9,2	1772	4,01
996	—	—	—	—	—	—	—	5,1	1189	—
1003	11418	478	412	92	124	5,2	4,5	13,8	1276	3,38
996	5531	220	242	59	94	3,7	4,1	9,1	1276	5,28
998	8550	258	252	73	117	3,5	3,5	10,8	1358	4,15
1002	12746	449	376	113	113	4,0	3,3	10,7	1759	2,42
1001	11988	492	444	150	80	3,3	3,0	10,0	1813	3,06
1000	10047	379	345	97	104	3,9	3,6	10,9	1496	3,50
1000	15670	665	640	211	.74	3,1	3,0	9,3	2349	2,48
1002	20020	855	781	233	86	3,7	3,4	15,3	1707	2,17
1002	18846	818	744	245	77	3,3	3,0	12,0	2082	2,30
1001	18179	779	722	230	79	3,4	3,1	12,2	2046	2,32
1001	13096	529	486	147	89	3,6	3,3	11,4	1703	3,20
998	8783	335	325	103	88	3,3	3,2	9,9	1495	3,28
1000	15204	628	590	240	63	2,6	2,5	10,4	2083	3,46

Vertiefung zu Stand gebracht wird, erfolgt bei stärkerer Leistung viel mehr durch weitere Vertiefung, als durch weitere Beschleunigung der Athemzüge.

In dem Hauptmittel 2 sind die Versuche vom Hauptmittel 1 im Durchschnitt 3 Min. 20 Sec. weiter fortgesetzt. Es ergiebt sich aus ihm, dass

9. im weiteren Verlauf der Muskelthätigkeit Ventilation, CO₂ und O eine weitere Steigerung erfahren, denn während sie in den ersten 4 Min. 61, 2,4 und 2,4 CC. betrug, steigt sie bei annähernd gleicher Fortsetzung der Thätigkeit in den nächsten 3 Min. auf 89, 3,6 und 3,3 CC. Dass ferner

10. mit der längeren Dauer des Versuchs auch der respiratorische

Quotient steigt; betrug er anfangs 961, so ging er in der Fortsetzung der Versuche auf 1021, so dass der aufgenommene O zur Bildung der CO_2 nicht mehr ausreicht. Dass weiter:

11. die Steigerung der Ventilation in der Fortsetzung der Versuche in gleicher Weise fortdauert, wie im Anfang und nahezu ausreichte, um alle gebildete CO_2 auszuführen und dass diese Steigerung mehr als genügte, den nöthigen O zu liefern, denn die Luft verlässt den Körper bei längerer Versuchsdauer etwas reicher an O als bei kürzerer.

Werden nun auch die Versuche des Hauptmittels 2 in 2 Gruppen zu Mittel 3 mit Durchschnittsleistung von 97 KM. und Mittel 4 mit 230 KM. vereinigt, so geht aus dem Vergleich dieser beiden noch weiter hervor:

12. dass auch im weiteren Verlauf der Thätigkeit eine höhere Leistung Ventilation CO_2 und O mit 79, 3,4 und 3,1 CC. weniger steigert als eine geringere mit 104, 3,9 und 3,6 CC.

13. Dass auch hier mit zunehmender Leistung der respiratorische Quotient immer mehr wächst und der aufgenommene O immer weniger zur CO_2-Bildung ausreicht.

14. Dass im Verlauf der lebhafteren Leistung die Ventilation doch nicht in dem Maass zunimmt, dass die CO_2 völlig ausgeführt wird, ihr Procentgehalt nimmt bei höherer Leistung zu und der O wird in Folge dieser verhältnissmässig etwas herabgesetzten Ventilation mehr ausgenutzt.

15. Die Ventilationssteigerung erfolgt mehr durch Zunahme der Tiefe als der Zahl der Athemzüge.

Werden nun noch alle Versuche von Mittel 1 und 3 mit einer Versuchszeit von 8 M. 28 Sec. und geringer Leistung zu Mittel 5 und die von 2 und 4 mit schwerer Leistung und 5 Min. 46 Sec. Dauer zu Mittel 6 vereinigt, so entstehen Zahlen, die nur die Bestätigung dessen liefern, was über die Wirkung geringerer und stärkerer Leistung bereits gesagt ist.

In dem Vorhergehenden ist ausgeführt, dass die Leistungen des Organismus für je 1 KM. Arbeit bei längerer Dauer wachsen und dass sie für stärkere Leistungen etwas abnehmen. Da nun die Versuche mit den höheren Graden der Leistung auch durchweg die kürzeren sind, da sie meine Cylinder rascher füllten, so wirken bei ihnen zwei Einflüsse in einer Richtung; es müssen bei ihnen die Zahlen für 1 KM. Arbeit aus dem Grund die kleineren sein, weil sie die kürzeren Versuche sind, aber auch aus dem, weil in ihnen die stärkere Arbeit geleistet wurde. Es wird also fraglich, ob nicht einer dieser Einflüsse allein zur Erklärung der Erscheinung ausreicht.

Stellt man aus den Mitteln der Tab. 21 die geeigneten Zahlen zusammen, so erhält man folgende Tabelle nach der Zeitdauer geordnet:

Tabelle 22.

Nummer	Zeitdauer	Leistung	Für 1 KM. Arbeit mehr			Respirations-Quotient
			Luft	CO_2	O	
1	3,14	246	54	2,2	2,1	992
2	4,38	107	74	2,8	2,9	928
3	5,46	240	63	2,6	2,5	1007
4	8,28	103	88	3,3	3,2	967

Der Vergleich von 1 und 3, sowie von 2 und 4 mit annähernd gleichen Arbeitsleistungen ergiebt unzweifelhaft den Einfluss der Zeitdauer. Vergleicht man aber 2 mit 3, so hätte man mit einer Zunahme der Versuchsdauer von 1 Min. 8 Sec. in 3 auch eine Zunahme der Werthe für 1 KM. Arbeit erwarten müssen, wenn bei diesen sonst gut übereinstimmenden Versuchen die Zeitdauer allein von Einfluss gewesen wäre. Da nun alle Werthe für 1 KM. Arbeit in Mittel 3 nicht steigen, sondern fallen, so ist auch damit erwiesen, dass der einzige Factor, dem noch eine Wirksamkeit zukommen kann, die Höhe der Leistung, ihren Einfluss geübt hat.

Der Vergleich des respirat. Quotienten dieser 4 Reihen lässt mit Deutlichkeit erkennen, dass sie mit der Zeitdauer grösser werden. Nicht minder deutlich geht daraus aber auch hervor, dass dieselben in gleicher Weise und wohl noch kräftiger durch die Höhe der Leistung beeinflusst werden.

Es liegt somit kein Grund vor, an den mitgetheilten Schlüssen etwas zu ändern.

In Tabelle 23 sind meine Versuche über das Verhalten des Athmens nach Ablauf der Muskelthätigkeit mitgetheilt. Es ist zu ihnen Folgendes zu bemerken:

Nr. 50. 15 Minuten vor dem Versuch wurden 50 Kg. auf die Schultern gehoben und 7 Min. lang getragen; das Gewicht musste dann kurze Zeit abgelegt werden, wurde dann abermals aufgenommen und 6½ Minute getragen. ½ Minute nach dem Ablegen begann der Versuch.

Nr. 55. In 3 Min. wurden 25 Kg. 56 mal 40 Cm. hoch gehoben (in 1 Min. 334 KM.), unmittelbar nach dieser Leistung begann der Versuch. — Ermüdung.

Nr. 56. In 3½ Min. wurden 25 Kg. 63 mal möglichst hoch (ca. 40 Cm.)

Tabelle

| Nummer | Ein- geathmete Luft | Aus- geathmete Luft | Die ausgeathmete Luft enthält pro Cent | | | Aus- geathmete CO_2 | Aufge- nommener O | Im Körper verbliebe- ner O |
	CC.	CC.	O	N	CO_2	CC.	CC.	CC.
Norm a	7421	7363	16,32	79,66	4,02	296	353	57
„ a 1	7465	7423	16,46	79,55	4,00	297	342	46
50 a	8760	8703	16,28	79,57	4,15	361	418	57
55 a	15089	15150	16,94	78,73	4,33	656	591	— 59
56 a 1	17981	18176	16,90	78,52	4,58	832	695	—137
57 a 1	10461	10449	17,21	79,18	3,71	388	393	5
58 a 1	9110	9063	17,11	79,46	3,43	311	358	47
59 a	9179	9080	16,73	79,74	3,55	320	408	84
61 a	7915	7822	16,55	78,83	3,62	283	363	80
Norm d/e	6152	6132	17,05	79,42	3,53	216	245	29
471	8413	8419	17,09	78,99	3,92	330	323	— 7
473	26841	27012	18,52	78,25	2,93	792	621	—171
γ 50	8746	8703	16,55	79,74	3,71	323	366	43
γ 55	15131	15150	18,13	78,91	2,96	449	430	— 19
γ 56	18116	18176	18,47	78,74	2,79	507	447	— 60
γ 57	10464	10449	17,47	79,12	3,42	357	372	15
γ 58	9091	9063	17,11	79,25	3,64	331	358	27
γ 59	9119	9080	17,00	79,36	3,64	331	370	39
γ 61	7874	7822	16,56	79,53	3,91	306	358	52
γ 471	8425	8419	17,88	79,04	3,08	260	266	6
γ 473	26844	27012	19,12	78,54	2,34	630	452	—173

gehoben (in 1 Min. ca. 360 KM.), unmittelbar nach dieser Leistung begann der Athemversuch. Starke Ermüdung.

Nr. 57. In $3^{1}/_{2}$ Min. wurden 25 Kg. 66 mal möglichst hoch gehoben; $4^{1}/_{2}$ Min. wurde dann ruhig gesessen und dann der Athemversuch begonnen. Nach der Anstrengung starke Müdigkeit, klopfender Puls, $1^{1}/_{2}$ Min. danach 108, 3 Min. danach 92, am Ende des Athemversuchs 88 Pulse.

Nr. 58. Dieselbe Leistung, wie 57. Starke Müdigkeit, Beginn des Versuchs $8^{1}/_{2}$ Min. nach Beendigung der Anstrengung.

Nr. 59. Dieselbe Leistung. Beginn des Athemversuchs 15 Min. danach; sehr starke Müdigkeit.

Nr. 61. Dieselbe Leistung; sehr starke Ermüdung. Beginn des Athemversuchs 27 Min. später.

Nr. 471 ist die unmittelbare Fortsetzung des Versuchs 470 (Tab. 21). Ermüdung unerheblich, vorausgegangene Leistung 237 KM.).

Nr. 473 unmittelbare Fortsetzung von 472. Ermüdung gering, vorausgegangene Leistung 230 KM. Es wurde in dem Versuch willkürlich möglichst forcirt geathmet.

Zu den mit a bezeichneten Versuchen gehört die Norm a, zu a 1 die ebenso bezeichnete, und zu 471 und 473 die Norm d/e. An beiden letzten Versuchen ist die eingeathmete Luft nach dem

23.

Vom einge-athmeten O wurden absorbirt %	Respir. Quot. CO₂/O	Verhältniss der ein- zur ausgeathmeten Luft = 1000	Nach Abzug der Norm verblieben für die Arbeit			Zahl der Athemzüge	Tiefe der Athemzüge	Versuchs-dauer in Minuten u. Secunden	N im Körper verblieben CC.
			Luft	CO₂	C				
22,7	839	992	—	—	—	7,0	1053	—	— 6
21,9	866	994	—	—	—	5,8	1286	—	— 3
22,8	865	993	1339	65	65	5,7	1154	8,10	—
18,9	1103	1004	7668	360	238	10,0	1489	4,56	1
18,5	1197	1011	10516	535	353	10,0	1805	4,07	—58
17,9	986	999	2996	91	51	8,2	1269	6,55	6
18,8	869	994	1645	14	16	8,2	1104	8,00	0
21,0	794	989	1758	24	55	7,9	1158	7,57	16
21,9	779	988	494	—13	10	8,6	917	9,23	13
19,1	882	996	—	—	—	5,3	1163	—	—
18,3	1022	1001	2261	114	78	5,6	1573	7,10	—
11,0	1275	1006	20689	576	376	—	—	2.14	—
19,9	883	995	1325	27	13	—	—	—	—
13,6	1044	1001	7710	153	77	—	—	—	—
11,9	1136	1003	10651	210	105	—	—	—	—
17,0	960	999	2999	60	30	—	—	—	—
18,8	922	997	1626	34	17	—	—	—	—
19,8	895	—	1698	35	17	—	—	—	—
21,6	855	—	453	10	5	—	—	—	—
15,2	978	—	2273	44	22	—	—	—	—
8,0	1394	—	20692	414	207	—	—	—	—

N-Gehalt der ausgeathmeten bestimmt. Die N-Differenz ist blos in Versuch 56 erheblich; nach ihrer Ausgleichung wird die O-Aufnahme dieses Versuchs um 74 CC. erhöht, wodurch das Resultat nicht im Mindesten geändert wird. Im zweiten Theil der Tabelle ist unter vorgesetztem γ ausgerechnet, welche Zahlen der willkürlichen Steigerung der Lungenventilation zu der Höhe der entsprechenden Versuche zukommen würden. Der Vergleich der Versuche mit den entsprechenden Normen, sowie mit den ihrer Ventilationsgrösse zukommenden Werthen ergiebt nun Folgendes:

1. Alsbald nach der Muskelthätigkeit nimmt zwar die Thätigkeit der Athemmuskeln und die Grösse der Lungenventilation ab gegen die vorausgegangene, sie bleibt aber doch noch lange (etwa 30 Minuten) über die Norm erhöht.

2. Die CO₂-Ausscheidung und die O-Aufnahme gehen nicht gleichen Schritt mit der Ventilation; sie nehmen auch alsbald nach der Muskelthätigkeit ab, sie bleiben aber 10 bis 12 Minuten lang erheblich höher, als die Ventilationsgrösse erfordern würde.

3. Die nach der Thätigkeit immer mehr sinkende CO₂-Ausscheidung sinkt nach etwa 12 Minuten unter das Quantum, welches

unter gewöhnlichen Verhältnissen der Ventilationsgrösse entsprechen würde, und wenn nach etwa 30 Minuten die Ventilation etwa zur Norm zurückgekehrt ist, ist die CO_2 unter die Norm gefallen.

4. Die O-Aufnahme erreicht nach etwa 18 bis 20 Minuten die normale Höhe und steigt dann wieder etwas und bleibt noch etwa 10 Minuten etwas höher, als die Ventilation verlangen würde.

5. Der Procentgehalt der ausgeathmeten Luft an CO_2 sinkt zwar nach der Mnskelthätigkeit, er bleibt aber mindestens 5 Minuten lang deutlich höher als normal, darauf sinkt er unter die Norm und hat nach 35 Minuten, obwohl er wieder im Steigen begriffen ist seine normale Höhe noch nicht wieder erreicht.

6. Der O-Gehalt der ausgeathmeten Luft nimmt alsbald nach der Anstrengung stark zu, es wird also der zugeführte O viel weniger ausgenutzt als während der Anstrengung, ja sogar (wegen der erhöhten Ventilation) weniger als bei normalem Athmen. Erst etwa 20 Minuten nach der Anstrengung beginnt der O-Gehalt wieder zu fallen; es wird erst von da ab der gebotene O wieder besser und nahezu normal, zuerst etwas mehr und nach 30 Minuten etwa ebenso stark ausgenutzt als der Ventilationsgrösse entsprechen würde.

7. Da somit CO_2-Ausscheidung und O-Aufnahme nicht völlig parallel gehen, so gestaltet sich der Gang des respiratorischen Quotienten sich folgendermassen: In den ersten 5 Minuten ist er nicht blos erheblich höher als normal, sondern auch höher, als während starker Anstrengung; er fällt dann immer mehr, wird nach etwa 18 bis 20 Minuten normal und geht dann merklich unter die Norm herunter.

Es ist selbstverständlich, dass die Veränderungen des Athemprocesses nach der statischen Arbeit, die selbst ja das Athmen viel weniger beeinflusst als die hier vollführte dynamische Arbeit, in Versuch 50 sehr viel weniger auffallend sind, als die in 55 und 56. Dass diese Veränderung in 56 viel stärker auftritt als in 55, obwohl beiden eine ziemlich gleiche Leistung vorausging, ist dadurch erklärlich, dass die Versuchsdauer des ersten Versuchs nahezu eine Minute kürzer war, als die des letzten. Es geht daraus hervor, dass diese Veränderungen, von dem Augenblick an, wo die Muskelthätigkeit aufhört und wo sie sehr erheblich sind, rasch absinken.

Die beiden letzten Versuche der Tabelle 23, Nr. 470 und 472 entstammen der 3. Versuchsreihe. In ihnen sollte ermittelt werden, ob eine reichliche Ventilation die O-Aufnahme nach der Muskelthätigkeit begünstige. In 470 ist daher geathmet wie das Bedürfniss es erforderte und in 472 möglichst forcirt. Wenn man von der

CO_2-Ausfuhr und der O-Aufnahme dieser beiden Versuche die Werthe in Abzug bringt, die ihrer Ventilationsgrösse zukommen, dann sind in Versuch 470 70 CC. mehr CO_2 und in 472 162 mehr ausgeschieden und in ersterem 56 CC. mehr O und in letzterem 169 CC. mehr aufgenommen, so dass die O-Aufnahme bei der stärkeren Ventilation sehr viel grösser ist, als bei der geringeren. Der Schluss aber, dass nun die verstärkte Ventilation die O-Aufnahme wesentlich begünstigt habe, darf doch aus diesen Versuchen nicht gezogen werden, da 471 7 Minuten 10 Secunden, 473 dagegen nur 2 Minuten 14 Secunden gedauert hat. Der letzte fällt also in eine Zeit, in der unmittelbar nach der Muskelthätigkeit das O-Bedürfniss sicher sehr viel grösser war als während der ganzen Dauer der ersten.

Mit Ausnahme der zweiten Versuchsreihe bieten die sämmtlichen Arbeitsversuche einen reicheren CO_2-Gehalt in ihrer ausgeathmeten Luft als ihre Normalversuche. Gemäss den Gesetzen der Gasdiffusion muss also angenommen werden, dass in jenen eine Bereicherung der Körpersäfte der Norm gegenüber stattgehabt hat, dass also die Lungenventilation nicht ausgereicht hat, alle gebildete CO_2 auszuführen. Es ist bereits angeführt worden, dass der Grund hierfür in der ungeeigneten sitzenden Stellung liegen muss. Es wird indess für jede Stellung und für jede Individualität Muskelleistungen geben, in denen die Athemorgane ihre Function nicht mehr voll zu erfüllen vermögen.

Es ist aber selbstverständlich, dass diese Unregelmässigkeit in der Ausscheidung eine richtige Angabe der Menge der producirten CO_2 unmöglich macht. Es lässt sich aber auf Grund der gewonnenen Erfahrungen, dass eine Mehrventilation von 1000 CC. die CO_2-Ausfuhr um 20 CC. steigert, berechnen, wie hoch in den Versuchen die Lungenventilation und die CO_2-Ausfuhr hätte gesteigert werden müssen, um in der ausgeathmeten Luft den Procentsatz zu erhalten, wie er unter normalen Verhältnissen, also vor der Muskelthätigkeit bestand. In Tabelle 24 habe ich die Mittel der sämmtlichen Versuchsreihen aufgeführt und unter der Bezeichnung „corrigirt" darunter diese Berechnung ausgeführt. Kann eine derartige Berechnung auch den Anspruch auf absolute Richtigkeit nicht erheben, so wird sie doch von der Wahrheit nicht wesentlich abweichen. Es geht aber daraus mit grosser Bestimmtheit hervor, dass die Bestimmungen der CO_2-Vermehrung sämmtlich und zum Theil nicht unerheblich zu gering ausgefallen sind und dass auch der O-Verbrauch sich etwas höher herausgestellt haben würde, wenn der Mehraufwand, den die etwas vermehrte Leistung der Athem-

Tabelle 24.

	Ausgeathmete Luft CC.	Ausgeathmete CO₂ %	pro Min. CC.	Aufgenommener O CC.	Respiratorischer Quotient	Nach Abzug der Norm bleibt Luft	CO₂	O	Arbeitsleistung KM.	Für 1 KM. Arbeit Luft	CO₂	O	Dauer
Tab. 18, Mittel aus 32—35	12016	4,59	553	626	980	4685	257	273	90,2	51	2,8	3,0	6,05
" 18, " 51—54	21935	4,84	1053	1132	930	14617	757	779	292	50	2,6	2,7	3,24
" 20, " 71—74	15879	3,76	594	578	1029	8479	330	276	90,5	94	3,65	3,05	4,32
" 21, " 1.	13848	3,74	517	557	928	7730	299	308	107	74	2,9	2,9	4,38
" " 2.	19569	3,86	755	760	992	13417	537	511	246	54	2,2	2,1	3,14
" " 3.	16197	3,65	593	587	1003	10047	379	345	97	104	2,1	3,6	3,50
" " 4.	24323	4,08	993	964	1030	18179	779	722	230	79	3,6	3,1	2,32
Hauptmittel 1.	16449	3,80	625	650	961	10315	407	400	170	61	3,4	2,4	1,01
" 2.	19255	3,81	743	728	1021	13096	529	486	147	89	3,3	3,1	3,20
Mittel 5.	14916	3,70	552	571	967	8783	335	325	103	88	3,2	3,2	8,28
" 6.	21363	3,94	844	837	1007	15204	628	590	240	63	2,6	2,5	5,46
Corrigirt.													
Tab. 18, Mittel aus 32—35	15500	4,02	623	661	943	8140	327	308	90,2	90	3,6	3,4	6,05
" 18, " 51—54	30000	4,02	1213	1212	1000	22640	917	869	292	87	3,1	3,0	3,24
" 20, " 71—74	16700	3,65	610	586	1041	9400	346	284	90,5	104	3,8	3,1	4,32
" 21, " 1.	15600	3,55	553	575	963	9500	335	326	107	89	3,1	3,0	4,38
" " 2.	23600	3,55	835	800	1044	17300	617	551	246	70	2,5	2,2	3,14
" " 3.	18000	3,50	629	605	1038	11900	415	363	97	123	4,3	3,7	3,50
" " 4.	33300	3,52	1173	1054	1104	27200	959	812	230	118	4,1	3,5	2,32
Hauptmittel 1.	19000	3,56	677	676	1104	12900	459	426	170	76	2,7	2,5	4,01
" 2.	23500	3,51	827	770	1074	17400	528	526	147	116	4,2	3,5	3,20
Mittel 5.	16600	3,52	584	587	1000	10400	367	341	103	101	3,6	3,3	8,28
" 6.	27300	3,51	968	899	1077	21200	750	653	240	88	3,1	2,7	5,46

muskeln erforderte, hätte geleistet werden müssen. Im Uebrigen aber beeinflusst diese Correctur die gewonnenen Resultate nicht.

Aus dem bis jetzt Mitgetheilten geht schon hervor, auf welche Schwierigkeiten die Bestimmung des Zuwachses an CO_2-Bildung und an O-Verbrauch für je 1 KM. Arbeitsleistung stösst. Einmal ist schon die Bestimmung dieser Leistung keine ganz präcise, wenigstens bei den mir zu Gebot stehenden unvollkommenen Vorrichtungen. Dann aber macht es in Bezug auf die Quantität der chemischen Vorgänge im Körper einen ungemein grossen Unterschied, auf welche Weise ein und dieselbe Arbeit geleistet wird; denn diese Vorgänge sind durchaus nicht bedingt durch die Höhe des äusseren Effects, sondern durch die dabei aufgewendete Muskelthätigkeit und es wird keinem Menschen zweifelhaft sein, dass eine eminent viel höhere Anwendung von Muskelthätigkeit dazu gehört, den eigenen Körper z. B. an einem glatten Kletterbaum in die Höhe zu heben, als ihn in gleicher Zeit auf einer Treppe auf gleiche Höhe zu bringen, obwohl der Effect der gleiche ist. Die Lage des Schwerpunktes, die Körperstellung, die Verschiedenheit der Handgriffe u. s. w. sind sicher im Stande, den Aufwand von Muskelarbeit für ein und dieselbe Leistung sehr verschieden zu gestalten und der Vortheil der Uebung beruht gewiss zum grossen Theil auf der günstigen Verwendung dieser Momente. Wenn ich auch bemüht gewesen bin, in meinen Versuchen unter den günstigsten Bedingungen den beabsichtigten Effect zu erzielen, so werden doch auch hier kleine Ungleichheiten kaum ausgeblieben sein.

Drittens aber ist die Bestimmung von Zeit und Dauer bei diesen Untersuchungen, wie sich gezeigt hat, von so grosser Wichtigkeit, dass eigentlich nur Versuche von genau derselben Zeitlänge vergleichbar sind. Dabei kommt noch Folgendes in Betracht: Bestimmt man CO_2 und O für längere Perioden, in denen die Länge der Zeit wegen Ruhepausen mit der Thätigkeit abwechseln müssen, so läuft man Gefahr, dass ausgleichende Stoffwechselvorgänge der Ermüdung die durch die Arbeit hervorgerufenen Veränderungen ganz oder zum Theil aufheben; bestimmt man aber bloss die Steigerung während der Arbeitsdauer, so entgeht die nach derselben noch vorhandene und auf Rechnung der Muskelthätigkeit noch zu setzende Stoffwechselsteigerung. Die zweckmässigste Dauer wird hier nur der Versuch ermitteln können.

In Nr. 470 und 472 und den dazu gehörigen Fortsetzungen 471 und 473 habe ich den Versuch gemacht, unter Berücksichtigung der der Arbeit unmittelbar folgenden Ruheperiode den Zuwachs an CO_2 und O für 1 KM. zu bestimmen. In 470 wurden 237 KM. Arbeit geleistet und dann ruhig 7 Min. 10 Sec. gesessen und dem Bedürfniss entsprechend geathmet; dabei wurden 71 CC. CO_2 und 59 CC. O mehr in einer Minute geliefert, als der Grösse der Lungenventilation unter normalen Verhältnissen entsprochen haben würden, d. i. für den ganzen Versuch von 7 Min. 10 Sec. Dauer 509 CC. CO_2 und

Tabelle

Nummer	Ein-geathmete Luft	Aus-geathmete Luft	Die ausgeathmete Luft besteht pro Cent aus			N im Körper verblieben	Ausgeathmete CO_2	Auf-genommener O	
	CC.	CC.	O	N	CO_2	CC.	CC.	a	b
Norm nüchtern . . .	8455	8500	18,68	79,14	2,18	—43	185	184	194
Norm nach d. Frühstück	8223	8231	18,40	79,25	2,35	—22	193	208	213
79 nach dem	9950	9817	17,86	79,33	2,81	+77	276	332	313
81 nüchtern	10530	10524	17,98	79,33	2,69	—25	283	314	318
82 nach dem Frühstück	10463	10437	18,01	79,33	2,66	— 9	278	312	314

423 CC. O, welche als Erfolg der Muskelthätigkeit den Zahlen des Versuchs 470 zugezählt werden müssen, wodurch dessen CO_2 von 2573 auf 3082 CC. und die O-Aufnahme von 2608 auf 3031 CC., oder bei 3 Min. 24 Sec. Dauer pro Minute auf 907 CC. CO_2 und 892 CC. O erhöht wird. Für die Arbeitsleistung von 1 KM. berechnen sich daraus 2,9 CC. CO_2 und 2,7 CC. O, statt 2,3 CC. und 2,2 CC., welche die Berechnung des Versuchs 470 für sich allein ergiebt.

Nach dem Versuch 472 wurde sehr forcirt nur kürzere Zeit geathmet und wenn 472 mit Zuziehung von 473 ebenso berechnet werden, wie die vorigen Versuche, so erhält man für 1 KM. 2,6 CC. CO_2 und 2,5 CC. O (statt 2,1 und 2,0 CC. des Versuchs 472 allein). Bei der Berechnung des Versuchs 472 muss in Betracht gezogen werden, dass die Dauer von 473 nur 2 Min. 14 Sec. war. In so kurzer Zeit war die durch die Muskelthätigkeit noch bedingte Steigerung noch nicht völlig abgelaufen, weshalb die Zahlen in 472 etwas kleiner ausgefallen sind als in 470. Man wird also 2,9 und 2,7 CC. für die richtigen Zahlen für die Steigerung von CO_2 und O halten müssen. Aber auch sie gelten nur unter den bestimmten Bedingungen der Höhe der Arbeitsleistung u. s. w., unter denen sie gewonnen wurden.

Die erwähnten mannigfachen Schwankungen und ebenso die Unsicherheit der Bestimmung der durch die der Arbeit zu Grunde liegenden chemischen Vorgänge gebildeten Wärmemengen veranlassen mich, von einer Berechnung des durch die Muskelthätigkeit gebildeten Wärmezuwachses und des davon in Arbeit umgesetzten Theils ganz abzustehen.

Zur Lösung der interessanten und wichtigen Frage, ob bei allen Menschen die Steigerung des Athemprocesses für gleiche Leistungen gleich hoch ist, kann ich nur einen unerheblichen Beitrag liefern. Die Versuche der Tabelle 25 sind an einem 13jährigen, etwa 35 Kg. schweren Mädchen angestellt. Die Arbeit bestand in dem wieder-

25.

Respir. Quotient $\frac{CO_2}{O}$	Vom ein-geathmeten O wurden ab-sorbirt %	Nach Abzug der Norm verbleiben für die Arbeit			Arbeits-leistung	Für 1 KM. Arbeit mehr			Versuchs-dauer in Minuten und Secunden
		Luft	CO₂	O	KM.	Luft	CO₂	O	
954	11,0	—	—	—	—	—	—	—	—
906	12,3	—	—	—	—	—	—	—	—
881	15,0	1737	83	100	23,5	74	3,5	4,3	6,17
890	14,4	2075	98	124	23,4	89	4,2	5,3	6,43
885	14,3	2240	85	101	24,2	93	3,5	4,2	6,20

holten Heben eines Gewichtes von 2,5 Kg. 50 Cm. hoch im Stehen, welches durch einen Gehülfen abgenommen und wieder zu Boden gestellt wurde. Der für 1 KM. geleistete Aufwand von 3,7 CO_2 und 4,60 im Mittel ist nicht unerheblich höher als bei mir. Dabei ist noch zu berücksichtigen, dass die aus je 3 Versuchen als Mittel berechneten Normen offenbar ein forcirtes Athmen darstellen (vgl. Tabelle 7, S. 30), so dass bei der Berechnung des Aufwands für die Arbeit zu viel CO_2 in Abzug gekommen ist. Jedenfalls ist anzunehmen, dass bei dem Kinde die Steigerung von CO_2 und O für 1 KM. Arbeit höher gewesen ist, als bei mir. Das könnte aber auch auf der Geringfügigkeit der Leistung von 25 KM. beruhen; denn auch bei mir treten für die geringste Leistung von 55 KM. (Nr. 456) die verhältnissmässig hohen Zahlen 3,3 und 4,4 CC. für CO_2 und O und für 1 KM. auf.

Eine auffallende Erscheinung, die in grellem Widerspruch steht mit dem O-Reichthum, den die ausgeathmete Luft selbst bei höchster Muskelleistung noch besitzt, ist der O-Mangel, der sich der CO_2-Bildung gegenüber in diesen Versuchen schon bei mässiger Leistung bemerkbar macht, der schliesslich durch Höhe und Dauer der Leistung so hoch gesteigert werden kann, dass in der ausgeführten CO_2 mehr O den Körper verlässt, als von diesem aufgenommen wurde. Stellt man daneben die Thatsache, die aus späteren Versuchen sich ergeben wird, dass der Körper einer Luft von 10% O-Gehalt noch so reichliche Massen entzieht, dass er seinen ganzen Bedarf deckt, so wird man zu der Ueberzeugung kommen müssen, dass es an der

Zufuhr von O nicht gelegen habe, wenn der Körper mit O sich nicht hinlänglich gesättigt hat. Diese schlechte Ausnutzung des reichlich gebotenen O vermag aber auch wohl zu der Ansicht zu führen, dass zur Zeit ein eigentliches O-Bedürfniss nicht vorgelegen habe und dass als eigentliches Material der Arbeitsleistung früher fertig gestellte sehr O-reiche Verbindungen zerfallen seien. Wenn man dem gegenüber aber wieder in Betracht zieht, dass bei wirklichem O-Mangel, bei dem Athmen einer Luft von etwa 7 % O dieselbe Erscheinung des Vorwiegens der CO_2-Ausscheidung über die O-Aufnahme auftritt, so wird man sich schwerlich der Ansicht entziehen können, dass auch bei hoher Muskelthätigkeit die nöthige Menge O gefehlt habe. Das aber wird man aus dem Umstand, dass die Luft auch bei hoher körperlicher Leistung den Körper noch fast ebenso reich an O verlässt, wie bei ruhigem Verhalten, wohl schliessen müssen, dass O-bedürftige Affinitäten in der Lunge oder vielmehr in dem die Lunge durchsetzenden Blut nicht enthalten sind.

Der Widerspruch, der anscheinend in diesem Verhalten liegt, wird sich beseitigen lassen, wenn man den zweiten Factor, der bei der O-Versorgung mitwirkt, die Blutcirculation einer näheren Betrachtung unterzieht.

Die geringste Muskelthätigkeit übt ihre Wirkung sofort auf die Circulation und das vermehrte O-Bedürfniss des thätigen Muskels veranlasst die Träger des O sich in dem Maasse neu mit O zu beladen, als sie ihres O-Gehalts beraubt wurden. In meinen Arbeitsversuchen sind vornehmlich nur die Muskeln eines Arms angestrengt worden und wenn auch zur Erhaltung des Gleichgewichts noch die Thätigkeit einiger anderer Muskeln in mässigem Grad in Anspruch genommen wurde, so ging doch der ganze bis über das Dreifache des gewöhnlichen Maasses gesteigerte Stoffwechsel in den Muskeln eines Arms vor sich in einer Masse, der doch nur ein recht geringer Theil der Gesammtblutmasse und des Gesammtsauerstoffvorraths derselben zur Verfügung stand, selbst auch dann, wenn man in Betracht zieht, dass dem thätigen Muskel in viel reicherem Maasse Blut zugeführt wird, als dem ruhenden. Es ist sehr wohl denkbar, dass dieser beschränkten Blutmasse, namentlich in den Provinzen der am stärksten angestrengten Muskeln, aller O, wie bei dem Erstickungsblut, entzogen wird und dass so ein localer O-Mangel entsteht, der der übrigen Blutmasse fremd ist. Je kleiner daher das Muskelgebiet ist, welches durch seine Thätigkeit eine verhältnissmässig grosse Menge CO_2 liefert, um so eher wird dieser O-Mangel auftreten und sich in der Vergrösserung des respirat. Quotienten bemerklich machen.

Bei den Versuchen mit statischer Arbeit finden sich daher die grössten respiratorischen Quotienten, wie bereits früher bemerkt (S. 65), in denjenigen Nummern, wo die Hauptarbeit durch die fest contrahirten kleinen Muskeln der Finger geleistet werden musste. Dieser partielle O-Mangel kann also leicht selbst bei Uebermaass an O in den Lungen eintreten. Der Haupterfolg der Uebung eines Muskels wird demnach wohl auf der dadurch erzielten Ausbildung seines Gefässsystems beruhen.

Ein schwer verständlicher Luxus ist die Fortdauer der gesteigerten CO_2-Ausfuhr und O-Aufnahme weit über die Dauer der Arbeit hinaus. Was die CO_2 betrifft, so könnte man ja wohl der Meinung sein, dass es sich hier um CO_2-Mengen handle, die, während der Muskelthätigkeit gebildet, wegen mangelhafter Ventilation oder Diffusion sich in den Körpersäften angehäuft hätten. Das ist in der That auch bei einem Theil der Versuche der Fall, bei denen nämlich, wo der Procentgehalt der ausgeathmeten Luft an CO_2 und somit auch der der Körpersäfte durch die Muskelthätigkeit über die Norm erhöht worden ist. Eine solche Anhäufung würde aber äusserst rasch zu beseitigen gewesen sein. Der Körper reagirt auf die geringste CO_2-Vermehrung, die bei Muskelthätigkeit erzeugt wird, so exact, dass die kleinste Muskelarbeit durch Vermehrung der Ventilation und der CO_2 sich sofort bemerklich macht; es ist deshalb nicht einzusehen, warum hier eine geringe CO_2-Anhäufung, die sich in der kurzen Zeit von 3 bis 4 Minuten gebildet hat, zu ihrer Fortschaffung 20 bis 25 Minuten bedarf. Es muss also angenommen werden, dass auch nach der Muskelthätigkeit noch eine vermehrte CO_2-Bildung fortdauert und das lässt sich auch durch eine annähernde Berechnung mit grosser Bestimmtheit erweisen.

Diese Berechnung gründet sich auf die aus Bert's Versuchen hervorgehende Thatsache, dass einer Steigerung des CO_2-Gehalts der Athemluft um 10% eine solche des Bluts um 15% entspricht. Nehme ich als Beispiel zur Berechnung das hierfür am ungünstigsten liegende Mittel der schwereren Leistung aus Tabelle 18, so hat hier die Ausathmungsluft einen Gehalt von 4,84% CO_2 gegen 4,02% der Norm. Dem Mehr von 0,82% in der Lungenluft entspricht ein Mehr der Säfte von 1,23%. Wäre die ganze Säftemasse (75% meines Gewichts von 65 Kg.) von etwa 49 Kg. um diesen Satz an CO_2 bereichert worden, so würde sie im Ganzen 502 CC. CO_2 aufgenommen haben. Von den beiden unmittelbar nach Muskelthätigkeit gemachten Versuchen wird in Nr. 55 am wenigsten CO_2 ausgeschieden, in 4 Min. 56 Sec. 3236 CC. Nimmt man an, dass alle in den Säften zurück-

6*

gehaltene CO_2 in diesem Versuch ausgeschieden wurde (was that-
sächlich nicht der Fall ist, da der CO_2-Gehalt der ausgeathmeten
Luft noch etwas [0,13%] über der Norm steht), so würde die während
des Versuchs gebildete CO_2 3236 CC — 502 = 2734 CC. oder für
1 Minute 561 CC., eine weit über die Norm hinausgehende Menge
betragen. Es muss also an der Ansicht festgehalten werden, dass
die Steigerung der CO_2-Bildung über die Zeit der Muskelthätigkeit
hinaus fortdauert.

Diese Fortdauer der vermehrten CO_2-Bildung über die Arbeitsdauer hinaus ist auch die Ursache der erhöhten Steigerung der
CO_2-Ausfuhr in der Verlängerung der Arbeitsversuche der 3. Reihe.
In diesen verlängerten Versuchen wächst auch die Lungenventilation,
nicht um eine blosse Anhäufung von CO_2 zu entfernen, sondern weil
in der zweiten Hälfte der Versuche mehr CO_2 gebildet wurde. Die
Procentverhältnisse der ausgeathmeten Luft an CO_2 sind auch in
diesen Versuchen so wenig verschieden, dass sie entweder keine oder
eine nur höchst unbedeutende Ansammlung von CO_2 annehmen lassen,
viel zu unerheblich, um den Unterschied in der CO_2-Ausscheidung
im Anfang und in der Fortsetzung dieser Versuche zu erklären.

Dieselbe Bewandtniss, wie mit der CO_2, hat es mit dem O,
auch hier addirt sich die über die Arbeitsdauer hinaus andauernde
Vermehrung zu der ohnehin in der Fortsetzung der Arbeitsversuche
vorhandenen.

Es laufen ohne Zweifel zwei Vorgänge hier nebeneinander, eine
von der O-Aufnahme unabhängige Abspaltung von CO_2 als der
primäre und ein unter Mitwirkung der O-Aufnahme erfolgender
weiterer Zerfall des bei der Abspaltung verbliebenen Stoffrestes zu
CO_2 und Wasser, als der secundäre.

Dieser letztere beansprucht längere Zeit und kann erst dann
als abgeschlossen betrachtet werden, wenn der in der Arbeitszeit
und der darauf folgenden Ruheperiode im Ganzen verbrauchte O
in dem Verhältniss zu der im Ganzen ausgeschiedenen CO_2 steht,
wie unter gewöhnlichen Verhältnissen vor der Anstrengung. Der
respiratorische Quotient wird erst in Versuch 58, der 8½ Minuten
nach kurzer heftiger Anstrengung begonnen wurde, normal; und erst
in 59 und 61, die 15 resp. 27 Minuten nach der Anstrengung ihren
Anfang nahmen, wird er compensatorisch kleiner. Rechnet man die
CO_2 der sämmtlichen Versuche 53, 55, 57, 58, 59 und 61 zusammen,
so wurden in ihnen 17075 CC. CO_2 ausgeschieden und dagegen
19644 CC. O aufgenommen und dadurch erst ein normaler respira-
torischer Quotient erzielt, der, wenn der späteste hauptsächlich durch

seine lange Dauer ausgleichend wirkende Versuch 61 weggelassen wird, noch 940 beträgt. Es gehören also vom Beginn der 3 Minuten dauernden Anstrengung etwa 40 Minuten dazu, bis die dadurch angeregten Stoffwechselvorgänge vollkommen beendigt sind.

Diese lange Dauer ist sicher nicht verschuldet durch die Unzulänglichkeit der Athemthätigkeit und der Circulation, denn diese sind alsbald nach der Anstrengung so herabgesetzt, dass eine Steigerung äusserst leicht erfolgen könnte. Es kann die Ursache hierfür lediglich nur in der Art der Verbindungen liegen, die bei dem durch die Muskelthätigkeit eingeleiteten Zerfall schliesslich noch übrig bleiben und die sich durch ihren Reichthum an zu oxydirendem H auszeichnen müssen. Das aber scheint mir sicher, dass so lange diese Reste nicht vollständig beseitigt sind, die Circulation nicht vollständig zur Ruhe kommt; ihre Beschleunigung dauert weit über die Arbeitszeit hinaus und in Versuch 61 z. B. betrug der Puls 24 Min. nach der Muskelthätigkeit, die ihn auf 160 gebracht hatte, noch 96.

Von den Vorstellungen, die man sich über die chemischen Vorgänge bei Muskelthätigkeit gemacht hat, ist die geläufigste die Hypothese Hermann's, der in der Zuckung einen der Todesstarre analogen Vorgang erblickt, bei dem unter Kürzung der Faser und unter Abspaltung von CO_2 und einer fixen C-, H- und O-haltigen Säure aus dem Eiweiss das geronnene Myosin gebildet wird, welches nach der Contractur unter Aufnahme von C und O aus dem Blut wieder in Eiweiss zurückverwandelt wird. Der Kern des Eiweissmoleküls bleibt dabei also unangegriffen und ein Zerfall desselben in seine Endproducte findet nicht statt.

Mit dieser Hypothese sind die Ergebnisse meiner Untersuchungen absolut nicht in Einklang zu bringen. Was ihr aufs Bestimmteste widerspricht, ist die Fortdauer der CO_2-Bildung nach der Contractur der Muskelfaser.

Was zunächst die Analogie zwischen Todtenstarre und Muskelzusammenziehung betrifft, so ist dagegen hauptsächlich das geltend gemacht worden, dass die Starre ein bleibender Zustand sei, bei dem überhaupt das Myosin nicht mehr restituirt werden könne. Indessen ist von verschiedenen Seiten erwiesen worden, dass starr gemachte, der Circulation entzogene Muskeln in den Normalzustand wieder zurückgeführt werden konnten, wenn man die Circulation wieder herstellt. Nach Untersuchungen von Heubel [1] lässt sogar das völlig

---

1) Heubel, Die Wiederbelebung des Herzens u. s. w. Pflüger's Arch. 45. 1889. 461.

reactionslose starre Froschherz sich durch Zufuhr von vollkommenem Erstickungsblut wieder beleben. Wird hierdurch nun auch der Einwand, dass die Starre ein dauernder Zustand sei, beseitigt, so wird dadurch doch bestimmt bekundet, dass nicht O es gewesen ist, der die Restitution des geronnenen Myosins bewerkstelligt hat. Ueberhaupt ist es schwer, was auch Hoppe-Seyler bereits gegen Hermann eingewendet hat, sich davon eine Vorstellung zu machen, woher der zur Restitution des Myosins nöthige O genommen werden soll in den Fällen, wo der Muskel bei völliger Abwesenheit von freiem und verfügbarem O sich zusammenzieht und wieder erschlafft. Am schwersten wird aber die Identität beider Zustände erschüttert durch den Nachweis Marcuse's[1]), dass zwar bei Thätigkeit des Muskels, wie bei Starre, die Bildung von Milchsäure zunehme, dass aber bei ersterer dabei eine entsprechende Menge Glycogen verschwinde, so dass auf eine Entstehung der Säure aus Glycogen zu schliessen sei, dass bei letzterer aber der Glycogengehalt unverändert bleibt und die Säure von ihm keineswegs herstammen kann. Damit scheint mir die Analogie von Muskelzuckung und Starre vollkommen beseitigt.

Ist die Hermann'sche Theorie richtig, dann muss mit der Zusammenziehung des Muskels auch die Vermehrung der CO_2-Production aufhören und eine Vermehrung der O-Aufnahme erst mit dem Beginn des Restitutionsprocesses, also mit dem Aufhören der Muskelthätigkeit, auftreten. Beides aber ist nicht der Fall; die CO_2-Bildung dauert über die Dauer der Contraction fort und die O-Aufnahme ist vermehrt zu einer Zeit, wo eine dauernde Contraction ohne Erschlaffung, wie bei den Versuchen mit statischer Arbeit, vorhanden ist. Diese Widersprüche lassen sich nicht lösen, sie machen die Theorie Hermann's unhaltbar.

Durch Hermann's Untersuchungen ist aber zuerst zweifellos festgestellt worden, dass die CO_2-Bildung bei der Muskelzuckung ein von der O-Aufnahme völlig unabhängiger Act ist. Pflüger's Forschungen bestätigen, dass auch beim scheintodten, bewegungslosen Frosch bedeutende Mengen von CO_2 gebildet werden, ohne auch nur eine Spur O aus der Luft aufzunehmen. Auch meine Versuche am Menschen lassen darüber, wie später noch auszuführen ist, nicht im Zweifel, dass die CO_2-Bildung unverändert fortdauert, wenn auch der O-Mangel in der eingeathmeten Luft so weit gesunken ist, dass der aufgenommene O bei weitem nicht mehr dazu ausreicht, diese CO_2-Menge gebildet zu haben.

---

1) Jahresber. über d. Fortschr. d. Thier-Chem. 1886. 324.

Es wird somit an der oben mitgetheilten Anschauung festgehalten werden müssen. Der erste Act der CO_2-Abspaltung dient ganz oder zum grösseren Theil der mechanischen Leistung. Man fand deshalb auch wohl bei dem ausgeschnittenen zuckenden Muskel die messbare Temperaturerhöhung im Verhältniss zur Leistung gering. Denn hier folgte nicht der zweite Act, oder er folgte nur unvollkommen, der weitere Zerfall des Stoffrestes unter O-Aufnahme, der blos der Wärmebildung dienen kann, da er abläuft, auch wenn der Muskel völlig erschlafft und ermüdet ist. Dieser Act erfolgt wegen der Verwandtschaft des nach Abspaltung des CO_2 zurückgebliebenen Stoffrestes zum O von selbst und nur bei ihm kann Mangel an O sich bemerklich machen und seine Wirkung üben, und es ist begreiflich, dass dieser Mangel sich um so mehr bemerklich macht, je massenhafter der Stoffrest auftritt und je weniger die Circulationsverhältnisse ausreichen, den nöthigen O zur Verbrennung zuzuführen. Denn der Stoffrest gelangt wahrscheinlich nicht in den allgemeinen Kreislauf, sondern bleibt an dem Ort seiner Bildung liegen.

Die gemeinsame Wirkung jeden O-Mangels ist ein vermehrter Zerfall von Eiweiss und vermehrte Harnstoffausscheidung. Für die directe Verminderung der O-Zufuhr durch Herabsetzung des O-Gehalts und Verminderung des Drucks der Athemluft ist das von Fränkel und Geppert[1]) mit vollkommener Sicherheit nachgewiesen. — Der zuerst von Jürgensen und v. Kaup[2]) beobachtete und von Bauer[3]) zweifellos bestätigte vermehrte Eiweisszerfall nach Blutentziehung wird zwar nirgends mehr geleugnet, aber es wird bestritten, dass er eine Folge des durch Verminderung der O-Träger bedingten O-Mangels sei. Voit[4]) führt an, dass nach einem Aderlass die CO_2-Ausscheidung nicht verändert gefunden worden sei, erst 20 Stunden danach habe man eine Verminderung des gesammten Gasaustausches beobachtet und einmal habe man die O-Aufnahme vermehrt, einmal vermindert gefunden. Die sich widersprechenden O-Bestimmungen beweisen natürlich nichts und die ohnehin in gewisser Breite von der O-Aufnahme unabhängige CO_2-Ausscheidung ist bedingt durch den mehr oder weniger ruhigen Zustand des Thieres, so dass eigentlich nur durch den respiratorischen Quotienten der O-Mangel zum Ausdruck kommen kann. Es beweisen aber auch

---

1) Fränkel u. Geppert, Ueb. d. Wirkung d. verdünnten Luft u. s. w. 1883.
2) Jürgensen und v. Kaup, Ueber Harnstoffausscheidung auf d. äusseren Haut. Deutsches Arch. f. klin. Med. 6. 1869. 55.
3) Bauer, Ueber Zersetzungsvorgänge u. s. w. Ztschr. f. Biol. 8. 1872. 567.
4) Hermann's Hdb. d. Physiol. 6. 1. 221.

direct die Blutgasanalysen Finkler's[1]) die grosse Armuth des
venösen Blutes an O, dessen Gehalt nach viermaligem, im Ganzen
7 resp. 5% des Körpergewichts betragenden Aderlass auf 4,32 und
2,71 Vol. pro Cent sank. Bei solcher Armuth des gesammten venösen
Bluts genügt eine mässige Anstrengung irgend einer Muskelgruppe,
um sofort localen O-Mangel hervorzubringen.

Dieselbe Wirkung, wie die Verminderung der Zahl der O-Träger,
übt die Herabsetzung ihrer O-bindenden Kraft. So macht das Kohlen-
oxydgas sie zum O-Transport unfähig und die Wirkung ist nach
Fränkel eine deutliche Harnstoffvermehrung bei Kohlenoxydgas-
vergiftung.

Dieselbe tritt auch nach Stork, Bauer, Cazenave auf nach
Phosphorvergiftung, und wenn auch Bauer eine Auflösung der Blutkörperchen dabei nicht gefunden hat, so deuten doch die dunkle
Farbe, die Dünnflüssigkeit des Bluts, die häufigen Ekchymosen, die
bei Sectionen gefunden werden, auf so hochgradige Veränderungen
des Bluts, dass eine verminderte O-Aufnahmefähigkeit desselben mehr
als wahrscheinlich ist. — Es lässt sich vermuthen, dass auch die
im Fieber bisweilen auftretende Harnstoffvermehrung auf O-Mangel
zurückzuführen ist, entstanden durch mangelhafte Erneuerung des
Bluts in den Capillaren bei geschwächter Herzthätigkeit.

Dass der O-Mangel auch die Ursache ist der bei Muskelanstrengung vorkommenden Harnstoffvermehrung, ist durch Oppenheim's
Untersuchungen klar geworden. Er wird als locale Erscheinung um
so leichter auftreten, je grösser die Anstrengung gewisser Muskel-
gruppen ist und je weniger durch Uebung ihr Capillarsystem entwickelt ist, wenn auch die Gesammtblutmasse mit O reichlich gesättigt ist.

Das Blut, welches so den überangestrengten Muskel passirt, wird
zum Erstickungsblut, welches an reducirenden Stoffen nicht arm ist[2]),
die den Blutkörperchen nicht blos den O entziehen, den sie als
Träger des O aufgenommen haben, sondern auch den zu ihrer Constitution gehörigen und sie vernichten. So entreissen auch die nach
Abspaltung der CO_2 im Muskel zurückbleibenden O bedürftigen Stoffreste den O, den sie vom Blut nicht mehr beziehen können, den
Eiweisssubstanzen des Muskels selbst und bringen das so in seiner
Constitution angegriffene Eiweissmolekül zum Zerfall.

---

1) Finkler, Ueber d. Einfl. d. Stromgeschwindigkeit u. s. w. Pflüger's Arch.
10. 1875. 368.

1) Strogonow, Beitr. zur Kenntniss des Oxydat.-Proc. u. s, w. Pflüger's
Arch. 12. 1876. 18.

Wie gewaltig diese Affinität zum O ist, davon giebt Ehrlich (das O-Bedürfniss des Organismus) Zeugniss, indem er sagt: seine Untersuchungen führten ihn zu der Ansicht, dass das Protoplasma der lebenden Gewebe eine O-Affinität besitze, von deren Höhe man sich bis jetzt noch nicht die richtige Vorstellung gemacht habe, es entziehe Körpern ihren O, die selbst eine lebhafte Verwandtschaft zu demselben hätten und reducire Verbindungen, die den O äusserst fest gebunden enthielten. Auch Pflüger[1]) erwähnt, dass nach M. Schultze die Zellen der leuchtenden Materie der Leuchtkäfer lebend Osmiumsäure reducirten, die sie nach ihrem Tod völlig unverändert lassen.

Es bleibt nun die Frage noch zu erörtern, welcher Stoff denn eigentlich bei der Muskelthätigkeit und der Wärmebildung zerstört wird? Durch die Stoffwechselversuche Pettenkofer's und Voit's ist der sichere Beweis geliefert, dass der Hund mit reiner Eiweissnahrung seinen ganzen Haushalt und somit auch Kraft- und Wärmebildung bestreiten kann und doch darf man es jetzt als vollkommen ausgemacht betrachten, dass die Eiweissstoffe selbst als Kraft- und Heizmaterial nicht dienen. Sie müssen also, um hierzu tauglich zu werden, im Körper eine Umformung erfahren.

Ein paar Versuche, die ich angestellt habe, enthält die Tab. 26. Es wurde in ihnen Arbeit von geringer Höhe geleistet einmal bei Fleischdiät mit einer Harnstoffausscheidung von 53 Grm., dann bei Mehl- und Zuckernahrung mit 25 Grm. Harnstoff. Die in etwa gleichen Abständen von den Mahlzeiten ausgeführten Normalversuche zeigen deutlich in ihren respiratorischen Quotienten den Einfluss der Ernährung und er setzt sich auch auf die Arbeitsversuche fort, auch hier sind die Quotienten für Fleischnahrung erheblich kleiner als bei Zuckernahrung. Es wird dies Verhalten aber erheblich abgeschwächt, wenn man das Verhältniss von CO_2 und O $\left(\dfrac{CO_2}{O}\right.$ b der Tab.$\left.\right)$ betrachtet, wie es dem durch die Leistung hervorgebrachten Ueberschuss allein zukommt. Ich lege auf diese wenigen Versuche keinen hohen Werth. Sie scheinen mir aber doch dafür zu sprechen, dass auch während der Arbeitsleistung die Stoffwechselvorgänge im Körper verschieden sein können, selbst wenn ein und derselbe Stoff stets als Grundlage der Muskelthätigkeit dient.

Die sorgfältigen Untersuchungen Seegen's[2]) bekunden mit aller

---

1) Pflüger's Arch. 10. 251.
2) Seegen, Ueber Zucker im Blut u. s. w. und ferner: Ueber d. Fähigkeit der Leber u. s. w. Pflüger's Arch. 37. 348, und 39. 121 u. 132.

Tabelle

Nahrung	Nummer und Datum 1871	Ein-geathmete Luft CC.	Aus-geathmete Luft CC.	Die ausgeathmete Luft hatte pro CC.			Ausgeschiedene CO_2 CC.	Aufgenommener O CC.	Im Körper verbliebener O CC.	Absorbirter O %
				O	N	CO_2				
Fleisch	Norm 11 h	7963	7913	17,40	79,42	3,18	251	291	40	17,4
	» 6 h	7751	7696	16,87	79,70	3,43	263	324	61	20,0
	93, 12./7. 11 h	20933	20930	17,77	79,03	3,20	670	666	— 4	15,2
	94, 13./7. 6½ h	20483	20566	17,69	78,86	3,45	709	653	—56	15,2
Zucker	Norm 11 h	8397	8386	17,71	79,12	3,17	266	274	8	15,6
	» 6 h	9017	9017	17,25	79,14	3,61	325	334	9	17,7
	100, 25./7. 10 h	19941	20041	17,78	78,71	3,51	703	614	—89	14,7
	101, 26./7. 6 h	19208	19328	17,89	78,75	3,36	650	566	—84	14,1

Bestimmtheit, dass bei jeder Nahrung die Leber Zucker bildet, dass das hungernde Thier aus seinem Organbestand das Material zur Zuckerbildung liefern muss und dass Eiweiss und Fett die Materialien sind, aus denen die Leber Zucker formt. Nach 3 tägigem Hungern fanden ferner Böhm und Hofmann den dem Glycogen analogen Blutzucker kaum vermindert und erst nach 8 tägigem Hungern hatte er deutlich abgenommen und verschwand erst vollständig, wenn mit dem Hungertod Bewegung und Wärmebildung aufhört. Diese Stetigkeit in dem Vorkommen eines Stoffs, der zum Aufbau der Gewebe nicht dient, bekundet schon dessen hohe Bedeutung für den thierischen Haushalt. Die bekannten Thatsachen, dass die Muskeln, welche am meisten gebraucht werden, am wenigsten Glycogen hatten, dass es namentlich in Muskeln gefunden wird, die lange nicht gearbeitet haben, wie in den Muskeln der Winterschläfer (Bernard), oder in Muskeln, deren Nerven durchschnitten sind (M'Donel), haben schon lange zu der Vermuthung geführt, dass das Glycogen der Stoff sei, der bei der Muskelarbeit zerfalle. Das Verhalten der Zuckerstoffe ausserhalb des Körpers, ihre Spaltung bei der Gährung in CO_2 und einen alkoholischen Rest ohne Mitwirkung des O konnte diese Vermuthung nur stützen.

Durch verdienstvolle und schwierige Untersuchungen haben Böhm und Hofmann[1]) dargethan, dass gefesselte und tracheotomirte Katzen unter raschem Temperaturabfall und vollständigem Schwund der C-Hydrate sterben, dass deren Tod etwa in gleicher Zeit, aber bei viel tieferer Temperatur und bei noch fast ebenso reichem Glycogen-

---

1) Böhm und Hofmann, Beitr. zur Kenntniss des Kohlehydratwechsels. Arch. f. exp. Path. u. s. w. 8. 271.

26.

$\dfrac{CO_2}{O}$	N im Körper	Versuchsdauer in Minuten und Secunden	Nach Abzug der Norm verblieben für die Arbeit			Arbeitsleistung	Für 1 Kilometer Arbeit bleibt mehr			$\dfrac{CO_2}{O}$
a	CC.		Luft	CO_2	O	KM.	Luft	CO_2	O	b
863	11	—	—	—	—	—	—	—	—	—
812	— 6	—	—	—	—	—	—	—	—	—
1006	6	3,15	12970	419	375	91,0	142	4,6	4,1	1117
1086	— 27	3,20	12732	446	329	92,8	137	4,8	3,5	1356
971	2	—	—	—	—.	—	—	—	—	—
973	— 8	—	—	—	—	—	—	—	—	—
1145	— 12	3,20	11544	437	340	76,6	151	5,7	4,4	1285
1149	— 37	3,25	10191	325	232	77,7	131	4,2	3,0	1400

gehalt, wie bei normalen Thieren erfolge, wenn man so behandelten Thieren noch hoch oben das Rückenmark durchschnitt.

Ich glaube, es kann der Beweis dafür, dass der Verbrauch der C-Hydrate der Muskelthätigkeit als chemische Grundlage gedient hat und dass mit der Muskeltbätigkeit auch die Wärmebildung aufhört, kaum schärfer erbracht werden. Die durch Rückenmarkdurchschneidung gelähmten Muskeln sind ausser Stande, das im Körper angehäufte Glycogen aufzubrauchen, es bleibt liegen; es wird aber auch keine Wärme gebildet, trotz des Vorraths an Heizmaterial und die Thiere gehen alsbald bei sehr tiefer Temperatur zu Grunde. Die nicht gelähmten Thiere machen Bewegungen oder behalten wenigstens den Tonus ihrer Muskeln, sie verbrauchen ihren Glycogengehalt vollständig und gehen schliesslich aus Mangel an Heizmaterial, welches nicht mehr genügend neu gebildet wird, zu Grunde, während ihre Temperatur viel höher bleibt. — Injicirten sie Zucker oder Glycogen, so verschwanden diese, wenn die Temperatur der Thiere nicht unter 34⁰ gesunken war, es blieb davon aber ein Rest, wenn die Temperatur tiefer gesunken war, und Vff. schliessen daraus, dass der Verbrauch an C-Hydraten unter 33⁰ erheblich abnehme. Diese Abnahme erfolgt aber wegen der Muskellähmung bei tiefer Temperatur, denn es wird mitgetheilt, dass bei den künstlich hervorgebrachten tieferen Temperaturen sich Motilitätsstörungen und Schwächeerscheinungen zeigten, die sich bis zur vollständigen Functionsunfähigkeit der Sphinkteren steigerte; die Thiere sind in denselben Zustand versetzt, wie bei Durchschneidung des Rückenmarks.

Eine directe Bestätigung des Zuckerverbrauchs bei Muskelthätigkeit im lebenden Körper bringt Quinquaud[1]), der den Zucker-

1) J.-Ber. über d. Fortschr. d. Thier-Chem. 1886. 321.

gehalt des venösen Bluts eines elektrisch gereizten Schenkels merklich geringer fand als den des nicht gereizten.

Alle diese Thatsachen sprechen mit grösster Bestimmtheit dafür, **dass der bei Muskelthätigkeit zerfallende Stoff das Muskelglycogen ist, dass dieses ferner zunächst einer Abspaltung von CO_2 unterliegt, die allein oder hauptsächlich mit der Entwicklung von Kraft verknüpft ist, während der nach der Spaltung übrig bleibende Stoffrest vermöge seiner Verwandtschaft zum O weiter zerfällt und allein nur der Wärmebildung dient.**

Derselbe Vorgang spielt sich auch in dem ruhenden Muskel ab, auch in ihm wird Arbeit geleistet, die sich als Spannung der Faser, als Tonus, wodurch der Muskel zur Contraction stets parat gehalten wird, manifestirt und den functionsfähigen Muskel von dem gelähmten scharf unterscheidet.

Es sei vorläufig, vorbehältlich des später zu bringenden Beweises, hier schon bemerkt, dass die bei der Thätigkeit der Muskeln, oder besser, der contractilen Gebilde überhaupt producirte Wärme die einzige Wärmequelle unseres Körpers ist, und dass es eine selbstständige Wärmebildung ohne Thätigkeit der genannten Gewebe nicht giebt.

Auf die älteren bekannten Untersuchungen über dieses Thema einzugehen, darf ich wohl unterlassen. Sie sämmtlich, von Lavoisier, Regnault und Reisset, Despretz, Scharling, Vierordt u. A., ergeben dasselbe Resultat der vermehrten CO_2-Bildung resp. des gesteigerten O-Verbrauchs bei Muskelthätigkeit. Ihr Einfluss ist so überwiegend über alle andern Einflüsse, dass man ihn in allen älteren Thierversuchen zu erkennen vermag. Er macht aber auch, da er nicht sorgfältig ausgeschlossen ist, fast alle diese Untersuchungen über anderweitige Einwirkungen unbrauchbar. Auch die Durchströmungsversuche des überlebenden Muskels mit Blut dürfen wohl übergangen werden. Diese Methode ist wegen der schwankenden Grösse des Stromgebietes in Folge von verschieden starker Contraction der Gefässwandungen, Gerinnselbildungen und Verstopfungen viel zu unsicher, als dass sie der weit zuverlässigeren Bestimmung der Athemgase gegenübergestellt werden könnte.

Dagegen wird die Besprechung einiger nach zuverlässiger Methode angestellten neueren Untersuchungen hier am Platze sein. Ihre Resultate, wenn auch nicht ganz gleichlautend mit den meinigen, stimmen doch so weit mit denselben überein, dass sie zu ihnen nicht in unaufklärbarem Gegensatz stehen; sie dienen vielmehr zu ihrer

Bestätigung und Vervollständigung. Es sind das die „Untersuchungen über den Stoffwechsel des Pferdes bei Ruhe und Arbeit von Z u n t z und L e h m a n n" (1889) und die von K a t z e n s t e i n auf Zuntz' Veranlassung in gleicher Richtung am Menschen ausgeführten Untersuchungen. Die Athemgrösse wird in ihnen durch die Gasuhr bestimmt; von dem die Gasuhr passirenden Luftstrom wird ein kleiner Zweigstrom zur chemischen Analyse (nach H e m p e l) abgezweigt.

Bei dem Pferd, welches stehend arbeitet, ist die Lungenventilation, wie auch in meiner zweiten Versuchsreihe, in der ich stand, im Ganzen mehr der CO_2-Bildung entsprechend, als in meinen beiden Versuchsreihen, in denen ich im Sitzen arbeitete. Beim Pferd kommt deshalb eine erhebliche Ansammlung von CO_2 in den Körpersäften nicht vor und der Procentgehalt seiner ausgeathmeten Luft an CO_2 steht deshalb selten höher als normal. Ferner arbeitet das Pferd fast mit seiner ganzen Muskelmasse; die Verhältnisse der Blutcirculation und der Versorgung dieser Muskeln mit O sind darum bei ihm viel günstiger, als bei mir, wo der verhältnissmässig starken Steigerung des Stoffwechsels in einer kleinen Muskelmasse die Blutzufuhr nicht genügte. Deshalb fehlt beim Pferd der O-Mangel, der bei mir auftritt; der Procentgehalt der ausgeathmeten Luft an O ist bei ihm geringer, die Ausnutzung des O also stärker als bei mir. Die Verhältnisse bleiben natürlicher und darum fehlt auch das Anwachsen des respiratorischen Quotienten beim Pferd, der bei mir mit steigender Leistung wächst, da CO_2-Ausscheidung und O-Aufnahme nicht gleichen Schritt halten.

Den Ergebnissen meiner Untersuchungen direct widersprechend erscheint nur das am Pferde gewonnene Resultat, dass mit der Dauer der Muskelthätigkeit O-Verbrauch und CO_2-Bildung verhältnissmässig etwas geringer werden. Vielleicht liesse sich die verschiedene Dauer der Versuchszeiten, die bei Z u n t z und L e h m a n n viel länger sind als bei mir, zur Erklärung heranziehen. Mir scheint indess der Grund der Differenz anderswo zu liegen. Es überdauert nämlich auch in diesen Versuchen am Pferd die Steigerung des Stoffwechsels die Dauer der Arbeitszeit; allerdings ist sie, da weder eine CO_2-Anhäufung noch ein Mangel an O beim Pferde vorhanden ist, geringer als bei mir, aber doch etwa 15 bis 20 Minuten danach noch vorhanden und ein sicherer Beweis, dass es sich hier um Fortdauer der CO_2-Bildung und des O-Verbrauchs handelt. Da diese überdauernde Steigerung nun am Anfang des Versuchs nicht da sein kann, so muss sie die Steigerung etwas späterer Stadien durchaus vermehren, indem sie sich zu ihr addirt, wenn nicht die Leistung im Verlauf des Versuchs abgenommen hat. Das aber scheint mir der Fall gewesen zu sein. Das Pferd ist jedenfalls kein so sicheres Untersuchungsobject, als der Mensch, das geht schon aus den ungemein hohen Schwankungen seiner Athemgrösse in der Ruhe hervor, die sich zwischen 27 und 107 lit. bewegt, wofür ausreichende Gründe schwer auffindbar sind. Dazu kommen noch die Widerstandsbewegungen des sich bäumenden und sträubenden Thiers am Anfang der Versuche, die öfter mit der Peitsche überwunden werden mussten, die es mir sehr wahrscheinlich erscheinen lassen, dass in der ersten Periode Muskelleistungen, die nicht gemessen werden konnten, mit inbegriffen sind, welche in der zweiten Periode, wo das Thier williger war und seine Bewegungen zweckmässiger einrichtete, fehlen und so den Stoffaufwand für die zweite Periode fälschlich kleiner erscheinen lassen, als er wirklich ist. Für diese Erklärung spricht jedenfalls noch die Erscheinung, dass auch in solchen Versuchen, wo zwischen erster und zweiter Arbeitsperiode Pausen von 20 Minuten liegen, während der eine völlige Erholung von der 15 bis 20 Min. dauernden vorausgegangenen Anstrengung stattfinden konnte, eine Abnahme ebenso auftritt, als wenn keine Unterbrechung zwischen beiden Perioden liegt.

Aus den Versuchen von Katzenstein geht nach einem Referat von Zuntz[1]) hervor, dass ein 55,5 Kg. schwerer Mann bei einer Athemgrösse von 8300 CC. 264 CC. O verbraucht und 211 CC. CO_2 liefert. Beim Bergsteigen, wobei 404 KM. Arbeit geleistet wurden, wurden 989 CC. O mehr verbraucht und 790 CC. CO_2 mehr ausgeschieden; für 1 KM. Arbeit also 2,45 CC. O und 1,95 CC. CO_2. Mit den Zahlen des Mittels 6 in Tabelle 21 für höhere Leistungen von 240 KM. in meinen Untersuchungen verglichen, sind die Katzenstein's, selbst auch wenn das Körpergewicht der Untersuchungspersonen berücksichtigt wird, etwas niedriger. Wenn weiter in Betracht gezogen wird, dass bei mir in Folge nicht ausreichender Ventilation und Circulation die Vermehrung von O und CO_2 die Arbeitszeit länger überdauerte, als bei Katzenstein, so werden meine Zahlen im Vergleich noch etwas höher. Das wird aber wohl durch den Umstand ausgeglichen, dass die Leistung bei K. erheblich höher ist als bei mir und dass auch von ihm bestätigt wird, dass mit stärker werdender Leistung der Zuwachs von CO_2 und O etwas abnimmt und weiter mitgetheilt wird, dass Dreharbeit etwas höhere Zahlen liefere als Steigarbeit. Wird das Alles berücksichtigt, so wird man die Werthe nicht allzu weit auseinander liegend finden.

---

1) Verhdl. d. physiol. Gesellsch. zu Berlin. 1890. 10.

Kleine Abweichungen und scheinbare Widersprüche mit meinen Resultaten erklären sich in dieser Arbeit leicht durch meine früheren Ausführungen und werden auch von Zuntz so erklärt. In den Drehversuchen K.'s ist die Nachwirkung etwas stärker als in den Gehversuchen, es werden aber doch keine Zahlen erreicht, wie bei mir, und obwohl die respiratorischen Quotienten bei der Anstrengung eine Steigerung erfahren, so bleiben sie aber doch hinter den meinigen zurück. Die Erklärung hierfür liegt sicher einmal in der besseren Ventilation während Katzenstein's Versuchen, vielleicht in Folge günstigerer Stellung, und dann in den Circulationsverhältnissen. Sieht man meine Versuche darauf an, so findet die Vergrösserung des respirat. Quotienten am stärksten sich ausgesprochen in den Versuchen, die ich als älterer Mann (55 Jahre) angestellt habe. Die O-Aufnahme tritt hier gegen die in jüngeren Jahren wohl in Folge schwächerer Herzthätigkeit, vielleicht auch geringerer Weite der Arterien der nicht mehr geübten Armmuskeln zurück und es muss nach der Arbeit das nachgeholt werden, was während derselben versäumt wurde. Wahrscheinlich sind in K.'s Versuchen jüngere Leute verwandt worden. Es zeigen aber auch seine Versuche, dass mancherlei Einflüsse die Zahlen ändern und dass sie durchaus nicht allein von der Höhe der Leistung abhängen.

Siebentes Capitel.

Die Menge der Residualluft.

(Vgl. Nr. 15.)

Nach tiefster Ausathmung bleibt in Lungenbläschen, Bronchien, Trachea und Nasenrachenraum immer noch eine gewisse Luftmenge zurück, die man Residualluft nennt. Ist dieser Raum am Ende eines Versuchs mit Luft von derselben Zusammensetzung gefüllt, wie am Anfang, so braucht man gar nicht zu wissen, wie gross er ist, wenn derselbe, wie in den vorausgegangenen Untersuchungen, mit Anfang und Ende eines Versuchs möglichst gleich gross gehalten wird. Athmet man aber eine anders zusammengesetzte Luft, z. B. reinen O, so ist dieser Raum im Beginn des Versuchs mit gewöhnlicher Luft gefüllt, an deren Stelle am Schluss reiner O mit etwas CO_2 als Füllung getreten ist, während die Hauptmenge der ursprünglichen Füllung, der N, durch die Ausathmung vollkommen entfernt ist. In dem Spirometer fehlt aber der den Residualraum füllende O, und er muss von der überhaupt eingeathmeten Menge, wenn er nicht als im Körper absorbirt gelten soll, in Abzug gebracht und darum gemessen werden.

Die Bemühungen, den Residualraum zu ermitteln, haben auf verschiedene Wege geführt und weit auseinander liegende Zahlen ergeben. Die älteren Forscher, Hutchinson, Gréhant, Vierordt u. A. geben dafür 1200 bis 1600 CC. an, während die neueren, Neupauer [1]) und Waldenburg [2]), zehnmal so grosse Zahlen fanden.

Ihre Methode beruhte auf dem richtigen physikalischen Gesetz, dass die Spannkraft oder der Druck der Luft im umgekehrten Verhältniss zu ihrem Volumen steht. Neupauer basirte nun aber seine Berechnungen auf der vollständig falschen Voraussetzung, dass der möglichst stark ausgepresste, mit einem Manometer in Verbindung gebrachte Thorax sich bei tiefster Einathmung ebenso stark ausdehne, als wenn er unabgeschlossen aus freier Luft athme. Waldenburg, der den Residualraum mit Luft von verschiedenem Druck in Verbindung brachte und ihn nach den danach resultirenden Druckveränderungen berechnen wollte, machte die fehlerhafte Voraussetzung, dass der Residualraum ein starrer, dem Luftdruck nicht nachgebender Raum sei und arbeitete noch dazu mit nicht luftdichten Apparaten. Nur so sind dessen völlig unmögliche Angaben [3]) erklärlich, dass man beim Athmen in verdünnte Luft der Residualluft 1000 bis 2500 CC. und bei Emphysematikern gar 5000 bis 6000 CC. entziehen könne.

Ich habe nun auch in einer grossen Zahl von Versuchen den Residualraum in Verbindung gebracht mit beweglichen oder festen Luftbehältern von verschiedenem Druck und aus der Raumveränderung oder den Druckveränderungen den Residualraum zu berechnen gesucht, ich habe in allen möglichen Variationen, die ich anderweit mitgetheilt habe (s. Nr. 15), die Bestimmungen wiederholt, sie scheiterten stets an der Unmöglichkeit, aus dem Residualraum einen starren Raum zu machen, er blieb ausserordentlich von allen Druckveränderungen abhängig. Nur in einer Stellung gelang es, diesen Raum annähernd herzustellen und nicht allzu abweichende Resultate zu erhalten, nämlich dann, wenn man möglichst tief ausathmete und dann, während man mit einem letzten, die Elasticität der Rippen überwindenden Muskeldruck in der Ausathmung verharrte, den Raum mit einem Luftbehälter mit verdünnter Luft in Verbindung brachte.

---

1) Neupauer, Die physikal. Grundlagen der Pneumatometrie. Deutsches Archiv f. klin. Med. 23. 1879. 481.

2) Ztschr. f. klin. Med. Bd. 1.

3) Waldenburg, Die pneumat. Behdlg. 1875. S. 188.

Der Luftbehälter war ein Zinkgefäss, das mit allen Ansätzen 16820 CC. hielt. Es stand mit einem Wassermanometer in Verbindung und mit einem Gummischlauch als Mundrohr, der durch einen Wechselhahn zu öffnen und zu schliessen war. Selbstverständlich ist vollkommene Luftdichtigkeit. Die Ausführung eines Versuchs wird aus folgendem Beispiel klar werden.

Bei einem Barometerstand von 750 Mm. wird durch Ansaugen die. Luft im Luftbehälter so verdünnt, dass im inneren Schenkel des Wassermanometers das ruhig gewordene Wasser auf 197 Mm. steht. 197 Mm. Wasserdruck sind gleich 14,6 Mm. Quecksilberdruck. Der Luftdruck im Luftbehälter beträgt somit im Beginn des Versuchs 735,4 Mm. Nun wurde das Mundrohr bei geschlossener Nase in den Mund genommen und durch den offenen Schenkel des Wechselhahns möglichst tief in die freie Luft ausgeathmet, so tief, dass der zur Probe diesen Schenkel schliessende Finger absolut keinen Druck mehr spürte; dann wurde, indem dieser Schenkel geschlossen durch den Finger blieb, durch einen letzten kurzen Muskeldruck, während dessen der Hahn, auf einen Augenblick vollständig gedreht, die Verbindung mit dem Luftbehälter herstellte, in der Ausathembewegung verharrt und dann der Hahn wieder geschlossen. Dabei ist in dem inneren Schenkel des Manometers das Wasser auf 167 = 12,4 Mm. Quecksilber gefallen, so dass die Luft des Behälters jetzt 737,6 Mm. Druck hat. Nun betragen auf gleichen Druck (750 Mm.) berechnet 16820 CC. Luft von 735,4 Druck 16492 CC., bei 737,6 Mm. Druck aber 16544 CC., so dass bei der Oeffnung des Hahns 54 CC. Luft in den Behälter gedrungen sind. — Nun war durch eine Reihe Versuche festgestellt, dass der letzte Muskeldruck nach tiefster Ausathmung in dem Luftbehälter eine Druckvermehrung von 0 auf 14, 10, 12, 14, 12, 13 Mm. an dem Wassermanometer zuwege brachte, was Luftmengen von 21, 15, 19, 21, 19, 20, im Mittel 19 CC. entsprach. Diese 19 CC., die also ohnehin eingedrungen wären, sind von den im Ganzen eingedrungenen 54 CC. abzuziehen. Die Residualluft hat sich durch ihre Verdünnung von 750 Mm. Druck auf 737,6 Mm. um 35 CC. ausgedehnt. Daraus lässt sich die Gleichung construiren:

$$(x+35).737.6 = x.750,$$

woraus sich die Residualluft x auf 2074 CC. berechnet.

Eine grosse Zahl von in dieser Weise ausgeführten Messungen schwankt zwischen 333 und 3458 CC.; sie ergeben im Mittel 1303 CC. Wurde der Inhalt des Luftbehälters durch Wassereingiessen auf 11000 CC. reducirt, so bewegten sich die Schwankungen zwischen 364 und 1643 CC. und führten zu dem Mittel 925 CC.

Die grossen Schwankungen dieser Zahlen werden begreiflich, wenn man sich vergegenwärtigt, wie unsicher einestheils immer derselbe Grad von Muskelzusammenziehung zu erreichen ist und wie andererseits ganz kleine Luftmengen von 1—2 CC. das Resultat der Berechnung schon sehr beeinflussen. So viel geht aber hieraus hervor, dass die von N e u p a u e r und W a l d e n b u r g gewonnenen hohen Zahlen ganz gewaltig von der Wahrheit abweichen und dass die kleineren der älteren Forscher derselben weit mehr entsprechen.

Wenn ich für mich selbst eine Residualluft von nicht über 1000 CC. und wahrscheinlich von nur 700 CC. annehme, so finde ich für diese Annahme in dem folgenden Versuch eine Bestätigung. Es ist gesagt, dass bei möglichst ausgepresster Lunge mit der letzten gewaltsamen Exspirationsbewegung bei gewöhnlichem Druck noch 19 CC. Luft in den Luftbehälter übergehen. Wird der Versuch nacheinander öfter wiederholt, indem der Hahn jedesmal wieder abgeschlossen wird, so wird das Wasser im äusseren Manometerschenkel immer weiter in die Höhe getrieben, indem immer noch etwas Luft, wenn auch mit zunehmendem Druck immer weniger, in den Luftbehälter gepresst wird. Bei einem Druck von 270 Mm. Wasser etwa gelingt es aber nicht mehr, den Druck auf diese Weise zu erhöhen; bald sinkt er, bald steigt er noch einige Millimeter. Daraus geht hervor, dass ein Ueberdruck von 270 Mm. Wasser (20 Mm. Quecksilber) die Lungenluft so weit zusammenpresst, dass in ihrem Raume gerade noch 19 CC. Platz finden. Aus der hieraus hervorgehenden Gleichung $(x + 19) . 737 = x . 757$ berechnet sich x zu 700 CC.

Die Unmöglichkeit der Zahlen N e u p a u e r's und W a l d e n b u r g's ergiebt sich ohne Weiteres, wenn man die Raumverhältnisse des Thorax sich vorstellt. Nach H u t c h i n s o n's durchaus zuverlässigen Messungen [1]) beträgt der Cubikinhalt des völlig entleerten Thorax bei Frauen 3198 bis 4379 CC., bei Männern 4018 bis 7495 CC. Wird davon der Umfang der Brustorgane abgezogen, so schwanken die Zahlen für Frauen zwischen 690 und 2160, bei Männern zwischen 840 und 2910. Wahrscheinlich ist bei den Gewichtsbestimmungen der Brustorgane nicht alles in den Lungen enthaltene Blut mit gewogen und sicher ist die Leichenstellung des Thorax nicht so zusammengezogen, wie sie nach tiefster Ausathmung ist und jedenfalls ist der Luftgehalt der Lungen verschieden, was sich aus einigen

---

1) H u t c h i n s o n, Von der Capacität der Lunge u. s. w., übers. v. Samosch. S. 42.

Messungen Hutchinson's kurz nach dem Tod und im Leben ergiebt, so dass ein Theil von Hutchinson's Bestimmungen der Residualluft sicher zu hoch ausgefallen ist.

Gréhaut bediente sich einer ganz zuverlässigen Methode, indem er aus einem Gefäss mit bestimmtem Inhalt reinen H ein- und die Luft in das Gefäss wieder ausathmen liess, bis die Lungenluft und die Luft im Gefäss gehörig gemischt waren und ermittelte dann aus dem Procentgehalt des H in dieser Luft die Grösse des Lungenraumes nach gewöhnlicher Ausathmung bei gesunden jungen Leuten zu 2190 bis 3220. Dieser Raum enthält aber nicht blos die Residualluft, sondern die Reserveluft (die nach gewöhnlicher Ausathmung zurückbleibt); da diese nach Hutchinson's Bestimmungen 1200 bis 1800 CC. beträgt, so bleiben für die Residualluft 990 bis 1420 CC.

In ziemlicher Uebereinstimmung mit meinen Zahlen finden sich Bestimmungen, welche Pflüger und Koch 1884 veröffentlichten: 663 bis 742 CC. Nur wenig grössere Zahlen — 914 CC. — findet Jacobson [1]. Dieser bestimmte in einem Wassergefäss das Volum einer durch Druck auf Thorax und Bauchwand möglichst ausgedrückten Leichenlunge, also das Volum von Lunge und Residualluft, während er das Volum der Lunge allein aus deren absolutem und specifischem Gewicht berechnet. Durch Abzug des letzteren von ersterem erhält er das Volum der Residualluft. Hermann macht darauf aufmerksam, dass der ausgeübte Druck wahrscheinlich einen geringeren Erfolg auf die Auspressung der Lunge habe, als eine forcirte Exspiration. Wird das berücksichtigt und in Betracht gezogen, dass ich in forcirtem Exspiriren genügend geübt bin, so werden in meinen Bestimmungen die kleineren Zahlen für die richtigen zu halten und meine Residualluft mit 700 CC. ungefähr zu veranschlagen sein.

Achtes Capitel.

Der Einfluss des Sauerstoffgehalts der Luft auf das Athmen.

(Vgl. Nr. 8, 10 und 19.)

Erste Versuchsreihe 1875.

Die Versuche sind morgens 5 Uhr nüchtern, im Stehen und in möglichster Muskelruhe angestellt. Der O war aus chlorsaurem Kali

---

[1] Jacobson: Hermann zur Frage nach dem Betrage der Residualluft. Pflüger's Arch. 43. 1888. 236, 440.

und etwas Braunstein hergestellt und wurde ohne weitere Reinigung in dem Spirometer mit atmosphärischer Luft gemischt. Die O-arme Luft war mehrmals geathmete Luft, der die CO_2 durch Durchleiten durch lange mit Aetzkalk gefüllte Röhren entzogen wurde; diese Luft enthielt nur Spuren von CO_2. Das Verfahren war beschwerlich und zeitraubend, aber ein Versuch, der Luft durch Leiten über pyrogallussaures Kali O zu entziehen (Vers. 132 und 133), hatte so ungenügenden Erfolg, dass dieser Weg wieder verlassen wurde.

In den 14 Versuchen dieser Reihe, welche Tabelle 27 enthält, wurde Luft von 9,16 bis 63,48% O 5 bis 6 Minuten lang geathmet.

Tabelle 27.

Nr.	Ein- geathmete Luft CC.	Aus- geathmete Luft CC.	Die einge- athmete Luft be- steht aus Procent O	N	Die ausgeath- mete Luft be- steht aus Procent O	N	CO_2	CO_2 ausgeathmet CC.	O auf- genommen CC.	$\frac{CO_2}{O}$	Ein- zu ausgeathmeter Luft 1000:	Vom eingeathmetem O verbraucht %	Zahl der Athem- züge	Tiefe der Athem- züge	Versuchs- Dauer M. S.	N im Körper verblieben CC.
117	7213	7190	20,95	79,05	17,09	79,60	3,31	236	291	811	990	19,3	5,5	1272	8,45	18
138	11118	11170	9,16	90,84	7,10	90,02	2,88	322	225	1431	1005	24,3	8,7	1274	4,35	43
139	11318	11342	10,00	90,00	7,97	89,13	2,90	329	227	1449	1002	20,0	9,4	1210	4,55	78
137	10805	10808	10,92	89,08	8,60	88,55	2,85	308	250	1232	1000	21,1	9,3	1166	5,56	55
136	10489	10454	13,27	86,73	10,37	86,71	2,92	305	308	990	997	22,1	7,7	1348	5,45	33
135	10668	10604	16,95	83,03	13,88	83,03	3,09	328	336	976	994	18,6	7,7	1370	6,00	54
132	9058	8988	20,50	79,50	17,09	79,80	3,11	280	320	875	992	17,3	7,1	1323	4,48	27
133	11753	11719	20,58	79,42	17,77	79,39	2,84	333	336	991	997	15,2	7,8	1510	3,06	30
125	9094	9045	23,73	76,27	19,96	76,88	3,16	286	353	810	995	16,3	8,2	1113	5,23	— 18
126	8667	8575	27,91	72,09	23,89	72,93	3,18	273	370	738	989	15,3	7,1	1221	5,55	— 6
127	8619	8544	31,28	68,72	26,64	70,00	3,36	287	420	683	991	15,6	6,7	1282	5,48	— 58
129	9745	9679	42,16	57,84	37,59	59,44	2,97	287	470	611	993	11,4	7,2	1348	5,57	—117
128	8650	8589	42,73	57,27	37,38	59,45	3,17	272	485	561	993	13,1	6,3	1361	5,40	—153
130	9299	9215	50,42	49,58	45,19	51,69	3,12	287	525	547	991	11,2	7,1	1373	5,10	—152
131	9476	9376	63,48	36,52	58,31	38,79	2,90	272	548	496	989	9,1	7,1	1399	5,10	—176

Dabei wurde weder eine Belästigung des Athmens, noch eine sonstige Unbequemlichkeit verspürt und auch der Versuch mit 9,16% O hätte lange fortgesetzt werden können.

'   Aus der Tabelle geht hervor, dass eine Verminderung des O-Gehalts eine geringe Vermehrung der Ventilation hervorbringt, während eine starke Vermehrung desselben sie nicht beeinflusst und sie namentlich nicht herabsetzt. Sie beträgt im Mittel bei Vermehrung des O 9080, bei Verminderung 10880 CC. Die Tiefe der Athemzüge bleibt dabei im Wesentlichen unverändert, nur ihre Zahl nimmt bei O-Verminderung etwas zu.

Die beiden Versuche 132 und 133 mit nahezu normaler Einathmungsluft zeigen viel höhere Zahlen für die Ventilation, als die sonstigen Normalversuche und auch als der einzige Normalversuch dieses Jahres 117. Die Ursache dieser Abweichung liegt nicht in der geringen Verminderung des O-Gehalts in diesen Versuchen, sondern in ihrer kurzen Dauer von 4 Min. 48 Sec. und 3 Min. 5 Sec., während die sonstigen Normalversuche 8 bis 10 Min. dauern. Nach der tiefsten Ausathmung, die allen diesen Versuchen vorausging, wird das Athmen immer etwas forcirt. Den kurzen Versuchen ist etwas von dem forcirten Charakter des Athmens geblieben, da die Zeit zum vollen Ausgleich nicht reichte. Die Versuche sind aber unter sich sehr wohl vergleichbar, da ihre Dauer kaum differirt.

Aus den nackten Zahlen der Tabelle ergiebt sich weiter, dass die O-Aufnahme von 9,16% bis 63,48% O-Gehalt von 225 CC. bis zu 548 CC. ununterbrochen steigt, während die CO_2-Ausscheidung mit zunehmendem O-Reichthum von 322 auf 272 fällt.

Da in diesen Versuchen der Einfluss der Residualluft von Bedeutung sein kann, so ist in Tabelle 28 umständlich dieser Einfluss

Tabelle 28.

Nummer	Procent der Ausathmungsluft O	N	Die Residualluft am Ende des Versuchs besteht aus O	N	Differenz gegen normal O	N	O scheinbar absorbirt	O wirklich absorbirt	N scheinbar absorbirt	N wirklich absorbirt	Versuchsdauer M. S.	O scheinbar absorbirt	O wirklich absorbirt	N scheinbar absorbirt	N wirklich absorbirt
117	16,7	79,7	117	558	—	—	—	—	—	—	—	—	—	—	—
138	7,1	90,0	50	630	— 67	+ 72	1033	1100	200	128	4,35	225	240	43	28
139	8,0	89,1	56	624	— 61	+ 66	1115	1176	380	314	4,55	227	240	78	64
137	8,6	88,5	60	619	— 57	+ 61	1486	1543	325	264	5,56	250	260	55	45
136	10,4	86,7	73	607	— 44	+ 49	1770	1814	190	141	5,15	308	315	33	25
135	13,9	83,0	97	581	— 20	+ 23	2019	2039	320	297	6,00	336	340	51	49
132	17,1	79,8	120	559	+ 3	+ 1	1591	1588	130	129	4,18	320	331	27	25
133	17,8	79,4	125	556	+ 8	— 2	1037	1029	93	91	3,05	336	332	30	30
125	20,0	76,9	140	538	+ 23	— 20	1898	1875	— 96	— 76	5,33	353	335	— 31	— 18
126	23,9	72,9	167	510	+ 50	— 48	2191	2141	— 35	+ 13	5,55	370	362	— 6	2
127	26,6	70,0	186	490	+ 69	— 68	2435	2367	— 334	— 266	5,48	420	408	— 58	— 46
128	37,4	59,4	262	416	+ 145	— 142	2751	2606	— 865	— 723	5,40	485	460	— 153	— 128
129	37,6	59,5	263	416	+ 146	— 142	2796	2650	— 697	— 555	5,57	470	445	— 117	— 97
130	45,2	51,7	316	362	+ 199	— 196	2710	2511	— 788	— 592	5,10	525	486	— 152	— 115
131	58,3	38,3	408	272	+ 291	— 286	2838	2547	— 911	— 625	5,10	548	493	— 176	— 121

berechnet, indem nach der Zusammensetzung der ausgeathmeten Luft beim Athmen atmosphärischer Luft der Gehalt der 700 CC. betragenden Residualluft zu Beginn des Versuchs zu 117 CC. O und zu 558 CC. N berechnet wurde. Der CO_2-Gehalt kann bei der Unerheblichkeit seiner Veränderung ausser Rechnung bleiben. — Wie leicht ersichtlich ist, erhöht diese Correctur etwas die O-Aufnahme bei O-armer Luft und setzt sie bei O-reicher etwas herab, sie ändert aber an dem Resultat, dass die O-Aufnahme mit dem O-Gehalt der Einathmungsluft erheblich steigt, nichts.

Tabelle 29.

Nummer	Eingeathmete Luft CC.	Eingeathmete O %	Ausgeathmete CO_2 CC.	Der Ventilation entspricht CO_2 CC.	O auf-genommen (corrigirt) CC.	Der Ventilation entspricht O CC.	$\dfrac{CO_2}{O}$	Verhältniss der ein- zur ausge-athmeten Luft = 1000:
117	7213	20,95	236	—	291	—	—	—
138	11118	9,16	322	314	240	330	1,34	—
139	11318	10,00	329	318	240	332	1,37	1005
137	10805	10,92	308	308	260	327	1,19	1002
136	10489	13,27	305	301	315	324	0,97	1000
135	10668	16,95	328	305	340	325	0,96	997
132	9058	20,50	280	273	331	309	0,85	994
130	11753	20,58	333	327	332	336	1,00	992
125	9094	23,73	286	271	338	310	0,85	997
126	8667	27,91	273	265	362	305	0,75	995
127	8619	31,28	287	265	408	305	0,70	989
129	9745	42,16	287	289	460	316	0,61	991
128	8650	42,73	272	269	445	305	0,62	993
130	9299	50,42	287	278	486	312	0,59	991
131	9476	63,48	272	281	493	314	0,55	989

In Tabelle 29 sind die der Ventilationsgrösse entsprechenden Zahlen eingefügt. Vergleicht man damit die aus der vorigen Tabelle entnommenen corrigirten Werthe für O-Aufnahme, so wird es klar, dass mit zunehmendem O-Gehalt die O-Aufnahme immer mehr die übertrifft, welche man nach der Ventilationsgrösse zu erwarten hatte, dass aber bei abnehmendem O-Gehalt erst von 11% O an eine entschiedene Abnahme der O-Aufnahme unter den Ventilationswerth zu bemerken ist, die bei 13 und 16% O noch fehlt. Es handelt sich hier nicht um kleine und zweifelhafte Zahlen, die etwa durch einen mässigen Zuwachs der Menge der Residualluft erklärbar wären, sondern um kräftig ausgesprochene Unterschiede, denn es beträgt das Uebergewicht der wirklichen O-Aufnahme über die Ventilationszahl in:

Versuch 125 bei 23,73% O   28 CC.
 "   126 " 27,91 " " 57 "
 "   127 " 31,28 " " 103 "
 "   129 " 42,16 " " 144 "
 "   128 " 42,73 " " 140 "
 "   130 " 50,42 " " 174 "
 "   131 " 63,48 " " 179 "

während sie bei 9,16% O 90 CC. hinter der erwarteten zurückblieb.

Die absolute Menge O, welche in der Zeiteinheit der Lunge zugeführt wird (s. Tab. 30, Col. 5), steigt von 1018 CC. bei 9,16% O bis zu 6015 bei 63,48%, also um fast das 6fache. Davon wird um so mehr im Körper absorbirt (Tab. 30, Col. 7), je geringer der O-Gehalt der eingeathmeten Luft ist, bei 9,16% O werden so dem die Lungen passirenden O-Quantum 23,6% entzogen, bei 63,48% O nur 8,2%. Der Unterschied im Procentgehalt der ein- und ausgeathmeten Luft wächst aber mit dem steigenden O-Gehalt von 2,06 bei 9,16% an bis zu 5,35% bei 42,73%. Von da an ist ein Grösserwerden des Unterschieds nicht mehr bemerklich (Tab. 30, Col. 4).

Tabelle 30.

Nummer	Procent O der eingeath- meten	ausgeath- meten Luft	Differenz beider	Ein- geathmet wurden	Davon im Körper zurückbe- halten CC. O	Zurückbehal- ten von dem eingeathme- ten O %
117	20,95	17,09	3,86	1511	291	19,6
138	9,16	7,10	2,06	1018	240	23,6
139	10,00	7,97	2,03	1132	240	21,2
137	10,92	8,60	2,32	1180	260	22,0
136	13,27	10,37	2,90	1392	315	22,6
135	16,95	13,88	3,07	1808	340	18,8
132	20,50	17,09	3,41	1857	331	17,8
133	20,58	17,77	2,81	2419	332	18,7
125	23,73	19,96	3,77	2158	338	15,7
126	27,91	23,89	4,02	2419	362	15,0
127	31,28	26,64	4,64	2696	408	15,1
128	42,73	37,38	5,35	3696	445	12,0
129	42,16	37,59	4,57	4108	460	11,2
130	50,42	45,19	5,23	4689	486	10,4
131	63,48	58,31	5,17	6015	493	8,2

Die Zahlen für die ausgeathmete CO_2 entsprechen im Ganzen den der Ventilationsgrösse zukommenden, darum sind sie bei den stärker ventilirten Versuchen mit O-armer Luft höher als bei O-reicher Luft. Wenn die gefundenen Zahlen hier etwas grösser sind, als die zu erwartenden, so liegt das an der etwas kurzen Versuchszeit, denn bei forcirtem Athmen ist die CO_2-Ausscheidung am Anfang des Versuchs etwas grösser als am Ende. — Der Procentgehalt an CO_2 schwankt nicht viel; er ist, wie zu erwarten war, in den stärker ventilirten Versuchen etwas kleiner, als bei geringer ventilirten.

Die bisher mitgetheilten Veränderungen haben zur naturge- mässen Folge eine starke Aenderung des respirat. Quotienten, der von 1,34 bis 0,55 (Tabelle 29) mit dem steigenden O-Gehalt immer kleiner wird. Bei O‑armer Einathmungsluft wird also in der CO_2 erheblich mehr O ausgeathmet, als in der gleichen Zeit aufgenommen wurde und bei 63% O wird fast nur die Hälfte des aufgenommenen O in der CO_2 wieder entfernt. Dem entsprechend ändert sich auch das Verhältniss der ein‑ zur ausgeathmeten Luft.

Zweite Versuchsreihe 1876.

Um die Versuche etwas auszudehnen, benutzte ich meine beiden Apparate, deren Klappenapparate dicht nebeneinander lagen, nacheinander. Nachdem zuerst aus dem neuen Apparat geathmet und dieser durch Quetschhähne rasch geschlossen war, wurde der Klappenapparat des alten Apparats in den Mund genommen. In den meisten dieser Versuche gelang es nicht, die Einathmungsluft CO_2 frei zu bekommen; diese konnten daher nicht benutzt werden. Auch bei den anderen, die in Tabelle 31 mitgetheilt sind, haben Factoren

Tabelle 31.

Nr.	Eingeathmete Luft CC.	Ausgeathmete CC.	Die eingeathmete Luft besteht aus Procent O	N	Die ausgeathmete Luft besteht aus Procent O	N	CO_2	CO_2 ausgeathmet CC.	CO_2 nach der Ventilat. CC.	O aufgenommen CC.	O corrigirt CC.	O nach der Ventilat. CC.	$\frac{CO_2}{O}$	Vom eingeathmeten O verbraucht %	Zahl der Athemzüge	Tiefe	Versuchsdauer M.S.
186	7471	7400	20,95	79,05	17,41	79,53	3,06	226	—	277	—	—	0,82	17,7	7,9	941	9,4
187	9973	9972	13,10	86,90	10,13	86,62	3,25	324	276	296	301	302	1,08	23,0	10,3	965	9,0
191	10741	10699	14,02	85,98	11,46	85,95	2,59	277	292	280	284	310	0,98	18,8	10,1	1062	9,0
195	13285	13319	12,70	87,30	10,37	86,65	2,98	398	342	303	310	335	1,28	18,8	11,5	1151	6,15
197	10533	10552	14,06	85,94	11,18	85,74	3,08	325	288	301	306	308	1,06	20,7	9,5	1104	8,42
Mittel	—	—	—	—	—	—	—	331	300	—	300	314	—	—	—	—	—
188	9882	9898	20,95	79,05	17,76	79,21	2,83	280	274	292	285	301	0,98	13,8	10,7	923	5,42
196	12297	12293	12,59	87,41	9,91	87,12	2,97	365	322	330	—	325	1,11	21,3	11,0	1122	3,50

mitgewirkt, die sie nicht besonders zuverlässig machen. Die Versuche 187 und 188 fanden um 11 Uhr bei nicht vollkommen beendigter Verdauung statt, und 195 und 196 bald nach dem Frühstück und bei 197 giebt das Protocoll erschwertes Athmen in Folge erschwerter Bewegung der Spirometerglocke an. Das sind Einflüsse, welche die Oxydation etwas erhöht und die CO_2-Bildung vermehrt haben. Die Sauerstoffaufnahme hat offenbar eine gleiche Vermehrung nicht gefunden, denn während die CO_2, wie auch aus dem Mittel zu ersehen ist, über die Ventilationszahl hinausgeht, bleibt die O-Aufnahme dagegen zurück und es gewinnt den Anschein, als ob bei irgend erhöhten Ansprüchen an den Stoffwechsel die O-Aufnahme bei 13 bis 14% O-Gehalt der Athemluft etwas zurückbliebe.

Die respiratorischen Quotienten sind daher in diesen Versuchen verhältnissmässig hoch.

In Vers. 188 ist atmosphärische Luft geathmet worden, nachdem unmittelbar vorher in 187 O-arme Luft geathmet war. Durch die lange Dauer des etwas forcirten Athmens in 187 ist das Blut etwas an CO_2 verarmt, wie aus dem Procentgehalt der CO_2 hervorgeht, dass aber das vorausgegangene Athmen O-armer Luft ein besonderes O-Bedürfniss nicht zurückgelassen hat, geht aus der geringen O-Aufnahme dieses Versuchs hervor, die hinter der der Ventilationsgrösse entsprechenden etwas zurückbleibt.

Vers. 196 folgt als fortgesetztes Athmen O-armer Luft unmittelbar auf 195. In beiden macht sich der Einfluss der Verdauungsthätigkeit stark geltend und in beiden bleibt die O-Aufnahme im Verhältniss zur CO_2-Ausscheidung zurück, in der Fortsetzung des Versuchs aber offenbar weniger als im Anfang.

Ich unterlasse es, aus diesen Versuchen ihrer Unregelmässigkeiten wegen bestimmte Schlüsse zu ziehen; sie sind nur mitgetheilt, weil ich das gesammte Untersuchungsmaterial vorlegen wollte.

Dritte Versuchsreihe 1878.

Da eine etwa vorhandene Verminderung der O-Aufnahme oder der CO_2-Ausscheidung in länger dauernden Versuchen sich deutlicher aussprechen musste, als in kurzen, so athmete ich dieselbe O-arme Luft aus demselben Apparat einmal ganz kurze Zeit, dann länger, 4 bis 8 Minuten lang. Zwischen je 2 solcher Versuche liegt eine Pause von 1 Stunde. Alle sind früh nüchtern angestellt.

Die O-arme Luft wurde hier viel leichter durch den Treutler'schen Apparat[1]), der der atmosphärischen Luft durch schwefelsaures Eisenoxydul und Eisenfeile O entzieht, in jeder beliebigen Zusammensetzung dargestellt. Es enthielt indessen diese Luft etwas CO_2 und einen geringen Gehalt an H und Kohlenwasserstoff nach meiner Analyse. Der CO_2-Gehalt stellte sich nach verschiedenen Proben ziemlich gleich auf 0,12%. Weder diese CO_2-Menge, noch die sehr unerhebliche der anderen Gase, die in den Versuchen als N gerechnet wurden, kann auf die Athmung einen Einfluss üben.

In 292 war das Athmen unangenehm und nicht frei, in 293 von vornherein unangenehm und am Schluss des Versuchs kaum mehr auszuhalten und verursachte Benommenheit des Kopfes und Brustbeklemmung. Alle übrigen Versuche waren ohne jede Beschwerde.

---

1) Die Herstellung und Anwendung seiner N-Inhalationen von Treutler. 1879.

In Tab. 32 sind die Versuche mitgetheilt. Man ersieht daraus, dass die Ventilationssteigerung, die bei $7\frac{1}{2}\%$ O etwa das Doppelte

Tabelle 32.

Nr.	Ein-geathmete Luft CC.	Aus-geathmete	Die eingeathmete Luft besteht aus Procent O	N	CO₂	Die ausgeathmete Luft besteht aus Procent O	N	CO₂	CO₂ ausgeathmet	nach Abzug der eingeathmeten	nach d. Ventil.	O aufgenommen	corrigirt	nach d. Ventil.	CO₂/O	O absorbirt %	Zahl der Athemzüge	Tiefe der Athemzüge	Versuchsdauer M. S.
Norm	6683	6644	20,95	79,05	—	16,95	79,55	3,49	231	—	—	274	—	—	0,84	19,5	6,5	1023	12,00
292	13515	13716	7,48	92,10	0,12	5,95	90,81	3,24	444	428	368	196	228	342	1,88	22,5	8,9	1520	2,15
290	9629	9552	11,03	88,85	0,12	8,41	88,05	3,54	338	327	291	260	278	304	1,18	26,1	6,9	1404	2,20
295	11075	11132	11,57	88,31	0,12	8,95	87,45	3,60	401	388	319	285	320	318	1,21	25,0	8,5	1306	1,32
297	9656	9618	12,09	87,79	0,12	9,30	86,74	3,96	377	365	291	271	299	304	1,22	25,0	7,0	1380	2,14
Mittel	10968	11002	—	—	—	8,15	88,26	3,58	320	377	317	253	281	317	1,37	24,8	7,8	1402	2,05
293	13697	13802	7,48	92,40	0,12	5,72	91,18	3,10	428	412	371	235	255	344	1,61	24,9	10,8	1264	3,47
291	9282	9266	11,03	88,85	0,12	8,40	88,22	3,38	313	302	275	246	261	300	1,16	25,5	7,7	1207	3,54
296	9528	9358	11,57	88,31	0,12	8,67	87,90	3,43	327	316	288	273	284	303	1,11	25,8	8,6	1105	5,20
298	9364	9405	12,09	87,79	0,12	9,38	87,44	3,18	299	288	277	250	256	301	1,12	22,6	8,1	1156	7,54
Mittel	10468	10508	10,54	89,34	0,12	8,04	88,68	3,27	342	330	303	251	264	312	1,25	24,7	8,8	1183	5,14

der Norm beträgt, bei 11 bis 12% eine nur mässige Steigerung erfährt. An der Vermehrung der Ventilation ist in den kurzen Versuchen weit mehr die Vertiefung der Athemzüge schuld, als in den längeren, da in letzteren die gewaltsamen tiefen Athemzüge, die der dem Versuch vorausgegangenen tiefsten Ausathmung stets folgen, mehr ausgeglichen sind.

In den kurz dauernden Versuchen ist bei 11,5 bis 12% O-Gehalt die O-Aufnahme gar nicht, bei 11% nur sehr wenig, bei $7,5\%$ aber stark, auf $\frac{2}{3}$ der Norm gesunken. Bei so niedrigem O-Gehalt scheint die stark gesunkene O-Aufnahme bei längerer Versuchsdauer (293) sich wieder etwas zu heben, bei höherem Gehalt aber tritt mit längerer Dauer ein allerdings geringes Sinken der O-Aufnahme auf, welches also bei zu kurzer Dauer des Versuchs unbemerkt bleiben kann.

Rechnet man die O-Mengen aus, welche hier in einer Minute die Lungen passiren, so betragen sie bei geringem O-Gehalt etwa 1100 CC. und bei normalem Athmen etwa 1260 CC. Die Steigerung der Ventilation hat also nicht ausgereicht, der Lunge die normale O-Menge zuzuführen, weshalb der O-Gehalt der eingeathmeten Luft, um den Bedarf zu decken, viel energischer ausgenutzt wurde (ca. 25% gegen $19,5\%$).

In allen diesen Versuchen übersteigt die CO_2-Ausscheidung die der Ventilationsgrösse zukommende. Es ist das eine Folge der für die Ventilationsgrösse kurzen Versuchsdauer. Denn es wird bei gesteigerter Ventilation am Anfang dem CO_2-reichen Blut mehr CO_2 entzogen, als am Ende desselben dem mehr daran verarmten. Die CO_2-Ausscheidung ist deshalb hier in den kürzeren Versuchen am höchsten, in den länger dauernden nimmt sie mehr ab. Es gaben aber namentlich die länger dauernden Versuche, wie namentlich 298, die Gewähr, dass die O-Armuth der Einathmungsluft die Bildung der CO_2 sicher nicht beschränkt hat.

Vierte Versuchsreihe 1883.

Die Versuche dieser Reihe, die sich besonders mit der Wirkung stärkerer O-Verarmung beschäftigen und auch die Nachwirkung ermitteln sollten, sind alle ziemlich gleichmässig mindestens $2^{1}/_2$ Stunden nach einem sehr mässigen Frühstück — Kaffee mit Zucker und etwas Butterbrod — angestellt. Die Einathmungsluft wurde durch Treutler's Apparat dargestellt. Erneute Untersuchungen fanden darin so wenig CO_2, dass sie vernachlässigt werden konnte.

In den Versuchen[1]) 413, 417, 420 war das Athmen völlig frei und in 415 kaum belästigt und hätte ohne Noth noch lange fortgesetzt werden können. In 414 wurde das Athmen sehr bald unangenehm, es entstand eingenommener Kopf, Gefühl von Mattigkeit, Lähmung, Beklemmung und Aengstlichkeit in der Herzgegend, so dass das Athmen nicht länger fortgesetzt werden konnte. Die ungenehmen Empfindungen überdauern noch etwas den Versuch.

Zu 416 bemerkt das Protocoll, dass Tags zuvor eine Luft von etwa 7% O geathmet wurde. Alsbald wurde der Kopf sehr eingenommen, die Athemzüge tiefer, ohne eigentliche Athemnoth, aber doch mit unangenehmem Gefühl auf der Brust. Die Gedanken wurden unklar und das Zählen der Athemzüge verworren und falsch, und am Ende des Versuchs muss das Bewusstsein völlig gefehlt haben, ich wusste nachher nicht, ob der Versuch mit Ein- oder Ausathmung war geschlossen worden; ich hatte vergessen den Secundenzähler anzuhalten, so dass der Versuch, während dessen sich etwas Schweissentwicklung einstellte, missrathen war; es folgten ihm noch eine Anzahl tiefer Athemzüge.

Um nun in Versuch 416 mit ähnlichem O-Gehalt bei Bewusstsein zu bleiben, nahm ich mir vor, nicht so lange zu athmen. Trotzdem schwand es aber bald so weit, dass das Zählen unsicher wurde und ich meinen Vorsatz vergass. Bei tiefen Athemzügen wurde der

---

1) Vergl. auch die betr. Nr. im Anhang.

Versuch erst beendet, als der Cylinder fast leer war; der Secundenzähler wurde automatisch festgestellt, doch fehlt die klare Erinnerung
an das Ende des Versuchs. Die ganze Empfindung während des
Versuchs war unangenehm, unklar, nicht schmerzhaft, dabei leichte
Schweissentwicklung. — In 418 traten dieselben Erscheinungen mit
einem unangenehmen Gefühl auf der Brust, welches aber nicht eigentlich Athemnoth war, auf. Erinnerung an das Ende des Versuchs
undeutlich.

In 419 ebenso; trotz des Vorsatzes sparsam zu athmen, wurden die
Athemzüge bald tief und gewaltsam. In 421 wurde sofort absichtlich
tief und forcirt geathmet; bald eingenommener Kopf; am Ende ist
Bewusstlosigkeit nahe. In 422 wurde in ganz ähnlicher Weise wie
in 421 geathmet, aber atmosphärische Luft. Am Ende etwas benommener Kopf. — 423 sparsames Athmen. — 424 forcirtes Athmen,
bald eingenommener Kopf, unangenehmer Zustand ohne deutliche
Bewusstlosigkeit. 425 sparsames Athmen atmosphärischer Luft, möglichst ähnlich 423.

426. In 9 1/2 Min. wurden 77 287 CC. (bei 0° und 760 Mm.) einer
Luft von 11,22 O uud 88,78 N geathmet — ohne Beschwerde. Am
Schluss tiefe Einathmung dieser Luft und während der Ausathmung
in's Freie Aufnahme des bequem zur Hand liegenden Athemrohrs
des zweiten Apparats und somit Beginn des eigentlichen Versuchs.
427. Aus dem n. App. in 9 1/2 Min. 77 287 CC. einer Luft von 10,67 O
und 89,33 N ohne Beschwerde geathmet. Darnach Beginn des eigentlichen Versuchs am a. App. 428. 9 1/2 Min. lang wurden in 54 Athemzügen 76 980 CC. einer Luft von 10,19 O und 89,91 N ohne Beschwerde geathmet. Darnach der eigentliche Versuch am a. App.
429. Vor dem Versuch in 9 1/2 Min. und 59 Athemzügen 76 100 CC.
Luft von 12,36 O, 87,64 N ohne Beschwerde geathmet. 430. Vor dem
Versuch in 9 1/2 Min. 73 560 CC. Luft von 10,89 O und 89,11 N geathmet.

431. Das Athmen einer sehr O-armen Luft aus dem n. App. verursacht so viel Beschwerde, dass es 2 mal unterbrochen werden muss;
schliesslich wurden zusammenhängend in 3 Min. und in 22 Athemzügen 34 760 CC. dieser Luft aus 7,46 O und 92,84 N geathmet;
länger als 3 Min. konnte das Athmen nicht fortgesetzt werden; darnach Beginn des eigentlichen Versuchs, bei dem sich noch eine
kurze Zeit ein Gefühl von eingenommenem Kopf und Mattigkeit
bemerklich machten. 432. Vor dem Versuch wurde 2 1/2 Min. in
14 Athemzügen 36 010 CC. Luft von 7,36 O und 92,64 N geathmet.
Bewusstsein beinahe weg. 433. Vor dem Versuch wurde nur 1 Min.

40 Sec. lang in 10 Athemzügen 18 170 CC. einer Luft von 7,85 O und 92,15 N geathmet; das Athmen war zwar unangenehm geworden, das Bewusstsein aber ungetrübt. 434. Zum Vergleich mit 428 wurde erst 8½ Min. lang in 52 Athemzügen 79 680 CC. atmosphärische Luft geathmet; in dem eigentlichen Versuch wurde möglichst die Ventilationsgrösse von 428 eingehalten. 435. Vor dem Versuch 9½ Min. lang in 59 Athemzügen Athmen von 76 410 CC. atmosphärische Luft. 436. Zum Vergleich mit 432 vor dem Versuch 2¼ Min. lang in 15 Athemzügen Athmung von 37 930 CC. atmosphärische Luft. 437. Zum Vergleich mit 431 wurden vor dem Versuch in 3½ Min. in 21 Athemzügen 37 080 CC. atmosphärische Luft geathmet. 438. Zum Vergleich mit 430 vor dem Versuch Athmung von 70 810 CC. atmosphärische Luft in 9 Min. und 40 Sec. und in 56 Athemzügen.

439. Vor dem Versuch wurden in 12 Min. 10 Sec. in 71 Athemzügen 95 600 CC. Luft von 9,65 O und 90,35 N geathmet, dabei Anfangs leichte Beschwerde, die sich bald verlor. Im eigentlichen Versuch wurden die Ventilationsverhältnisse von 430 eingehalten. 440. Zur Aufklärung eines Widerspruchs zwischen 421 und 424 wurde eine ähnlich O-arme Luft, wie in 424, absichtlich in ähnlicher Weise forcirt geathmet; dabei sehr bald eingenommener Kopf, Verwirrung im Zählen und drohender Verlust des Bewusstseins. 441. Möglichst forcirtes Athmen atmosphärischer Luft mit stark eingenommem Kopf. Unmittelbar darauf 442. Zwischen beide Versuche fallen in halber Bewusstlosigkeit unwillkürlich 3 bis 4 Athemzüge ins Freie, worauf sofort wieder einige forcirte Athemzüge in freier Luft gemacht wurden, ehe das Athemrohr in den Mund genommen wurde. Nach einigen flachen Athemzügen wurde dann alsbald wieder möglichst forcirt geathmet.

Nach diesen Bemerkungen kann also eine Luft von 9,65 % O, wenn dabei auch ein unerhebliches vorübergehendes Unbehagen entsteht, weit über 12 Min. hinaus ohne Gefahr geathmet werden. Ueble Zufälle fanden sich erst ein bei der Athmung einer Luft von 8,09 % O, die in 5½ Min. zur beginnenden Bewusstlosigkeit führten, was bei 7,36 % O schon in 2½ Min. geschah. Bei solcher Luft tritt schon nach 2 bis 3 Athemzügen auf der Brust ein unangenehmes Gefühl auf, wie Beklemmung, ohne dass eigentlich Luftmangel verspürt wird, das Athmen wird tief und gewaltsam selbst auch bei dem Bemühen, sparsamer zu athmen; ich fühlte mich unbehaglich, schwach, wie gelähmt, das Bewusstsein wurde unklar, das Zählen unsicher, die Verrichtungen geschahen nur mechanisch und ohne bleibende klare Erinnerung daran.

Die scharfe Grenze, an der diese ernsten Erscheinungen auftreten, wird auch durch die Veränderung der Athemthätigkeit genau
markirt. Während diese nämlich bis zu 9,65 % O gar nicht oder
nur sehr unerheblich gesteigert ist, wird sie bei 8 % und darunter
sehr lebhaft, die Ventilation steigt bis zur doppelten Höhe. Die Zahl
der Athemzüge wird dabei gar nicht, ihre Tiefe aber erheblich vermehrt, wie aus Tabelle 33 hervorgeht.

Tabelle 33.

Nummer	Proc. O der Ein- athmungs- luft	Luft ein- geathmet CC.	Zahl der Athemzüge	Tiefe
normal	20,95	7433	6,1	1154
418	7,14	12163	5,4	2267
416	7,19	14526	5,9	2475
432	7,36	14400	4,0	2572
419	7,38	12327	5,4	2267
431	7,46	11590	7,3	1580
433	7,85	10900	6,0	1817
414	8,09	9802	6,4	1534
Mittel	7,50	10713	5,8	2073
439	9,65	7840	5,8	1346
415	9,80	9150	7,2	1271
428	10,19	8103	5,7	1426
417	10,43	8538	6,3	1345
427	10,67	8135	6,1	1332
430	10,89	7740	6,2	1247
426	11,22	8135	6,2	1310
420	12,14	7557	5,8	1292
429	12,36	8011	6,2	1290
413	12,68	7197	5,5	1302
Mittel	11,00	8040	6,1	1316

Die Versuche der Tabelle 34 sind in 2 Gruppen, mit stark und
mit weniger stark vermindertem O-Gehalt getheilt. Bei starker Verminderung — 7,14 bis 8,09 % O — ist die O-Aufnahme stark gesunken, sie bleibt 1/3 hinter der Menge zurück, die der Ventilation
zukäme; bei geringer 9,80 bis 12,68 % bleibt sie nur etwa 1/8 zurück
und bei 12,68 % bemerkt man eine Beschränkung der O-Aufnahme
gar nicht mehr.

Die Tabelle 35 macht deutlich, wie die Differenz des Procentgehalts an O der ein- und ausgeathmeten Luft mit zunehmender
O-Verarmung immer kleiner wird. Es geht ferner aus ihr hervor,
dass bei O-armer Einathmungsluft der Lunge weniger O zugeführt
wird als normal, dass also die Steigerung der Ventilation nicht ausgereicht hat, Ersatz zu schaffen. Es sinkt aber auch bei stärkerer

O-Verarmung die Menge nicht mehr unter die, welche bei mässiger Verarmung auftritt, da die Vermehrung der Ventilation die O-Zufuhr

Tabelle 34.

Nr.	Ein-geathmete Luft CC.	Aus-geathmete Luft CC.	Die eingeathmete Luft besteht aus Procent O	N	Die ausgeathmete Luft besteht aus Procent O	N	CO₂	CO₂ ausgeathmet	nach d. Ventil.	O aufgenommen	corrigirt	nach d. Ventil.	$\frac{CO_2}{O}$	O absorbirt %	Zahl der Athem-züge	Tiefe der Athem-züge	Versuchs-dauer M.S.
418	12163	12294	7,14	92,86	5,32	91,58	3,15	387	340	214	230	322	1,68	26,5	5,4	2267	5,02
416	14526	14829	7,19	92,81	5,80	91,15	3,05	452	387	184	201	346	2,20	19,2	5,9	2475	4,36
419	12327	12491	7,38	92,62	5,74	91,24	3,02	377	343	193	209	324	1,80	23,0	5,4	2267	4,48
414	9802	9897	8,09	91,91	6,12	90,46	3,42	338	293	187	201	299	1,68	25,3	6,4	1534	5,38
Mittel 1	12204	12378	7,45	92,55	5,74	91,10	3,16	388	316	194	210	323	1,84	23,5	5,8	2133	5,01
415	9150	9243	9,80	90,20	7,35	89,51	3,14	290	279	218	228	292	1,27	25,4	7,2	1271	6,15
417	8588	8600	10,43	89,57	7,84	88,78	3,38	291	268	216	226	286	1,29	25,4	6,3	1345	6,18
420	7557	7565	12,14	87,86	9,02	87,48	3,50	265	247	235	242	276	1,09	26,4	5,8	1292	7,52
413	7197	7198	12,68	87,32	8,81	87,59	3,60	259	240	279	284	273	0,91	31,1	5,5	1302	8,30
Mittel 2	8123	8151	11,26	88,74	8,25	88,34	3,41	276	259	237	245	282	1,14	27,1	6,2	1302	7,14
Norm	7433	7402	20,95	79,05	17,32	79,37	3,31	245	—	275	—	—	0,89	17,7	6,1	1154	—

Tabelle 35.

Nummer 1883	Proc. O der eingeathmeten Luft	Proc. O der ausgeathmeten Luft	Differenz	O in 1 Minute eingeathmet	O in 1 Minute im Körper verblieben	Proc. O absorbirt
418	7,14	5,23	1,91	868	230	26,5
416	7,19	5,80	1,39	1044	201	19,2
419	7,38	5,74	1,64	910	209	23,0
414	8,09	6,12	1,97	793	201	25,3
Mittel	7,45	5,74	1,71	904	210	23,2
415	9,80	7,35	2,45	897	228	25,4
417	10,40	7,84	2,59	890	226	25,4
420	12,14	9,02	3,12	917	242	26,4
413	12,68	8,81	3,87	913	284	31,1
Mittel	11,26	8,25	3,01	904	245	27,0
normal	20,95	17,32	3,63	1557	275	17,7

nicht weiter sinken lässt. — Bei mässiger O-Verarmung war es aber dem Körper möglich durch bessere Ausnutzung des gebotenen O die O-Aufnahme nicht allzu sehr sinken zu lassen. Bei den Versuchen mit stärkerer O-Verarmung wächst aber der Grad der Ausnutzung nicht blos nicht mehr, sondern er sinkt (17,7 % normal, 27 % bei mässiger, 23,2 % bei starker O-Verarmung). Die stark herabgesetzte O-Aufnahme in diesen letzten Versuchen ist also nicht die Folge des absoluten O-Mangels, sondern der mangelnden Fähigkeit des Körpers, bei solcher O-Verdünnung mit hinreichender Energie den O binden zu können.

Die CO_2 zeigt sich von der O-Aufnahme völlig unabhängig; in allen Versuchen ist sie höher, als sie der Ventilation nach sein sollte. Ist diese Höhe vielleicht durch die kurzen Beobachtungszeiten mitbedingt, so ist sie doch namentlich in den Versuchen mit starker O-Verarmung so bedeutend, dass der Gedanke entstehen muss, die CO_2-Production sei durch die O-Armuth nicht nur nicht herabgesetzt, sondern sogar begünstigt worden. Für eine solche Begünstigung spricht auch der für die Ventilationsgrösse hohe Procentgehalt der ausgeathmeten Luft an CO_2.

Das Zurücktreten der O-Aufnahme der CO_2-Ausscheidung gegenüber findet seinen Ausdruck in dem mit zunehmender O-Armuth wachsenden respiratorischen Quotienten bis zu einer Höhe, wo in der CO_2 mehr als doppelt so viel O ausgeschieden, als aufgenommen wurde.

Die Versuche der Tabelle 36 unterrichten über das Verhalten des Athmens, wenn unmittelbar vorher O-arme Luft geathmet worden war. Die Zahlen für die O-Aufnahme sind darin nach dem Verhalten der Residualluft corrigirt eingetragen.

Das Athmen einer mässig O-armen Luft, welches den ersten 6 Versuchen dieser Tabelle voraufging, hat die Ventilation nur unerheblich über das Mittel erhöht, indem es die Athemzüge etwas seltener aber etwas tiefer machte. Wurde nun von diesem Athmen sofort zum Athmen atmosphärischer Luft übergegangen, so sinkt die Athemgrösse ganz merklich unter die Norm. War aber vorher, wie in den letzten 3 Versuchen, eine stark an O verarmte Luft geathmet worden, die die Ventilation unter starker Vertiefung der Athemzüge stark erhöhte, so dauerte diese Erhöhung in geringerem Maass und bei mässigerer Vertiefung der Athemzüge längere Zeit fort, was am deutlichsten die kurz dauernden Versuche 432 und 433 anzeigen, während in 431 das Verhalten bei längerer Versuchsdauer mehr verwischt ist.

Nach dem Einathmen einer an O mässig armen Luft in den ersten 6 Versuchen entspricht die ausgeathmete CO_2 der Ventilationsgrösse, ging aber, wie in 432 und 433, das Athmen einer stark O-armen Luft voraus, dann übertrifft die CO_2-Ausscheidung ganz deutlich die, welche der Ventilationsgrösse nach zu erwarten war. Das ist um so auffallender, als das vorausgegangene forcirte Athmen, wenn es auch nur kurz dauerte, eine CO_2-Verarmung hätte hervorbringen müssen, welche die CO_2-Ausathmung des nachfolgenden Athmens hätte herabsetzen müssen. Es entspricht auch der Procentgehalt der ausgeathmeten Luft an CO_2 in diesen beiden Versuchen nicht einer CO_2-Verarmung der Säfte und bestätigt die bereits ausgesprochene Vermuthung, dass die CO_2-Production durch starke O-Verarmung der Athemluft eher begünstigt, als beschränkt wird. In 431 ist der längeren Dauer wegen diese Erscheinung verwischt, durch eine folgende compensatorische Herabsetzung der CO_2-Bildung ausgeglichen und etwas übercompensirt. Dementsprechend deutet auch der Procentgehalt an CO_2 in diesem Versuch an, dass die CO_2-Ausfuhr die Bildung übertroffen hat.

Bezüglich der O-Aufnahme zeigen die sämmtlichen Versuche an, dass der in dem vorausgehenden Athmen O-armer Luft sich findende Verlust durch Mehraufnahme sofort gedeckt wird. In der ersten Abtheilung der Tabelle 36 ist die Vermehrung, entsprechend dem vorausgegangenen Verlust gering, aber in allen Versuchen deutlich ausgesprochen, nur in 429 fehlt sie, da ja auch eine Athmung einer Luft von

Tabelle 36.

Nr.	Vor dem Versuch — Eingeathmet Proc. O	Vor dem Versuch — Eingeathmet Luft CC.	Vor dem Versuch — Athemzüge Zahl	Vor dem Versuch — Athemzüge Tiefe	Vorversuchs-dauer M.S.	Während — Luft ein-geathmet	Während — Luft aus-geathmet	Während — Athemzüge Zahl	Während — Athemzüge Tiefe	Ein- zu ausgeathmeter Luft =1000	Versuchs-dauer M.S.	Ausgeschieden CO_2 %	Ausgeschieden CO_2 CC.	CO_2 der Ventil.	O ein-geathmet	O absorbirt CC.	O absorbirt %	O der Ventil.	CO_2/O
429	12,36	8011	6,1	1290	9,30	6610	6609	6,0	1102	1000	10,35	3,35	221	229	1385	271	19,5	267	0,815
426	11,22	8135	6,1	1310	9,30	7539	7507	5,8	1297	996	9,27	3,34	251	247	1579	306	19,4	276	0,820
430	10,89	7740	6,1	1247	9,30	6162	6117	5,9	1052	991	8,03	3,41	209	219	1291	273	21,1	262	0,766
427	10,67	8136	6,1	1332	9,30	6857	6811	5,3	1296	993	9,45	3,31	225	233	1437	301	20,9	269	0,748
428	10,19	8103	5,7	1426	9,30	6682	6660	4,9	1386	997	10,00	3,39	226	229	1400	285	20,3	267	0,793
439	9,65	7850	5,9	1346	9,30	6011	5963	5,8	1031	992	10,38	3,42	221	217	1259	303	24,0	261	0,729
Mittel 1	10,83	7994	6,0	1327	—	6643	6611	5,6	1194	995	—	3,37	225	229	1392	290	20,8	267	0,776
431	7,46	11590	7,3	1580	3,00	8263	8164	6,7	1158	988	8,03	3,03	248	261	1719	330	19,2	283	0,751
432	7,36	14400	5,6	2572	2,50	9465	9458	6,7	1420	999	2,24	3,32	314	286	1982	393	21,4	295	0,742
433	7,85	10900	6,0	1817	1,40	9480	9453	6,7	1412	997	2,23	3,36	317	286	1896	382	19,8	295	0,807
Mittel 2	7,56	12297	6,3	1990	—	9069	9025	6,7	1330	995	—	3,23	293	278	1557	275	20,1	291	0,767
Norm	—	—	—	—	—	7433	7402	6,5	1154	996	—	3,31	245	—	—	—	17,7	—	0,891

über 12% O (vgl. Versuch 413, Tabelle 34) die O-Aufnahme nicht beschränkt. In dem zweiten Theil der Versuche steht aber, entsprechend der grösseren vorausgegangenen O-Einbuse, die O-Aufnahme ganz erheblich über der Ventilationszahl in den kurzen Versuchen 432 und 433, weniger in dem langdauernden 431, ein Zeichen, dass der Ersatz des O rasch erfolgt und bei länger dauernden Versuchen bis zum Uebersehen sich vertheilen kann.

In den beiden Abtheilungen der Tabelle ist die Ausnutzung des O ziemlich gleich gross, da in der zweiten absolut grössere Mengen O der Lunge zugeführt werden. Das O-Bedürfniss zeigt sich hier am stärksten unmittelbar nach dem Athmen O-armer Luft und um so stärker, je länger diese geathmet wurde, also stärker in Versuch 432, vor dem 2½ Min. lang O-arme Luft geathmet war als in 433, wo sie nur 1⅔ Min. geathmet war.

Es konnte in diesen Versuchen die mehr oder weniger veränderte Athemmechanik, welche die O-arme Luft veranlasst hatte, an sich schon einen Einfluss auf das nachfolgende Athmen geübt haben. Deshalb wurden Controlversuche angestellt, die in Tabelle 37 mitgetheilt sind, in denen blos atmosphärische Luft

Tabelle 37.

Nr.	Vor dem Versuch Eingeathmet Proc. O	Vor dem Versuch Eingeathmet Luft CC.	Zahl der Athemzüge	Tiefe	Dauer des Vorversuchs	Während des Versuchs Luft ein-geathmet CC.	Während des Versuchs Luft aus- CC.	Zahl der Athemzüge	Tiefe	Ausgeschieden CO_2 %	CO_2 CC.	CO_2 der Ventilation	O ein-geathmet	O absorbirt CC.	O absorbirt %	O der Ventilation	$\frac{CO_2}{O}$	Dauer des Versuchs
438	20,95	7300	5,8	1264	9,40	6244	6216	5,8	1078	3,70	230	221	1308	269	20,6	263	0,855	10,32
430	10,89	7740	6,2	1247	9,30	6162	6117	5,8	1052	3,41	209	219	1291	273	21,1	262	0,750	10,35
434	20,95	9430	6,1	1532	8,30	6769	6732	5,6	1216	3,48	234	231	1418	288	20,3	268	0,813	9,42
428	10,19	8103	5,7	1425	9,30	6682	6660	4,9	1386	3,39	226	229	1400	285	20,4	267	0,776	9,45
435	20,95	8040	6,2	1295	9,30	7080	7076	5,7	1236	3,30	233	238	1483	252	17,0	271	0,925	9,15
436	20,95	13806	5,4	2528	2,45	8616	8635	5,7	1508	3,36	290	269	1805	299	16,6	287	0,970	2,48
432	7,36	14400	5,6	2572	2,30	9465	9458	6,7	1420	3,32	314	286	1982	423	21,3	295	0,742	2,24
437	20,95	11400	6,0	1766	3,15	8100	8086	7,0	1165	3,21	259	259	1697	272	16,0	282	0,952	8,12
431	7,46	11590	7,3	1580	3,03	8260	8164	7,1	1159	3,03	248	261	1719	330	19,2	284	0,751	8,3

geathmet, aber Zahl und Tiefe der Athemzüge der verglichenen Versuche möglichst nachgeahmt wurden.

Versuch 438 ist hier mit 430, 434 und 435 mit 428 zu vergleichen. Die CO_2 entspricht in diesen Versuchen so ziemlich der Ventilation; das vorausgegangene Athmen ist auf sie ohne entscheidenden Einfluss. In der O-Aufnahme ist bei den Versuchen, welchen ein Athmen O-armer Luft vorausging, ein kleiner Ueberschuss bemerkbar, wie denn auch in ihnen bei ziemlich gleicher O-Zufuhr die O-Ausnutzung etwas stärker erscheint.

Bei dem Vergleich von 436 mit 432 überwiegt in letzterem sowohl O-Aufnahme als CO_2-Ausscheidung, während 431 verglichen mit 437 ein starkes Ueberwiegen der O-Aufnahme und ein Zurücktreten der CO_2-Ausscheidung erkennen lässt. Es ergiebt sich somit aus diesen Versuchen, dass die gefundene geringe Vermehrung der O-Aufnahme nach vorausgegangenem Athmen einer an O mässig armen Luft, und die stärkere nach dem Athmen stark O-armer Luft nicht als eine Folge der durch dieses Athmen veranlassten Ventilationsänderung zu betrachten ist, sowie dass die CO_2-Ausscheidung durch das vorausgegangene Athmen mässig O-armer Luft nicht merklich beeinflusst wird, dass sie aber auf kurze Zeit nach dem Athmen stark O-armer Luft eher begünstigt als herabgesetzt ist, um nach etwas längerer Zeit eine compensirende Herabsetzung zu erfahren.

Tabelle 38.

Nr.	Ein-geathmete Luft	Aus	Zahl der Athemzüge	Tiefe der Athemzüge	CO₂ ausgeschieden %	CC.	CO₂ der Ventilat.	O eingeathmet CC.	O davon absorbirt CC.	%	O der Ventilat.	CO₂/O	Dauer des Versuchs	O eingeathmet %
421	22902	23184	8,0	2863	2,42	561	555	1880	219	11,6	430	2,88	2,45	8,21
424	22906	23115	8,5	2707	2,61	603	555	2080	320	15,4	430	2,04	2,36	9,08
440	20761	21049	7,9	2633	2,61	549	511	1634	211	12,9	408	2,92	2,55	7,87
Mittel	22190	22449	8,1	2734	2,55	571	540	1865	250	13,3	423	2,61	2,45	8,37
422	21837	21981	7,9	2753	2,64	580	533	4575	425	9,3	419	1,36	2,54	20,95
441	24204	24348	8,7	2772	2,32	565	581	5071	479	9,4	443	1,18	3,33	20,95
443	21949	22121	8,1	2707	2,27	502	535	4598	375	8,2	420	1,34	3,42	20,95
Mittel	22663	22817	8,2	2744	2,41	549	550	4748	426	9,0	427	1,29	3,29	20,95
423	6458	6462	4,5	1431	3,86	249	225	818	214	26,2	265	0,86	9,45	12,67
425	6707	6685	4,0	1677	3,76	251	229	1405	269	19,1	268	1,07	9,45	20,95
413	7197	7198	5,5	1302	3,60	259	241	913	279	31,2	273	1,08	8,30	12,68
420	7557	7565	5,8	1292	3,50	265	247	917	242	26,3	276	0,887	7,52	12,14

In den 3 ersten Versuchen der Tabelle 38 wurde stark O-arme Luft möglichst forcirt und in den folgenden drei zum Vergleich in etwa derselben Stärke atmosphärische Luft geathmet. Die Erschei-

8*

nungen des O-Mangels wurden auch durch das forcirteste Athmen, welches ja an sich schon eingenommenen Kopf veranlasst, eher verstärkt und beschleunigt, als geschwächt.

In den drei Vergleichsversuchen entspricht im Allgemeinen und im Mittel die CO_2-Ausscheidung der Ventilationsgrösse; ihre nicht unerheblichen Schwankungen sind wohl der Ausdruck der Unregelmässigkeiten, die ein so ungestümes und gewaltsames Athmen mit sich führt. Auch hier wird bei mangelhafter O-Zufuhr mehr CO_2 ausgeschieden als bei ausreichender, und man würde eine Förderung der CO_2-Bildung bei mangelnder O-Zufuhr bestimmt annehmen dürfen, wenn nicht die Versuche mit O-Mangel ein wenig kürzer wären, als die Vergleichsversuche. Bei dem vehementen Athmen dieser Versuche ist die CO_2-Ausfuhr aber so erheblich, dass auch schon kleine Zeitunterschiede in der Versuchsdauer auf die Grösse der Ausscheidung von Einfluss sein müssten. Demgemäss weist denn auch der längste Versuch 443 trotz gleicher Ventilationshöhe eine viel geringere CO_2-Ausfuhr auf als der kürzere 422. Das aber, glaube ich, geht aus den Versuchen mit Bestimmtheit hervor, dass die beschränkte O-Zufuhr die CO_2-Ausfuhr und CO_2-Bildung durchaus nicht beschränkt hat.

Auch der O-Verbrauch der Vergleichsversuche entspricht im Mittel der Ventilationsgrösse, wenn auch die grossen Schwankungen Zeugniss geben von der Unregelmässigkeit der Muskelthätigkeit bei so gewaltsamer Athmung. Sehr bedeutend aber steht gegen den O-Verbrauch dieser Versuche der beim Athmen O-armer Luft zurück, und wenn man die hier auftretenden Zahlen mit denen vergleicht, welche nach Tabelle 34 das natürliche Athmen gleich O-armer Luft geliefert hat, so wird man zu der Ueberzeugung kommen, dass das forcirte Athmen einer solchen Luft eine Vermehrung des O-Verbrauchs durchaus nicht zuwege gebracht hat; denn die Versuche 421 und 440 liefern dieselben Zahlen, wie die damit vergleichbaren Versuche der Tabelle 34. Anders verhält sich Versuch 424. Das forcirte Athmen hat in ihm, verglichen mit dem etwa gleichstehenden Versuch 415, Tabelle 34, den O-Verbrauch merklich erhöht, wenn auch nicht zu der Menge, welche die Ventilationsgrösse beansprucht.

Die absolute O-Menge, welche in diesen Versuchen die Lungen passirt, ist grösser als die, welche bei normalem Athmen atmosphärischer Luft dem Körper zur Verfügung gestellt wird; sie wird aber in einer Verdünnung geboten, dass selbst auch das zweifellos vermehrte O-Bedürfniss, welches die vermehrte Muskelthätigkeit des stark forcirten Athmens hervorbringen muss, nicht mehr im Stande ist, seine Aufnahme im Körper zu vermehren. So verhält es sich wenigstens bei 7,87 und 8,21 % O-Gehalt. Bei 9,08 % O (424) aber vermag gesteigertes O-Bedürfniss der Luft noch merklich mehr O zu entziehen. Das ist eine scharfe Grenze, die aber mit der zusammenfällt, wo die O-Verarmung beginnt, bedrohliche Erscheinungen und verstärkte Lungenventilation zu veranlassen.

Die respiratorischen Quotienten erreichen in diesen Versuchen mit höchst gesteigerter CO_2-Ausfuhr und stark herabgesetzter O-Aufnahme eine Höhe, die sonst unter normalen Verhältnissen nicht vorkommt.

In Versuch 423 ist Luft von 12,67 % O möglichst sparsam geathmet. Die Ventilation kann willkürlich bei solcher Luft ohne grosse Noth nicht stark beschränkt werden. Gegenüber Versuch 425, in welchem atmosphärische Luft in ähnlicher Ventilationsgrösse geathmet wurde, zeigt in der CO_2 sich keine Differenz, die O-Aufnahme aber bleibt merklich bei geringerem O-Gehalt der Athemluft zurück. Mit anderen Versuchen, deren Ventilation bei ähnlichem O-Gehalt nicht willkürlich beschränkt wurde (413 und 420), verglichen, lässt sich bezüglich der CO_2 keine Abweichung finden. Versuch 413 zeigt bei 12,68 % O keine Abnahme der O-Aufnahme, die in 420 bei 12,14 deutlich ist. Versuch 413 ist indess etwas verdächtig, da bei ihm die auffallende und sonst nirgends vorkommende Menge von 31,2 % des eingeathmeten O im Körper zurückgehalten wurde, die in den beiden ganz analogen Versuchen nur 26,2 und 26,3 % betrug. Lässt man den Versuch weg, so ist aus den Versuchen zu schliessen, dass die Beschränkung der Ventilation bei 12,67 % O die O-Aufnahme mehr herabsetzt, als beim Athmen atmosphärischer Luft.

Aus den vorgelegten Untersuchungen lässt sich nun folgendes Gesammtergebniss ableiten:

1. In einer Luft von 9 bis 63 % O-Gehalt kann das menschliche Leben, wenigstens bei ruhigem Verhalten, ohne Störung des Wohlbefindens fortbestehen; ernste Störungen treten erst auf, wenn eine Luft von weniger als 9 % O nur wenige Minuten geathmet wird.

Die Grenze, wo ihres O-Gehaltes wegen eine Luft anfängt unathembar zu werden, ist eine sehr scharfe, so dass ich glaube im Stande zu sein, zu entscheiden, ob eine Luft mehr oder weniger als 9 % O enthält, so bald ich sie einige Minuten geathmet habe. Die Erscheinungen, die bei mir beim Athmen einer Luft von 8,09 bis

7,14 % O auftraten, betrafen zunächst die geistige Thätigkeit, so dass eine so unbedeutende Verrichtung, wie das Zählen, gehindert wurde und in ganz kurzer Zeit das Bewusstsein so weit schwand, dass die Erinnerung an die letzten Momente des Versuchs fehlte. Eigentliche Athemnoth und Schmerz fehlten, und in einigen Versuchen kam es bei einer Temperatur von 20 bis 22 ⁰ C. zu etwas Schweiss-Entwicklung.

Mit diesem Resultat stimmen gut überein die von P. Bert[1] mitgetheilten Erfahrungen der Bergsteiger und Luftschiffer. Er bringt den Beweis, dass die Wirkung des Luftdrucks allein bedingt sei durch die dadurch hervorgerufenen Veränderungen des O-Gehalts und bringt eine Menge von Beispielen, wo Menschen in Höhen bis 6000 Meter, wo der O-Gehalt der Luft 9,8 % beträgt, unbelästigt waren; dass aber die Luftschiffer Crocé-Spinelli und Sivel in einer Höhe von 8600 Meter, wo der Luftdruck nur 241 Mm. und der O-Gehalt 7,2 % entspricht, ihr Leben verloren. Auch in der pneumatischen Kammer machte Bert die Erfahrung, dass die ersten Störungen der geistigen Thätigkeit sich erst bei einer Druckherabsetzung bis zu 304 Mm. (= 8,4 % O) bemerkbar machten.

Bei einem O-Gehalt von 63 % O, entsprechend einem Druck der atmosphärischen Luft von 3 Atmosphären, habe ich nicht die mindeste Veränderung in meinem Verhalten gefunden. Dasselbe giebt Bert bei sich bei einem Druck von 3 bis 5 Atmosphären an. Dagegen fand er, dass reiner O bei 3 Atmosphären Druck (= 15 Atmosphären gewöhnlicher Luft) bei Thieren Krämpfe und atmosphärische Luft von 27 Atmosphären Druck den Tod hervorbrächten.

2. Die Athemmechanik wird durch Aenderung des O-Gehalts der Athemluft von 10 bis zu 63 % nicht beeinflusst; erst bei einer Verminderung von 10 % abwärts tritt eine Steigerung der Athemthätigkeit ein, die erst bei etwa 8 bis 7 % erheblich wird.

Vergleicht man die Steigerung der Respirationsthätigkeit, welche hier die O-Verarmung hervorruft, mit der, welche schon eine leichte Muskelthätigkeit bedingt, so muss man zugeben, dass der Körper bei ersterer weit hinter seiner Leistungsfähigkeit zurück bleibt und dass es ein Leichtes gewesen wäre, die absolute O-Zufuhr bedeutend zu erhöhen.

Auch Fränkel und Geppert[2] fanden eine bemerkbare Aenderung der Athmung erst von ½ Atmosphären Druck (10,5 % O) an

---

1) P. Bert, La pression barométrique. Paris 1878.
2) Fränkel u. Geppert, Ueber die Wirkung der verdünnten Luft. 1883. 7.

bei Thieren, und Friedländer und Herter[1]) kommen zu ähnlichem Resultat, dass erst bei 7% O bei Kaninchen die Dyspnoë auffällig werde, die bei 12,7% noch kaum ausgesprochen sei. Hiermit harmoniren die Angaben Dohmen's[2]), der erst von 10,5% O an abwärts eine erhebliche Steigerung der Athembewegungen bemerkte.

3. Die Pulsfrequenz erfährt nur eine mässige Steigerung, sobald der O-Gehalt der Athemluft so tief sinkt, dass das Athmen alsbald beschwerlich wird.

Die wenigen Pulszählungen in diesen Versuchen habe ich nicht mitgetheilt, sie ergeben aber alle eine Pulsbeschleunigung um einige Schläge erst dann, wenn erhebliche O-Armuth vorhanden ist. Auch eine Reihe von Zählungen, die eigens zur Ermittlung dieser Verhältnisse angestellt sind, bedürfen nicht der detaillirten Mittheilung. Sie sind mit äusserster Vorsicht in stets derselben Stellung vorgenommen und liessen alle erst dann eine Pulsbeschleunigung von nicht mehr als 18 Schlägen (meist nur 8 bis 10), die einige Minuten andauerte, erkennen, wenn die O-Verarmung durch die erwähnten Erscheinungen sich kund that.

Die erheblich grösseren Pulsbeschleunigungen, die Bert an sich und an 2 anderen Versuchspersonen bei Luftverdünnungen bis zu 350 Mm. Druck (= 9,7% O) fand, kann ich durch meine Untersuchungen nicht bestätigen.

4. Eine Vermehrung des O-Gehalts der eingeathmeten Luft steigert die CO_2-Production nicht, ebenso wenig aber wird sie durch Verminderung des O-Gehalts herabgesetzt, sie zeigt sich in diesen Versuchen unabhängig von der Menge des aufgenommenen O.

Durch alle Versuchsreihen hindurch entspricht die ausgeathmete CO_2 der, welche der Ventilationsgrösse nach zu erwarten war, nicht blos in kurzen Versuchen, sondern auch dann, wenn 10 Min. lang O-arme Luft geathmet wurde, und auch bei den höchsten Graden der O-Verarmung. Auch über die Versuche hinaus blieb das Verhalten dasselbe, selbst wenn 12 Min. lang O-arme Luft geathmet worden war, liess in dem darauf folgenden Athmen eine Abnahme der CO_2-Ausscheidung sich nicht bemerken. Ebenso wenig kam sie zum Vorschein, wenn durch stark forcirtes Athmen die CO_2-Aus-

1) Friedländer und Herter, Ueber die Wirkung des O-Mangels. Zeitschrift f. physiol. Chem.
2) Dohmen, Ueber den Einfluss, den die Blutgase auf die Athembewegung ausüben.

scheidung möglichst begünstigt war; in den Versuchen, in denen eine stark O-arme Luft möglichst forcirt geathmet wurde, war die CO_2-Ausscheidung keineswegs geringer, als in den Controlversuchen mit atmosphärischer Luft. Der Procentgehalt der ausgeathmeten Luft an CO_2 bietet auch in diesen Versuchen nicht den mindesten Anhalt für den Verdacht, dass bei O-armer Einathmungsluft etwa die CO_2-Ausathmung begünstigt gewesen sei und dem Vorrath des Körpers davon mehr entzogen worden sei, als beim Athmen atmosphärischer Luft.

Bei starker O-Armuth der Einathmungsluft wird unzweifelhaft viel mehr CO_2 ausgeathmet, als durch den aufgenommenen O kann gebildet worden sein. Auch hierbei geht aus der Procentzusammensetzung der ausgeathmeten Luft hervor, dass der CO_2-Reichthum der Körpersäfte unverändert bleibt, und dass es sich also nicht um eine Vermehrung der Ausfuhr aus dem CO_2-Bestand der Säfte handelt, sondern dass nur die gerade gebildete CO_2 ausgeführt wurde.

5. Die O-Aufnahme wächst mit steigendem O-Gehalt der Athemluft, aber nicht stetig, sondern abnehmend.

Trägt man die Zunahme der O-Aufnahme graphisch auf, wie in nachstehender Figur[1]), so erhält man eine Curve, die anfangs stark

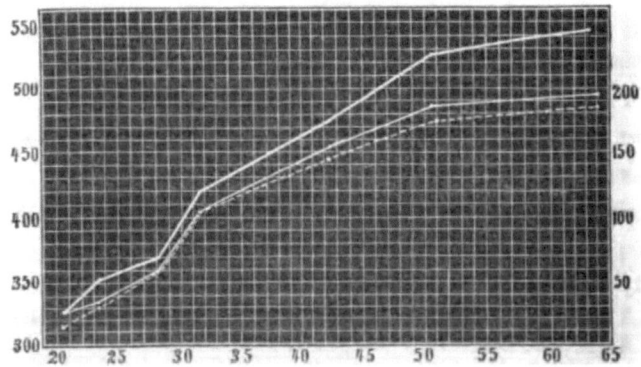

aufsteigend sich immer mehr einer horizontalen Linie nähert. Die anfangs stark steigende Zunahme nimmt also immer mehr ab und muss über 63 % O-Gehalt hinaus sehr unbedeutend ausfallen.

Ein solches ungleiches Anwachsen stimmt nun keineswegs zu einem einfachen Gelöstsein in den Körpersäften nach dem Dolton-

---

1) In der Figur giebt die obere Curve die uncorrigirten, die mittlere die nach der Residualluft corrigirten, und die untere die Zahlen, welche die mehr als der Ventilation entsprechenden aufgenommenen CC. O bezeichnen.

schen Gesetz. Durch eine einfache Rechnung, die ich anderwärts ausgeführt (Nr. 19, S. 61), lässt sich auch leicht die Unmöglichkeit einer
Lösung darthun. Diese Rechnung ergiebt, dass z. B. von 898 CC. O,
die während des Versuchs 130 mehr aufgenommen wurden, die Ge-
sammtwassermenge meines Körpers (³/₄ des Gesammtgewichts) höchstens 432 CC. unter dem erhöhten O-Druck gelöst enthalten konnte.
Es bleiben somit in diesem Versuch sicher noch 466 CC., die in anderer Weise im Körper gebunden sein mussten. Lässt man diese von
dem Blut resp. dem Hämoglobin binden, so würde dadurch der normale O-Gehalt des Gesammtbluts von 18 Vol. Proc. auf 23,8 gesteigert.
Dies Resultat widerspricht den Bestimmungen der Blutgase, welche
P. Bert bei verschiedenem Druck anstellte; denn nach ihm beträgt
die Zunahme des Blutsauerstoffs, wenn der Druck, wie hier, etwa
2½ Atmosphären zunimmt, nur ca. 1,5 Vol. Proc.[1])

Die Analysen Bert's entbehren aber der erforderlichen Sicherheit, um daraufhin allein die Unmöglichkeit, dass der überschüssige
O in dem Hämoglobin Aufnahme gefunden habe, zu proclamiren.
Er selbst spricht sich darüber (l. c. 796), nachdem er zuvor ausgeführt hat, dass die Thiere bei dem sehr hohen Druck von 27 Atmosphären an Convulsionen sterben, während ihr Blut mehr als 30 Vol.
Proc. O enthalte, folgendermaassen aus: „es ist eine merkwürdige Thatsache, dass die Convulsionen erscheinen können bei einem O-Reichthum des Blutes, den bisweilen gesunde Thiere darbieten, oder zu
dem sie beinahe gelangen können in Folge rapider Respirationen."
Er fügt noch bei, dass er Thiere gesehen habe, die normal mehr O
im Blut gehabt haben, als andere bei 10 Atmosphären und eben
solche, die bei normalem Druck weniger darin gehabt hätten, als
andere bei einem Druck von 56 und selbst 44 Cm. (15,5 bis
12,2 % O).

Das ist völlig begreiflich, wenn man sich klar macht, dass der
O-Gehalt des Bluts ausser von der Zufuhr auch von dem Verbrauch
abhängt und dass die Convulsionen letzteren doch wohl zweifellos
stark gesteigert haben. Der Gasgehalt des Bluts ist überhaupt —
was auch Bert's Untersuchungen vollauf bestätigen — eine sehr
wechselnde Grösse. Bei der fortwährenden und raschen O-Zehrung
der Gewebe braucht das Athmen nur eine ganz kurze Zeit sistirt
zu sein, um den O-Gehalt des Bluts stark herabzusetzen. Bei Thieren
halte ich es für unmöglich, alle die vielen Bedingungen, die für eine
gleichmässige Beschaffenheit des Bluts nothwendig sind, in so sub-

---

1) Siehe Bert l. c. 605.

tiler Weise gleichzustellen, dass die Untersuchung ein zuverlässiges
Resultat liefert.

Wenn es nach Bert aber möglich ist, durch forcirtes Athmen
den O-Gehalt des Bluts auf 30 Vol. Proc. zu bringen, dann ist es
ganz sicher möglich, die viel geringere Höhe von 23,8 Proc., die hier
vorausgesetzt werden muss, durch Einathmen einer Luft von 50 bis
60 % O zu erreichen. Denn beim forcirtesten Athmen von 24 000 CC.
hatte ich eine Mehraufnahme von 453 CC. O (s. Tab. 1), wovon sicher
ein grosser Theil von der stärkeren Thätigkeit der Athemmuskeln
beansprucht wurde, während ich in einer Luft von 50 % O 486 und
bei 63 % O 493 CC. O aufnahm, die allein nur bei der Abwesenheit
jedes oxydationsteigernden Grundes zur Bereicherung des Bluts gedient haben können.

Ferner ist es wahrscheinlich, dass das venöse Blut, welches in
der Regel nur 8 bis 9 Vol. Proc. O oder weniger enthält, einen verhältnissmässig grossen Theil zu seiner besseren Sättigung in sich
aufnimmt, der dem arteriellen Blut entgeht. Bert hat einige wenige
vergleichende Analysen des O-Gehalts von arteriellem und venösem
Blut gemacht. Die dabei obwaltenden Verhältnisse sind aber, da
zugleich der CO_2-Gehalt der Athemluft sehr stark vermehrt war, so
complicirt, dass sie unbrauchbar sind. Dagegen bestätigen einige
Analysen von Quinquand[1]) meine Vermuthung. Er fand bei Hunden, die 13—20 Minuten reinen O geathmet hatten, den O-Gehalt
des Bluts erhöht und den Unterschied im O-Gehalt des arteriellen
und venösen Bluts geringer als sonst.

Ueberall, wo zu oxydativen Vorgängen die O-Aufnahme vermehrt ist, ist damit auch eine Steigerung der CO_2-Bildung verknüpft
und es ist kein Beispiel bekannt, wo grössere O-Mengen zu geringeren
Oxydationsstufen, die erst später zu CO_2 weiter oxydirt wurden, verwandt werden. Deshalb wird auch hier anzunehmen sein, dass der
Mehrverbrauch an O die Oxydationsvorgänge vollkommen unberührt
gelassen hat und blos dazu gedient hat, die Körpersäfte und das
Hämoglobin zu sättigen, denn die CO_2-Ausscheidung und -Bildung
ist dadurch nicht vermehrt worden. Unter normalen Verhältnissen
bleiben ungesättigte Affinitäten ·nicht übrig, sie gehen wenigstens in
das arterielle System nicht über; deshalb kann eine vermehrte O-Aufnahme auch nur dann eine Wirkung auf die Oxydation üben, wenn
eine abnorme O-Versorgung vorhanden war und sie muss sich auch
dann in vermehrter CO_2-Bildung zu erkennen geben.

---

1) Jahresber. über d. Fortschr. d. Th.-Chem. 1884. 375.

Die vermehrte O-Aufnahme kann also in diesen Versuchen nur dazu gedient haben, die Körpersäfte und das Hämoglobin unter höherem Druck zu sättigen.

Dies Ergebniss steht nur scheinbar im Widerspruch zu den alten Untersuchungen von Lavoisier und Regnault und Reiset, nach denen die Einathmung von reinem O weder die CO_2-Ausathmung noch die O-Aufnahme ändert. Denn diese Versuche waren von so langer Dauer, dass die kleinen O-Mengen, die der Körper am Anfang des Versuchs zu seiner Sättigung verwandte, dem grossen O-Verbrauch gegenüber verschwanden. Darüber kann selbstverständlich kein Zweifel herrschen, dass die vermehrte O-Aufnahme aufhört, sobald die Sättigung für den bestimmten O-Druck erreicht ist, und das geschieht rasch.

Darnach wird die noch gangbare und auch heute noch ausgesprochene Ansicht, dass Waldluft, Seeluft u. s. w. ihres ohnehin zweifelhaften Mehrgehalts an O wegen von besonderem Werth für die Gesundheit seien und eine besondere Wirkung auf den Stoffwechsel üben, zu beurtheilen sein.

6. Mit abnehmendem O-Gehalt der Athemluft beginnt eine geringe Abnahme der O-Aufnahme erst mit ca. 12 % aufzutreten, die aber von 8 % O an herab beträchtlich wird.

Führt man die Rechnung aus, den Ausfall der O-Aufnahme in den Versuchen mit 7 bis 8 % O von dem O-Gehalt des Bluts (18 Vol. Proc.) in Abzug zu bringen, so sinkt dieser O-Gehalt um 5,3 bis 7,5 Vol. Proc. auf 12,7 und 10,4 Vol. Proc. Hiermit in Uebereinstimmung befinden sich die Blutanalysen von Fränkel und Geppert[1]). Sie fanden, dass bei einem Luftdruck bis herab zu 41 Cm. (= 11,3 % O) eine Abnahme des Blutsauerstoffs überhaupt nicht eintritt, dass dieselbe bis zu 36,6 Cm. (10 % O) sehr gering ist und von da nach abwärts erheblich steigt. Bei 8,6 bis 7 % O beträgt bei ihnen die O-Abnahme des Bluts 8 bis 9,5 Vol. Proc., also mehr, als nach meinen Zahlen zu erwarten gewesen wäre. Bei ihren Versuchen musste aber auch das länger fortgesetzte Athmen eine grössere O-Armuth hervorbringen.

Die Verminderung des O-Gehalts des Bluts ist also gross genug, um das Verhalten der O-Aufnahme bei O-armer Athemluft zu erklären und es ist die Annahme un-

---

1) Fränkel und Geppert, Ueber die Wirkungen der verdünnten Luft. 1883. 47.

nöthig, dass bei dem Grad der O-Verarmung, der in diesen Versuchen hervorgebracht wurde, ausser dem Blut auch noch andere Körpergewebe an O-Mangel gelitten haben. Das O-Bedürfniss der zerfallenden Stoffe ist aus dem O-Vorrath des Blutes befriedigt worden. Bis herab zu 13 % O der Athemluft besitzt das Hämoglobin das Vermögen, ohne irgend welche Steigerung der Ventilation O in ausreichendem Maasse für ruhiges Verhalten zu binden, und es lässt sich wohl erwarten, dass auch für höhere Leistungen durch Steigerung der Ventilation und der Circulation bei solcher Verdünnung noch der nöthige O beschafft wird.   Dementsprechend wird denn auch durch willkürliche Aenderung der Ventilation bei diesem O-Gehalt die O-Aufnahme noch gebührend vermehrt und vermindert.

Von da herab bis zu 8 % O ist das Hämoglobin trotz etwas vermehrter Ventilation ausser Stand, O auch für ruhiges Verhalten in ausreichendem Maasse zu binden. Wenn hier auch forcirteres Athmen noch im Stande ist, die O-Aufnahme etwas zu erhöhen, so genügt das doch nicht mehr in normalem Maasse.   Eine O-Verarmung des Bluts tritt hier sicher schon ein, aber sie geht langsam und lässt sich darum lange ertragen.

Geht aber die O-Verdünnung noch weiter herab, so sinkt plötzlich die Leistungsfähigkeit des Hämoglobins ganz bedeutend, und auch die stärkste Steigerung der Lungenventilation vermag hier die O-Aufnahme nicht mehr zu heben.   Das Blut reicht hier nicht mehr aus, den O-Hunger der nach Abspaltung der CO_2 gebliebenen Stoffreste zu befriedigen, sein Vorrath ist nach wenigen Minuten verbraucht und nun, wo diese Stoffreste beginnen, den Geweben selbst den O zu entziehen und die Eiweissmolecüle zum Zerfall zu bringen, treten ernsthafte Störungen auf.   Der überangestrengte Muskel, in dem eine partielle O-Armuth sich ausbildet, hält diesen Angriff auf seine Substanz wohl aus; die Wirkung ist ausser Ermüdung keine sehr auffallende.   Wird der O-Mangel aber allgemein und wird auch die Substanz des Gehirns durch O-Entziehung angegriffen, dann tritt Bewusstlosigkeit als erstes deutliches Zeichen des beginnenden allgemeinen O-Mangels auf.   Der so plötzliche Abfall der Leistungsfähigkeit des Hämoglobins steht im Einklang mit der schon von Magnus ermittelten und von Bert bestätigten Thatsache, dass das Hämoglobin erst bei tief gesunkenem Druck grössere Mengen von O abgebe.

7. Der O-Verlust, welchen der Körper beim Athmen O-armer Luft erlitt, wird ersetzt, sobald wieder zum Athmen atmosphärischer Luft übergegangen wird.

Auch hier kann es sich nur um eine Sättigung der Flüssigkeiten mit gelöstem O und eine Befriedigung des O-Bedürfnisses des Hämoglobins unter stärkerem Druck handeln, da jede Aenderung in der CO_2-Ausscheidung fehlt. Es ist demgemäss auch natürlich, dass der Ersatz nach dem geringeren Verlust bei einer Athemluft von 13 bis 8 % O geringer ist, als nach dem starken Verlust bei 8—7 % O.

Bei der Besprechung der über diesen Gegenstand vorliegenden Literatur muss ich hier auf ein näheres Eingehen auf die genannten Untersuchungen Bert's verzichten. So verdienstvoll sie für die Aufklärung der Wirkung des Luftdrucks sind, so wenig sind sie geeignet, über O-Verbrauch und CO_2-Ausscheidung resp. -Bildung Aufschluss zu geben. Die ganze Methode der Untersuchung ist darauf berechnet, dass gewaltig wirkende Ursachen zur Anwendung kamen, feinere Unterschiede können damit nicht ermittelt werden. Ich habe anderswo (vgl. Nr. 19, S. 65 u. f.) durch umständliches Umrechnen einer grossen Zahl der Bert'schen Versuche deren Fehlerhaftigkeit nachgewiesen. Sie bieten ausserordentlich grosse Schwankungen, die mehr auf den uncontrolirbaren Zuständen der Versuchsthiere als auf der auch nicht sonderlich sicheren Untersuchungsmethode beruhen; es kommen bei ihnen, wenn man zur Controle den aus- und eingeathmeten N berechnet, ganz colossale und unmögliche Zahlen vor, und es treten respiratorische Quotienten für lange Versuchszeiten auf, die unter keinen Umständen vorkommen können, so dass ich das seiner Resultate, welches den meinigen am meisten widerspricht, dass im Beginn der Luftcompression eine Vermehrung der Verbrennungsprocesse im Körper statthabe, die mit zunehmendem Druck in Verminderung übergehe, nachdem sie ein Maximum überstiegen habe, welches wahrscheinlich unter 2 Atmosphären liege, als falsch und unerwiesen bezeichnen darf. Die Untersuchungen Bert's umfassen überhaupt stundenlange Zeiträume, während die meinigen nur die Anfangsstadien umfassen, und es ist ganz natürlich, dass z. B. bei andauerndem O-Mangel schliesslich Beeinflussungen des Stoffwechsels sich bemerkbar machen müssen, die am Anfang fehlen. Von Friedländer und Herter[1]) existirt eine Anzahl von Versuchen an tracheotomirten oder in Glasglocken befindlichen Kaninchen mit 20 bis 25 Min. Versuchsdauer, deren Ergebniss mit meinen Versuchsresultaten gut übereinstimmt. Auch sie fanden bei einer Ein-

---

1) Friedländer und Herter, Ueber die Wirkung des O-Mangels u. s. w. Ztschr. f. physiol. Chem. 3. 19.

athmungsluft von 12,7% O die O-Aufnahme nicht, bei 5,1% aber erheblich vermindert, während in beiden Fällen die CO_2-Ausscheidung unverändert geblieben war; sie wollen aber darüber nicht bestimmt entscheiden, ob CO_2-Ausscheidung und -Bildung hier parallel gehen.

Nicht ganz so in Uebereinstimmung, wie mit dieser Arbeit, befinden sich meine Ergebnisse mit denen K e m p n e r 's. In seiner Abhandlung[1]) kommt dieser Forscher zu dem Resultat: „Es geht aus diesen Versuchen hervor, dass die Einathmung O-armer Gasgemische schon lange bevor jene Grenzen erreicht werden, an denen acute Störungen des Allgemeinbefindens resp. der Tod eintreten, eine entschiedene, gar nicht unbedeutende Abnahme des O-Verbrauchs verursachen." Es ist um so auffallender, dass dieser Satz mit meinem Resultat nicht übereinstimmt, als K e m p n e r 's Untersuchungen am Menschen vorgenommen sind und mit meinen eigenen Versuchen viel Uebereinstimmendes haben, so namentlich in den Procentverhältnissen der ein- und ausgeathmeten Luft. K e m p n e r machte in seinen Versuchen jedesmal in 80 Secunden 8 Respirationen mit 17 500 CC. Luft, so dass in jedem Athemzug 22 000 CC. und in 1 Minute 13 125 CC. Luft geathmet wurden. Bei dieser Methode ist am Schluss des Versuchs nicht blos der Raum, den die Residualluft einnimmt, sondern auch der, welcher der Reserveluft zukommt, jedenfalls ein sehr erheblicher Raum, mit einer viel O-ärmeren Luft gefüllt als am Anfang. Eine Berechnung des hieraus entspringenden Unterschieds in der O-Aufnahme ist nicht vorgenommen; wird sie ausgeführt und die scheinbare O-Aufnahme in die wirkliche verwandelt, so verschwinden die Widersprüche mit meinen Versuchen.

In einer zweiten Arbeit[2]) untersucht K e m p n e r den O-Verbrauch kleiner Thiere unter einer Glasglocke von 7 Liter Inhalt, indem die CO_2 resorbirt und der verbrauchte O ersetzt wurde. In dem genau mitgetheilten Versuch 8 sass eine Ratte von 110 Grm. in der Glocke. Bei normaler Luft wurden in 1 Stunde 50 CC. O mehr verbraucht als bei 17 % O. Das ist bei 7000 CC. Gehalt der Glocke eine sehr kleine Zahl, bei der 1 Mm. Druckunterschied schon 9 CC. und 1⁰ Temperaturunterschied 25 CC. bedeutet. In solchen Glocken, in denen sich eine Wärmequelle befindet und an denen herumhantirt wird, ist aber eine richtige Temperaturbestimmung sehr erschwert. Ausserdem macht die freie uncontrolirbare Bewegung der Thiere die Resultate

---

1) K e m p n e r , Ueber O-Verbrauch des Menschen bei Einathmung O-armer Luft. Ztschr. f. klin. Med. 4. 3. 1881.

2) D e r s e l b e , Ueber den Einfluss mässiger O-Verarmung u. s. w. Virchow's Archiv. 89. 295. 1882.

unsicher, die Zahlen schwanken darum erheblich und in einigen Versuchen fehlt ein Unterschied im O-Verbrauch in gewöhnlicher und in O-armer Luft ganz.

Kempner hat darum noch eine dritte Versuchsreihe[1]) unternommen, worin er an treacheotomirten und künstlich ventilirten Thieren den ungleichen Muskeleinfluss durch Curare beseitigt. Die Wirkung des Curare ist aber, wie K. selbst zugiebt, eine recht unberechenbare und die Wahl der Curarevergiftung zur Wegschaffung der Muskelthätigkeit keine glückliche. Eine Versuchsreihe dieser Arbeit ist ohne Curare gemacht und sie ist eine volle Bestätigung der Richtigkeit meiner Versuche. Ein deutliches Fallen des O-Verbrauchs tritt hier blos in Nr. 4 bei 6% O, in Nr. 6 bei 7,7% und ein deutliches Steigen in Nr. 7 bei 28% O ein; alle übrigen Zahlen für den O-Verbrauch sind trotz des zwischen 11 und 19% schwankenden O-Gehalts der Einathmungsluft so wenig verschieden, dass sie beweisen, dass solche Luft die O-Aufnahme nicht alterirt.

Untersuchungen von Luckjanow[2]) sind an Thieren angestellt, die in Glocken sich frei bewegen. Der ungleiche Einfluss der Muskelthätigkeit ist in diesen Versuchen, in denen das Verhalten der Thiere genau controlirt ist, leicht ersichtlich. Die Untersuchung begann ausserdem erst, nachdem die O-reiche Luft eine Zeit lang geathmet war, nachdem also in Bezug auf Sättigung des Hämoglobins und der Körperflüssigkeiten Gleichgewicht eingetreten war. Obwohl im Allgemeinen und Ganzen bei höherem O-Gehalt eine etwas höhere O-Aufnahme gefunden wird, so ist diese doch so wechselnd und von gegentheiligen Beobachtungen durchbrochen, dass Vf. selbst zu dem Schluss kommt, dass ein etwaiger Einfluss der Tension des O jedenfalls zurückträte hinter andere die O-Aufnahme beeinflussende Momente.

Eine Arbeit von Frédéricq[3]) kenne ich blos aus dem Jahresbericht über die Fortschritte der Thier-Chemie. 1884. S. 391. Seine Ermittlungen, dass bei Verringerung des O-Gehalts der Athemluft die O-Aufnahme abnimmt, dass aber seine Erhöhung keine Vermehrung der Aufnahme bewirke mit Ausnahme von den ersten Minuten der Athmung des O-reichen Gasgemisches, während welcher die Spannung des O in der Athmungsluft und im Blut noch nicht ausgeglichen ist, stimmen im Ganzen mit den meinigen überein.

1) Kempner, Neue Versuche u. s. w.   Arch. f. Anat. u. Physiol. 1885.
2) Luckjanow, Ueber O-Aufnahme bei erhöhtem Procentgehalt u. s. w. Ztschr. f. physiol. Chem. 8. 313.
3) Frédéricq, Influence des variations de la compos. centesim. de l'air etc. Compt. rend. 99. 1124.

Auch St. Martin[1]) kommt in mir nicht näher bekannten Versuchen an Meerschweinchen und Ratte zu dem Ergebniss, dass die Bereicherung der Atmosphäre an O (bis 75 %) keinen nachweisbaren Einfluss auf die chemischen Respirationserscheinungen ausübt.

Zehntes Capitel.

Der Einfluss des CO_2-Gehalts der eingeathmeten Luft auf das Athmen.

(Vergl. Nr. 7 und Nr. 8 S. 246.)

Erste Versuchsreihe 1875.

Die in Tabelle 39 mitgetheilten Versuche sind sämmtlich früh morgens nüchtern stehend angestellt. Der in dem Einathmungscylinder enthaltenen atmosphärischen Luft wurde aus Kreide und Salzsäure entwickelte CO_2, die durch eine Lösung von doppeltkohlensaurem Natron durchgegangen war, zugeleitet. In Versuch 119 und 120 wurde ausgeathmete Luft eingeathmet, deshalb ist auch der O-Gehalt in diesen beiden Versuchen vermindert. Man bemerkte bei dem Einathmen CO_2-haltiger Luft, dass alsbald die Athemthätigkeit zunahm, das Athmen aber geschah leicht und ohne Beschwerde, sogar mit etwas Behagen bis zu einem CO_2-Gehalt von 7 %. Hier erst wurde das Athmen etwas unbehaglich, ängstlich, ohne eigentliche Beklemmung; es stellte sich dabei etwas Schweiss ein. Die Versuche hätten aber sicher ohne Noth noch fortgesetzt werden können über die Versuchsdauer von 2 Min. 20 Sec. hinaus. Bei einem CO_2-Gehalt der Einathmungsluft aber von 11,5 % war schon der erste Athemzug unangenehm; benommener Kopf, undeutliches Sehen, Schweiss, Zittern der Hände traten auf, so dass ich mit Mühe den Versuch 1 Min. lang aushielt. Nicht das Gefühl der Athemnoth, sondern die Nähe der Bewusstlosigkeit machte die Fortsetzung des Versuchs unmöglich. Die nöthigen Aufzeichnungen am Ende des Versuchs wurden mit unsicherer zitternder Hand gemacht. Selbst nach dem Einathmen frischer Luft dauerte es unter tiefen Athemzügen minutenlang, bis behaglicher Zustand eintrat; Schwere der Glieder und Unsicherheit der Hände dauerten fast $1/4$ Stunde. Nach allen Versuchen, am meisten nach denen mit hohem CO_2-Gehalt, blieb das Athmen forcirt.

Die Betrachtung der Tabelle ergiebt zunächst e i n e m i t d e r Z u n a h m e d e s CO_2 - G e h a l t s r e g e l m ä s s i g w a c h s e n d e S t e i g e r u n g d e r L u n g e n v e n t i l a t i o n , die bei 11,5 % CO_2 auch fast

---

[1]) St. Martin, Ibid. 1884. 392.

das 5 fache der Norm bei einer Zunahme der Zahl der Athemzüge um das Dreifache und der Tiefe um das Doppelte gestiegen ist. Nur die Versuche 119 und 120 zeigen in dem Ansteigen eine kleine, wahrscheinlich durch den veränderten O-Gehalt ihrer Einathmungsluft veranlasste Unregelmässigkeit. Ueber 7% CO_2 hinaus scheint die Tiefe der Athemzüge nicht mehr weiter zu wachsen, obwohl die Grösse der Vitalcapacität dabei lange nicht erreicht ist, sondern nur ihre Zahl.

In weit höherem Maass als die Lungenventilation wächst die Menge der ausgeathmeten CO_2 von 236 CC. normal an bis 3209 CC. (das 14fache) bei 11,5% CO_2. Kommt dabei aber die eingeathmete CO_2 in Abzug, so nimmt die wirklich aus dem Körper ausgeführte CO_2 immer mehr ab, so dass bei etwa 7% CO_2 von der im Körper producirten CO_2 nichts mehr ausgeführt wird und bei 11,5% sogar noch ein ansehnlicher Theil der eingeathmeten CO_2 zurückbehalten wird.

In diesem Versuch 124 wurden hier in 1 Minute 528 CC. der eingeathmeten CO_2 zurückbehalten und dazu noch die ganze Menge der in dieser Zeit gebildeten, die bei der Thätigkeit, welche die Athemmuskeln entfalten mussten, gewiss nicht weniger als 400 CC. betragen hatte; so

Tabelle 39.

Nr.	Ein-geathmete Luft CC.	Aus-geathmete Luft CC.	Die eingeathmete Luft besteht aus Procent O	N	CO_2	Die ausgeathmete Luft besteht aus Procent O	N	CO_2	O aufgenommen CC. gefunden	corrigirt	der Ventilat. entspricht	CO_2 ausgeathmet CC. im Ganzen	nach Abzug	der Ventilat. entspricht	CO_2 : O	O absorbirt %	N im Körper CC.	Zahl der Athemzüge	Tiefe der Athemzüge CC.	Dauer des Versuchs M. S.
117	7213	7190	20,95	79,05	—	17,09	79,60	3,31	291	287	—	236	—	—	822	19,0	18	5,5	1272	8,45
118	9181	9060	20,20	78,82	0,95	16,94	79,17	3,89	323	307	307	352	265	275	1147	16,5	64	7,3	1266	4,33
119	11347	11194	18,16	78,96	2,83	15,59	79,58	4,83	316	303	328	542	215	318	1715	14,6	53	7,2	1614	5,05
120	11565	11459	17,97	78,92	3,11	15,56	79,56	4,88	295	293	330	559	199	322	1911	14,1	10	7,1	1616	4,45
121	16193	15981	19,78	74,82	5,40	17,89	76,07	6,04	344	354	377	965	90	—	2726	11,1	−41	10,5	1542	3,20
122	25297	24817	19,41	73,37	7,22	17,89	74,76	7,35	470	468	467	1824	−2	596	3900	9,5	8	12,5	2030	2,10
123	23734	23328	19,33	73,57	7,10	17,88	74,80	7,32	417	414	453	1707	22	566	4123	9,0	12	12,0	1978	2,20
124	32464	31463	18,42	70,07	11,51	17,54	72,26	10,20	461	458	539	3209	−528	741	7007	7,7	13	16,0	2029	1,00

dass also in so kurzer Zeit 900 bis 1000 CC. CO_2 von den Körpersäften mussten mehr aufgenommen werden über den gewöhnlichen Vorrath hinaus; denn in der Residualluft konnten höchstens 50 CC. aufgespeichert sein.

Je mehr CO_2 die eingeathmete Luft enthält, um so mehr schwindet der Unterschied zwischen dem CO_2-Gehalt der ein- und ausgeathmeten Luft, bis beide bei 7 % gleich werden, und bei 11,5 % die eingeathmete Luft an CO_2 reicher ist, als die ausgeathmete.

Das Zurückbleiben so bedeutender Mengen CO_2 im Körper macht sich natürlich auch bemerkbar in dem Verhältniss der ein- zur ausgeathmeten Luft. Letztere nimmt im Verhältniss zu ersterer mit steigendem CO_2-Gehalt immer mehr ab, während beim Athmen gewöhnlicher Luft bei steigender Ventilation das Gegentheil stattfindet.

Mit steigendem CO_2-Gehalt der eingeathmeten Luft nimmt deutlich die O-Aufnahme zu. Der Grund hierfür ist die mit dem CO_2-Gehalt steigende Ventilation. Vergleicht man aber die O-Aufnahme der CO_2-Versuche mit derjenigen, welche der Ventilationsgrösse bei Athmung gewöhnlicher Luft zukommt, dann bemerkt man, dass in den CO_2-Versuchen die O-Aufnahme fast durchgängig hinter der erwarteten zurückbleibt, auch dann, wenn die Correctur für die N-Ungleichheit vorgenommen wird. Die Erscheinung ist vollkommen deutlich und namentlich bei dem höchsten CO_2-Gehalt in Versuch 124 so stark, dass der Vermehrung der Blutkohlensäure ein vermindernder Einfluss auf die O-Aufnahme zugeschrieben werden muss, der allenfalls nur bei geringfügiger CO_2-Vermehrung so gering sein kann, dass er übersehen wird. In Versuch 122 ist er, wie ich vermuthe, wohl blos deshalb nicht zum Ausdruck gekommen, weil in ihm zum ersten Mal die CO_2 Unbehaglichkeiten und dadurch einige uncontrolirte Muskelbewegungen, deren volle Bedeutung mir zu jener Zeit noch nicht klar geworden war, veranlasste.

Bemerkenswerth bei dieser verminderter O-Aufnahme ist die grosse absolute O-Menge, die in 1 Minute die Lunge in Folge der gesteigerten Ventilation passirt. In 124 beträgt sie 5980 CC., das Vierfache der Norm. In keinem meiner Versuche mit willkürlich forcirtem Athmen ist eine so hohe Zahl erreicht worden. Die Versuche 474 und 441 (Tabelle 1) liefern bei 24000 bis 24200 CC. Ventilation eine absolute O-Zufuhr von 4560 CC. und eine O-Aufnahme für die viel geringere Leistung von 453 resp. 479 CC. Nur in Versuch 131 (Tabelle 30) beim Athmen einer Luft von 63 % O wurde eine gleich hohe absolute O-Zufuhr erreicht, von der für die geringe

Leistung einer Ventilation von 9500 CC. 493 CC. O zurückgehalten wurden.

Zweite Versuchsreihe 1876.

In diesen Versuchen, die in Tabelle 40 mitgetheilt sind, ist nur Luft von geringem CO_2-Gehalt zur Verwendung gekommen; es ist aber mit der Einwirkung der CO_2 die einer Verarmung der Luft an O verbunden. Je zwei durch Klammern mit einander verbundene Versuche gehören in der Art zusammen, dass der zweite immer die unmittelbare Fortsetzung des ersten bildete. Die Einathmungsluft ist ein- oder mehrere Mal geathmete Luft, die durch Leiten über Aetzkalk ihrer CO_2 mehr oder weniger beraubt ist.

Die Versuche sind früh nüchtern angestellt, nur 187 und 188 um 11 Uhr, 5 Stunden nach der letzten Nahrungsaufnahme, 195 und 196 eine Stunde, 199 und 200 3 Stunden und 205 und 206 4 Stunden nach dem Frühstück.

In diesen Versuchen ging das Athmen ohne Beschwerde, nur in 194 war das Anhalten des Athmens beim Uebergang aus dem vorausgehenden Versuch sehr schwierig und hatte ein sehr ungestümes Athmen zur Folge, und in 203 und 204 stellte sich eingenommener Kopf, etwas Athemnoth und Aengstlichkeit und Beschwerde bei kurzem Anhalten des Athmens ein.

Die Deutung dieser überhaupt nicht sonderlich gelungenen Versuche ist wegen der Verschiedenartigkeit der dabei in Wirkung tretenden Einflüsse nicht leicht. Die Beeinflussungen durch die Residualluft und die Ungleichheit des N sind durch Correcturen in der Tabelle beseitigt; es wird, wie leicht ersichtlich ist, dadurch nichts Wesentliches geändert.

Die Wirkung der CO_2 auf die Lungenventilation tritt hier um so stärker hervor, als sie sich mit O-armer Einathmungsluft vereinigt. Der Erfolg beider zusammen ist jedenfalls stärker, als die Summirung der Einzelwirkung, wie folgendes Beispiel zeigt. Ein CO_2-Gehalt der Einathmungsluft von 1 % steigert die Ventilation um etwa 2000 CC. (118, Tabelle 39); eine Verarmung derselben an O bis auf 8 % um etwa 2400 CC. (Versuch 414); sind beide aber combinirt wie in 203, dann beträgt die Steigerung nicht 4400, sondern 8600 CC.

Die Verminderung der wirklichen CO_2-Ausscheidung und die Bereicherung des Körpers an CO_2 geht aus allen Versuchen, in denen der CO_2-Gehalt der Einathmungsluft nicht gar zu unerheblich ist, sofort hervor, wenn man sie mit der durch die Ventilationsgrösse bedingten vergleicht.

In Versuch 195 und 196 macht sich der Einfluss der voraus-

Tabelle 40.

Nr.	Ein-geathmete Luft CC.	Aus-geathmete Luft CC.	Die eingeathmete Luft besteht aus Procent O	N	CO₂	Die ausgeathmete Luft besteht aus Procent O	N	CO₂	O corrig. nach der Ventilat. absorbirt	Residual-luft	N	entspricht	CO₂ ausgeathmet im Ganzen	nach Abzug	der Ventilat. entspricht	N im Körper	Zahl der Athemzüge	Tiefe	Versuchs-dauer M. S.
186	7471	7400	20,95	79,05	—	17,41	79,53	3,06	277	—	272	—	226	—	—	21	7,9	941	9,04
187	9973	9972	13,10	86,90	—	10,13	86,62	3,25	296	301	295	297	322	—	276	29	10,3	965	9,00
188	9882	9998	20,95	79,05	—	17,96	79,21	2,83	292	282	286	296	280	274	—28	10,7	923	5,42
189	10609	10565	11,11	87,90	0,99	8,70	87,70	3,60	260	267	257	303	380	288	59	11,0	1061	8,30
190	8069	7994	20,95	79,05	—	17,11	79,98	2,91	320	312	314	278	233	275	—14	10,3	788	6,56
191	10741	10699	14,02	85,98	—	11,46	85,95	2,59	280	284	276	305	277	—	39	10,1	1062	9,00
193	12396	12332	12,15	85,80	2,05	9,88	85,75	4,37	288	294	279	321	539	285	61	9,6	1293	7,43
194	20599	20353	10,94	83,38	5,68	9,55	84,24	6,21	310	319	302	403	1264	94	30	11,6	1752	2,28
195	13258	13319	12,70	87,30	—	10,37	86,65	2,96	303	310	304	324	303	—	34	11,5	1150	6,15
196	12297	12293	12,59	87,41	—	9,91	87,12	2,97	330	331	321	320	365	—	40	12,0	1122	3,50
197	10533	10552	14,06	85,94	—	11,18	85,74	3,08	301	305	305	303	325	—	4	9,5	1104	8,42
198	12671	12595	11,09	86,72	2,19	8,98	87,03	3,99	274	277	271	324	507	225	26	11,0	1106	4,00
199	12781	12848	11,54	88,38	0,08	9,31	87,91	2,78	279	286	287	325	357	347	3	11,7	1093	7,06
200	12807	12765	13,10	86,82	0,08	10,70	86,79	2,51	312	310	300	325	320	310	40	13,6	943	4,03
201	13145	13206	13,10	89,02	0,26	8,79	88,57	2,84	248	240	245	328	375	341	31	13,6	962	7,20
202	12471	12482	10,72	89,29	0,85	7,75	89,14	3,11	262	264	262	322	388	282	9	13,0	962	4,20
203	16129	16221	9,86	90,94	0,96	6,73	90,05	3,22	215	231	220	359	522	367	60	13,3	1209	4,30
204	14874	14949	8,10	91,47	0,22	6,83	90,65	3,52	215	215	200	346	377	344	55	13,5	1105	3,25
205	12765	12809	20,95	79,05	—	18,32	78,98	2,70	328	—	334	325	343	—	—25	11,7	1087	7,04
206	11204	11209	20,95	79,05	—	17,92	79,35	2,73	339	—	330	310	306	—	37	10,2	1098	4,54

gegangenen Nahrungsaufnahme bemerklich und 190 zeigt, wie der Körper sich wieder mit O sättigt, wenn er nach vorausgegangenem Athmen O-armer Luft wieder übergeht zum Athmen atmosphärischer Luft.

Den Einfluss der geringen CO_2-Mengen, die hier zur Anwendung gekommen, auf die O-Aufnahme zu ermitteln, ist nicht ganz leicht. Es gelingt erst, wenn man mit den Versuchen der Tabelle 40 andere mit ganz gleichem O-Gehalt und ohne CO_2 vergleicht. Geeignet hierzu sind aus Tabelle 34 das Mittel 2, Nr. 414 und 420; werden diese mit 189, 203 und 193 zusammengestellt, so entsteht folgende Tabelle:

Nr.	Ein- geathmete Luft	%		O aufgenommen		O zu wenig auf- genommen
		O	CO_2	wirklich	nach der Ventilation	
189	10609	11,1	0,99	257	303	46
203	13145	8,1	0,96	220	359	139
193	12396	12,15	2,05	279	321	42
mit CO_2	12050	10,45	1,33	252	328	76
Mittel 2	8123	11,3	0	245	282	37
414	9802	8,1	0	201	299	98
420	7557	12,14	0	242	276	34
ohne CO_2	8494	10,5	0	229	286	56

Aus dieser Zusammenstellung und namentlich aus dem Vergleich von 203 mit 414 geht doch wohl hervor, dass die CO_2 die durch die O-arme Einathmungsluft beschränkte O-Aufnahme noch mehr herabgesetzt hat und es wird behauptet werden dürfen, dass schon ein geringer CO_2-Gehalt der eingeathmeten Luft (bis zu 1%) im Stande ist, die O-Aufnahme zu beschränken, und dass diese Wirkung erst dann augenfällig wird, wenn die O-Aufnahme überhaupt schon durch O-Mangel in der geathmeten Luft herabgesetzt ist.

Die älteren Untersuchungen über die Wirkung der eingeathmeten CO_2 beschränken sich fast ausschliesslich auf die Bestimmung des Procentgehaltes einer Luft an CO_2, bei dem ein Thier in geschlossenem Raum stirbt. Die gefundenen Zahlen sind im Verhältniss zu den ernsten Erscheinungen, die bei mir schon $11\frac{1}{2}$ % CO_2 hervorbrachten, sehr hoch. Auch in den Versuchen, in denen, wie bei Regnault und Reiset, Scharling u. s. w., die CO_2 in den Apparaten durch Absorption entfernt wurde, häuften sich mitunter ganz erhebliche CO_2-Mengen an, die nach Scharling, der bekanntlich am Menschen experimentirte, am Ende einstündiger Versuche bis auf 6 % stiegen, ohne Belästigung zu verursachen. Nach Bert's ausgedehnten Unter-

suchungen hierüber[1]) starben Sperlinge in einer Luft von 24 bis 28%
CO_2, Reptilien schon bei 13—17%, Hunde sah er sterben, wenn die
Einathmungsluft 35, 39 und 46% hielt, er sah sie aber auch über-
leben bei 35, 37 und 38%. Bei Hunden trat ferner der Tod ein,
wenn deren Blut 107, 114 und 117 und einmal das venöse Blut 120 Vol.
Proc. CO_2 hielt, er trat aber nicht ein bei 83, 87 und 94% CO_2.
Bert schliesst daraus, dass nicht der CO_2-Gehalt der Athemluft,
sondern der des Bluts den Tod herbeiführe; die Thiere starben deshalb bei einem CO_2-Gehalt der Luft von 53% nicht sofort, sondern
sie mussten erst einige Zeit die CO_2 in sich aufspeichern.

Aus Bert's Versuchen geht weiter hervor, dass mit steigendem
CO_2-Gehalt der Athemluft und steigender Bereicherung der Körpersäfte an CO_2 die CO_2-Bildung immer mehr abnimmt, und dass auch
die O-Aufnahme immer mehr sinkt, auch dann, wenn die Einathmungsluft reich an O ist. Die ungemeine Bereicherung der Körpersäfte
an CO_2-Vergiftung gestorbener Thiere giebt Bert auf 40 Vol. Proc.
des ganzen Körpers an, während normale Thiere nur 10 bis 15%
liefern.

Raoult hat an 2 Kaninchen einige Versuche mit CO_2-Inhala-
tionen angestellt[2]). Er bedient sich der Schnauzenkappe, eines Spirometers zum Ein- und eines zum Ausathmen und einer eingeschalteten
Probeflasche für die Analyse. Obwohl diese Methode nicht zu em-
pfehlen ist und die Versuche selbst sehr starke Unregelmässigkeiten
zeigen, so ist gegen das daraus gezogene Resultat, dass durch die
CO_2 trotz der durch Vertiefung der Athemzüge bewirkten Vermehrung
des Lungengaswechsels eine Herabsetzung der CO_2-Ausscheidung und
der O-Aufnahme bewirkt worden sei, nichts einzuwenden.

In ähnlicher Weise hat Gréhaut untersucht.[3]) Ausser einigen
Versuchen an Hunden, die eine ziemlich unregelmässige Abnahme
der CO_2-Ausscheidung mit steigendem CO_2-Gehalt der Athemluft erkennen lassen und bei 11,2% CO_2 eine starke CO_2-Absorption, stellte
er auch einige Versuche am Menschen an, die für die Norm eine
Ausscheidung von 349 CC., bei 1% CO_2 337 und bei 2% 247 CC. CO_2
lieferten. Die Grösse der Lungenventilation und ihren Einfluss auf
CO_2-Ausathmung hat er nicht bestimmt.

Etwas früher als diese Publication Gréhaut's und etwas
später als die meinige über dieses Thema ist eine Abhandlung von

---

1) l. c. Chap. VIII. Souchap. 1.
2) Raoult, Influence de l'ecide carbon. etc. C. rend. 82. 1102. Jahresber.
über Thier-Chem. f. 1876. Nr. 212.
3) Jahresber. über Th.-Ch. 1880. Nr. 259.

Friedländer und Herter darüber erschienen[1]). Ihre Versuche an Hunden und Kaninchen führten zu folgendem Resultat: Kleine Dosen CO_2 bis zu etwa 20% bewirken, selbst eine Stunde eingeathmet, keine eigentlich giftigen Erscheinungen, sondern nur eine Anregung der Athmung und der Herzthätigkeit. Nur bei tagelangem Aufenthalt in solcher Luft erfolgt schliesslich Depression, die zum Tod führen kann. Bei 30% CO_2 gesellen sich zu den Reizerscheinungen sehr bald Depressionszustände; die willkürlichen Bewegungen hören auf; das Thier sinkt um und seine Temperatur nimmt bis zum Tod rasch ab. Bei sehr grossen Dosen (70%) ist die Dauer der Reizerscheinungen nur auf einige Minuten beschränkt. Die electrische Reizbarkeit der Nerven bei solcher acuten CO_2-Vergiftung nimmt nicht im Geringsten ab. Vff. schliessen daraus, dass die CO_2 wohl zunächst die nervösen Centralapparate ausser Thätigkeit setze. Ueber die CO_2-Ausscheidung und O-Aufnahme sind nur 2 Versuche angestellt, die eine Abnahme beider ergeben und zugleich feststellen, dass selbst nach einer 25 Minuten dauernden Athmung einer Luft von 77,3% CO_2 doch noch etwas CO_2 ausgeschieden werde, indem die ausgeathmete Luft 77,6% enthalten habe.

Nach meinen eigenen und den mitgetheilten fremden Untersuchungen wird man wohl Folgendes für festgestellt erachten dürfen: Trotz der grossen Mengen CO_2, welche Thiere und, wie es scheint, auch der Mensch zu sich nehmen können, bis eine tödtliche Wirkung eintritt, machen doch beim Menschen sich schon bei verhältnissmässig geringem CO_2-Gehalt der Luft in kurzer Zeit bedrohliche Erscheinungen bemerklich. Das bestätigen vollkommen Versuche, welche erst vor Kurzem Löwy an verschiedenen Versuchspersonen anstellte.[2]) Er giebt an, dass bei über 6% CO_2 der Ausathmungsluft sich schon etwas Dyspnoë zeige, die bei 8% schon hohe Grade erreiche.

Meine eigenen Untersuchungen berühren nur den Anfang der Erscheinungen. Sicher ist nach ihnen, und dem widerspricht keine Beobachtung, dass sofort nach dem Einathmen mässiger Quantitäten CO_2 bereits die Athemthätigkeit gewaltig angeregt wird. Auch hier erhalten meine Zahlen wieder Bestätigung durch die oben erwähnten Untersuchungen Löwy's. Er erhielt eine Ventilationsgrösse von 11 700, 15 650 und 21 770 CC. bei einem Gehalt der Ausathmungs-

---

1) Friedländer u. Herter, Ueber die Wirkung der CO_2 u. s. w. Ztschr. f. physiol. Chemie. II. 99.

2) Löwy, Zur Kenntniss der Erregung des Athemcentrums. Pflüger's Arch. 47. 1890. 607.

luft an CO_2 von 5, 6 und 7%, und meine Versuche ergaben 11 565, 16 200 und 23 730 bei 4,88, 6,04 und 7,32%.

Im Allgemeinen gilt die Ansicht, und ihr schliesst sich auch ohne weitere Zahlenangaben Löwy an, dass die CO_2 - Einathmung fast ausschliesslich die Tiefe der Athemzüge vermehre, ohne deren Frequenz wesentlich zu ändern. Bei mir verhielt sich das anders und das mag seinen Grund in dem Umstand haben, dass die normale Zahl meiner Athemzüge nur 6 beträgt, bei der die Ventilations-grössen von 24 000 und 32 000 ohne Vermehrung gar nicht zu er-reichen waren. Es wird überhaupt immer die Zahl der Athemzüge steigen müssen, wenn die Vermehrung der Tiefe nicht mehr im Stande ist, die verlangte Ventilationsgrösse zu beschaffen. Dass die Vermehrung der Tiefe bis zur völligen Ausnutzung der Vitalcapa-cität geht, ist nicht anzunehmen. In meinen Versuchen wenigstens nimmt die Tiefe von 2000 CC. an (obwohl meine Vitalcapacität fast das Doppelte beträgt) nicht mehr zu, so dass die Steigerung der Ventilation von hier ab allein der Zunahme der Athemfrequenz zu-fällt. Ich finde aber auch in den Thierversuchen von Bert, Fried-länder und Herter u. s. w. solche, in denen von Anfang an die CO_2 die Athemzüge beschleunigt hat.

Die Leistungsfähigkeit des Athemorgans muss schliesslich auch bei der stärksten Reizung ein Ende erreichen. Löwy bemerkt in seinen graphischen Aufzeichnungen eine deutliche Abnahme des Wachsthums der Ventilation bei 7 bis 8% CO_2, die bei meinen Ver-suchen graphisch aufgetragen sich in der Linie von 7 bis 11% zeigt.

Das Blut und die Körpersäfte können grosse Mengen CO_2 in sich aufnehmen, sie nehmen sie in sich auf und halten die stets ge-bildete CO_2 in sich zurück, bis ein Gleichgewichtszustand zwischen ihrem CO_2-Gehalt und dem der eingeathmeten Luft hergestellt ist; dann erst beginnen die Säfte die gebildete CO_2 wieder auszuschei-den. Die Aufnahme und Diffusion der CO_2 in den Säften erfolgt wegen der hohen Ausbildung des Capillarsystems sehr rasch, wie mit Flüssigkeiten geschüttelte CO_2 äusserst rasch resorbirt wird (vgl. S. 10). Wäre die CO_2 nicht ein giftiges Gas, welches den Stoff-wechsel ändert, so liesse sich für jeden CO_2 - Druck ein Gleichge-wichtszustand denken, nach dessen Herstellung die gebildete CO_2 wieder ausgeschieden wird.

Die Schädlichkeit der CO_2 giebt sich schon früh und bei ge-ringer Bereicherung des Körpers damit deutlich zu erkennen. Sind die hierdurch hervorgerufenen Erscheinungen und chemischen Ver-änderungen auch kaum beachtenswerth, so führen sie doch zu der

Ueberzeugung, dass sie für die Dauer die physiologischen Vorgänge nachtheilig beeinflussen müssen. Denn die Verminderung der chemischen Vorgänge, die als Grundlage der Wärme- und Kraftbildung und somit des Lebens anzusehen sind, CO_2-Bildung und O-Aufnahme lässt sich schon bei geringer CO_2-Anhäufung erkennen. Sie können auch in geringem Maass ohne Störung der Gesundheit auf die Dauer sicherlich eine Einschränkung nicht erfahren. Darum hat auch die Natur ihre Vorsorge für die Entfernung dieses Gases so pünktlich getroffen, dass selbst die geringste Mehrproduction desselben nie eine Anhäufung im Körper veranlassen kann.

Schliesslich taucht nun die Frage noch auf, worin das eigentliche Wesen der CO_2-Wirkung besteht oder warum sie CO_2-Bildung und O-Aufnahme beeinträchtigt?

Die beginnende Beeinträchtigung des Bewusstseins, die bei mir sich schon nach kurzer Einwirkung der CO_2 zeigte, legt den Gedanken einer Lähmung des Gehirns nahe, wodurch der Stoffwechsel herabgesetzt wird. Es giebt aber tiefe Störungen des Bewusstseins, Schlaf, Erschütterung und Druck des Gehirns u. s. w., die tagelang dauern, ohne die Stoffwechselvorgänge merklich oder in dem Maasse herabzusetzen, wie das bei der CO_2 geschieht. Dass das Nervensystem überhaupt bei der CO_2-Vergiftung eine hervorragende Rolle nicht spielt, das beweisen die Versuche von Friedländer und Herter, sowie auch von Bert, die selbst in späten Stadien der Narkose eine Abnahme der Nervenerregbarkeit nicht fanden.

Bei Thieren tritt auch Bewusstlosigkeit erst sehr spät auf, erst dann, wenn sie bereits wegen Muskelschwäche umgesunken sind. Diese Thatsache macht es mir zweifelhaft, ob die beginnende Bewusstlosigkeit in meinen Versuchen überhaupt eine directe Folge der CO_2-Athmung war. Denn ich habe früher angeführt, dass bei willkürlich forcirtem Athmen, bei dem bei Weitem nicht die Höhe der hier in Betracht kommenden Lungenventilation erreicht wurde, stets eingenommener Kopf und Schwindelgefühl auftrat, welches von beginnender Bewusstlosigkeit nicht weit entfernt war. Ich halte es daher für durchaus wahrscheinlich, dass letztere die directe Folge des bis zum Aeussersten gesteigerten forcirten Athmens gewesen ist und mit der CO_2 gar nichts zu thun hat.

Neben dieser Erscheinung treten aber in Vers. 124 noch Symptome auf, die vielleicht geeigneter sind, eine Erklärung anzubahnen. Es trat nämlich eine auffallende Muskelschwäche zu Tage; die Bewegungen wurden energielos und zitternd und selbst über den Versuch hinaus dauerte die Unsicherheit der Bewegungen und das Gefühl der Schwere und der Ermüdung. Bringe ich hiermit in Verbindung die bekannten Wirkungen der CO_2 auf den ausgeschnittenen Muskel, Wirkungen, die in gleicher Weise keineswegs für den Nerven in Anspruch genommen werden, so finde ich so viel Uebereinstimmung, dass sich darauf der Versuch einer Erklärung basiren lässt.

Die Angaben, dass die CO_2 gasförmig oder in Flüssigkeiten gelöst ein starkes Gift für den ausgeschnittenen Muskel ist, sind schon früher von G. v. Liebig und von Ranke gemacht und neuerdings namentlich von Hermann bestätigt. Letzterer sagt darüber [1]), dass er namentlich dünne Muskeln rasch habe absterben sehen, nicht blos, wenn er reine CO_2, sondern auch mit CO_2 gemischte atmoshpärische Luft darüber geleitet habe. Die Muskeln werden dabei von Aussen her weiss und undurchsichtig; sei das vollständig geschehen, so sei der Muskel nicht mehr zu restituiren, es könne das aber wohl, namentlich bei dicken Muskeln, durch Luftzutritt noch geschehen, wenn trotz gesunkener Erregbarkeit die Veränderung noch keine vollständige gewesen sei.

Wenn Friedländer und Herter (l. c. S. 119) fanden, dass die Muskeln durch CO_2 getödteter Thiere, wo sie vom Messer getroffen wurden, noch zuckten und auch meist auf Nervenreiz noch prompt reagirten, so lässt sich hier wohl nur daran denken, dass eine völlige irreparabele Starre der Muskeln noch nicht vorgelegen habe und ein mässiges Abdunsten von CO_2 an der Luft genügt habe, den gelähmten Muskel wieder zuckungsfähig zu machen, wie ja auch Thiere, die grosse Mengen CO_2 in sich aufgenommen haben und lange Zeit gelähmt dagelegen haben, an der Luft wieder zu sich kommen. — Die Wirkung aber, welche die CO_2 auf den ausgeschnittenen Muskel übt, indem sie nur auf dessen Oberfläche wirkt, kann unmöglich ausbleiben, wenn die CO_2 durch das Blut jeder Faser zugetragen wird. Die beginnende Lähmung der ganzen Körpermuskulatur kann dann den Stoffwechsel so weit herabsetzen, dass dabei das Leben nicht mehr bestehen kann, obwohl die Veränderung des Muskels selbst noch nicht zu dessen völliger Abtödtung geführt hat. In dem lange Zeit vor seinem völligen Absterben gelähmten Muskel fehlen nun die unzertrennlichen Begleiter der Muskelcontractionen, die Spaltungsvorgänge und mit diesen auch die Stoffreste, die nach Abspaltung der CO_2 durch ihre Verwandtschaft zum O von selbst weiter zerfallen.

Auf diese Weise wird auch die auffallende Thatsache erklärlich,

---

1) Hermann, Untersuchungen über den Stoffw. der Muskeln. 1867. S. 54.

welche Bert mittheilt, dass die Kaltblüter in einer viel weniger CO_2-reichen Luft zu Grunde geben, als die Warmblüter. Die Spaltungsvorgänge sind in den Muskeln ersterer, wie auch die Bewegungen selbst, viel träger und bedürfen bis zur Lähmung daher viel geringere CO_2-Mengen als letztere.

Die Einwirkung der CO_2 auf den Muskel kann man sich auf zweierlei Weise vorstellen. Entweder zerstört die CO_2 die Structur und chemische Beschaffenheit der Muskelfibrille selbst in einer Weise, dass sie functionsunfähig wird, oder die in ihm aufgehäufte CO_2 wird ein Hemmniss für die chemischen Spaltungen, die mit jeder Muskelthätigkeit verbunden sind bei im Uebrigen intacter Faser. Für die erste Art der Einwirkung sprechen die Veränderungen, welche der ausgeschnittene Muskel beim Behandeln mit CO_2 erleidet, mit grosser Bestimmtheit.

Eine andere Erklärung, welche Untersuchungen von Brouardel und Loye[1]) über Zerstörung von Hämoglobin durch CO_2 nahe legen, scheint mir viel weniger wahrscheinlich. Nach diesen Versuchen wird durch anhaltendes Durchleiten von CO_2 die respiratorische Capacität des Blutes herabgesetzt. Diese Herabsetzung betrug aber nach 4stündigem Durchleiten reiner CO_2 unter starkem Druck nur die Hälfte der normalen Capacität, wobei das Leben wohl kaum noch gefährdet ist, während dasselbe nach 4stündiger Einwirkung reiner CO_2 und dazu noch unter hohem Druck sicher längst aufgehört hat.

Zehntes Capitel.

Das Verhalten des gasförmigen Stickstoffs beim Athmen.

Die älteren Athemversuche von Regnault und Reiset zeigten fast durchweg eine mitunter nicht unerhebliche Ausathmung von N. Da nun auch die ersten methodisch angestellten Harnstoffuntersuchungen[2]) das Resultat lieferten, dass in dem ausgeschiedenen Harnstoff ein erheblicher Theil des eingenommenen N nicht aus dem Körper entfernt war, so nahm man ziemlich allgemein an, dass der Körper einen Theil seines verbrauchten N gasförmig abscheide. Die Schwierigkeit aber, diese Abscheidung aus der Zersetzung der N-haltigen Körperstoffe chemisch zu erklären, liess diesen Glaubenssatz nie sich recht einbürgern.

---

1) Jahresber. über Th.-Ch. 1886. 103.
2) Vgl. Bischoff, Der Harnstoff als Maass des Stoffwechsels. 1853.

Das N-Deficit in den sensiblen Ausgaben wurde denn auch bald durch V o i t beseitigt. Sein Nachweis, dass bei besserer Methode aller in der Nahrung aufgenommene N im Harn und Koth wiedergefunden wurde, war so sicher, dass ein Zweifel daran nicht mehr zulässig war.

In den älteren Athemversuchen, wo die Untersuchungsthiere sich in luftdichten Behältern befanden, finden sich die N-Ausathmungen stets in Gesellschaft von ausgeschiedenem H oder Kohlenwasserstoffverbindungen und namentlich dann, wenn die Thiere an Verdauungsstörungen und Blähsucht litten. Die dabei abgegebenen Darmgase enthalten stets reichlich N und es wird zweifellos, dass der in diesen Versuchen gefundene N dem Darm der Thiere entstammte.

Es haben denn auch sehr genaue, von Pflüger und seinen Schülern angestellte directe Untersuchungen ergeben, dass eine Ausscheidung von gasförmigem N bei Thieren nicht vorkommt.

In neuester Zeit sind nun wieder Untersuchungen veröffentlicht worden, die für die Ausscheidung von gasförmigem N, unter gewissen Umständen wenigstens, neue Belege bringen. Die sehr kleinen N-Mengen, welche L e o) als gasförmige Ausscheidung beim Kaninchen noch fand (0,4 Mgr. pro Kilo und Stunde) liessen sich aus der Diffusion der geringen noch im Darm enthaltenen N-Mengen erklären. Z u n t z aber giebt nach Versuchen, die T a c k e in seinem Laboratorium ganz in derselben Weise, wie L e o anstellte, an [2]), dass Kaninchen eine geringe Menge gasförmigen N ausscheiden, die die Grenze der Versuchsfehler übersteigt. Diese N-Ausscheidung hob sich aber erheblich und regelmässig, wenn Ammonium-Nitrat oder Nitrit durch eine Oesophagusfistel dem Thiere beigebracht wurde. Nach Z u n t z steht mit dieser Beobachtung die von W e y l [3]) ermittelte Thatsache im Einklang, dass sowohl beim Menschen wie beim Hund und bei Vögeln eingeführte Salpetersäure nur zu etwa 30 bis 40°/o im Harn wiedererscheine, während der Rest in andere Producte übergegangen sein müsste. Danach ist also eine Zerlegung von Salpetersäure im Körper unter Ausscheidung von N fast sicher und bewerkstelligt sich vielleicht nach Art der N-Entwicklung aus salpetrigsaurem Natron oder Ammoniak bei erhöhter Temperatur. Das Vorkommen salpetersaurer oder salpetrigsaurer Verbindungen im menschlichen Körper ist aber für gewöhnlich ein so geringes,

---

1) Pflüger's Arch. 26. 218.
2) Jahresber. über Th.-Chem. 1886. 361.
3) Ebenda. 216.

dass die aus ihnen entwickelten N-Mengen ohne jede practische Bedeutung sind.

Damit hätte die Frage über das Verhalten des gasförmigen N bei der Athmung erledigt sein können, und ich würde hier um so weniger darauf zurückgekommen sein, als meine Untersuchungsmethode, wie bereits im zweiten Capitel bemerkt ist, den Grad der Genauigkeit nicht besitzt, der zur Entscheidung dieser Frage nothwendig ist. Es hat aber ein Theil meiner Untersuchungen mit N-reicher Einathmungsluft ein Fehlen von N in der Ausathmungsluft und bei N-armer Einathmungsluft eine Bereicherung der ausgeathmeten Luft an N in einem Maasse ergeben, dass sie unmöglich in die Fehlergrenzen der Methode fallen oder auch aus der veränderten Zusammensetzung der Residualluft erklärt werden können und darum einer Besprechung bedürfen.

Die hierher gehörigen Versuche sind bereits in Tabelle 27 als Versuche mit verschiedenem O-Gehalt der Einathmungsluft, der selbstverständlich einen geänderten N-Gehalt veranlassen musste, mitgetheilt, sie sind aber in Tabelle 41 für die ganze Versuchsdauer, die hier zu betrachten ist, zusammengestellt. Es geht daraus hervor, dass in ziemlich deutlich steigendem Verhältniss mit zunehmender Verarmung der Einathmungsluft an N der Körper N an die ausgeathmete Luft abgiebt, während er N in sich zurückbehält, wenn der N-Gehalt der eingeathmeten Luft vermehrt wird.

Wenn ich mit den hier auftretenden Zahlen für ausgeathmeten N die ungünstigste Versuchsreihe vergleiche, die ich in meinen vielen Versuchen finde, die des Jahres 1874, welche sämmtlich beim Einathmen atmosphärischer Luft bei einer Dauer von 7 bis 9 Min. eine Ausathmung von N, die zwischen 46 und 441 CC. schwankt und im Mittel 221 CC. beträgt, ergeben, dann bleiben diese Zahlen der letzteren doch weit hinter denen der Tabelle 41 mit N-armer Einathmungsluft zurück, sie sind weit grösser als die grössten Fehler und können daher als Fehler nicht angesehen werden.

Es ist ferner leicht ersichtlich, wie mit der Abnahme des Procentgehalts der eingeathmeten Luft an N der der ausgeathmeten etwas zunimmt. Das könnte nun wohl die Folge davon sein, dass das Volum der ausgeathmeten Luft in diesen Versuchen, in denen bei O-reicher Einathmungsluft viel mehr O im Körper aufgenommen wurde, als dafür CO_2 ausgeschieden wurde, hinter dem der eingeathmeten erheblich zurückblieb. Berechnet man aber in dem Mittel 1 (Tabelle 41), wie stark diese Verminderung des Volums der ausgeathmeten Luft, deren Procentgehalt an N habe steigen müssen, so

Tabelle 41.

Nr.	Luft ein- geathmet	Luft aus- geathmet	% N ein- geathmet	% N aus- geathmet	N im Körper verblieben	N der Residualluft	Versuchs- dauer M. S.
			N-arme Einathmungsluft.				
125	48957	48694	76,3	76,9	— 96	— 21	5,23
126	51279	50736	72,1	72,9	— 35	— 49	5,55
127	49991	49554	68,7	70,0	—334	— 70	5,48
128	49014	48671	57,3	59,4	—865	—140	5,40
129	57981	57592	57,8	59,4	—697	—140	5,57
130	48047	47611	49,6	51,7	—788	—189	5,10
131	48959	48442	36,5	38,8	—911	—280	5,10
Mittel 1	50604	50186	59,8	61,3	—532	— 127	—
			N-reiche Einathmungsluft.				
132	44987	44655	79,5	79,8	130	+ 7	4,58
133	36238	36133	79,4	79,4	93	+ 3	3,5
134	22701	22554	80,2	80,7	17	+ 14	2,4
135	64010	63626	83,0	83,0	320	+ 28	6,0
136	60312	60107	86,7	86,7	190	+ 56	5,45
137	64111	64126	89,1	88,5	235	+ 70	5,56
138	50956	51197	90,8	90,0	200	+ 77	4,35
139	55619	55766	90,0	89,1	280	+ 70	4,55
Mittel 2	49867	49774	84,8	84,6	196	+ 41	—
Mittel 3	89609	89755	87,6	87,2	263	+ 56	7,30
Mittel 4	50548	50515	87,5	87,5	119	—	—
Mittel 5	56136	55919	79,05	79,1	—131	— 56	—
Mittel 6	60007	60554	90,6	89,6	+134	+ 70	—
Mittel 7	55707	55401	79,05	80,1	—373	+ 70	—
Mittel 8	55263	55082	79,05	79,4	—115	—	—

erhält man 60,3 % statt der hier gefundenen 61,3 %, so dass eine
andere Erklärung gar nicht gegeben werden kann, als die, dass der
Körper von seinem Vorrath an gasförmigem N abgegeben habe, von
dem nur ein geringer Theil — 127 CC. im Mittel — von dem Vorrath der Residualluft davon herstammen kann.

Bei N-reicher Einathmungsluft findet man ganz im Gegensatz zu
diesen Versuchen eine deutliche Aufnahme von N. Die Menge dieser
Aufnahme ist mit 196 CC. (Mittel 2), wovon 41 CC. der Residualluft
zu Gute kommen, allerdings gering und in die Grenzen der Fehler
fallend. Aber es ist doch gewiss in hohem Maasse unwahrscheinlich, dass in gleicher Weise an demselben unveränderten Apparat
angestellte Versuche, nachdem sie in längerer Reihe gemäss der Beschaffenheit der Einathmungsluft eine steigende N-Ausathmung ergeben hatten, nun auf einmal ohne Grund in das Gegentheil hätten
umschlagen sollen, um darin in längerer Reihe zu verharren. Hier
darf doch wohl mit aller Bestimmtheit angenommen werden, dass

die Vermehrung des N-Gehalts der Einathmungsluft der Grund zu diesem Umschlag gewesen ist. Dass die Zahl für den im Körper hier verbliebenen N klein ist im Vergleich zu dem in den vorigen Versuchen mit N-armer Einathmungsluft ausgeschiedenen, entspricht vollkommen den Verhältnissen; die Verminderung des N-Gehalts ging nämlich viel weiter unter die Norm herunter, als die Vermehrung über dieselbe hinauf. Es spricht gerade dieses Verhalten für die Richtigkeit der Versuche und ihrer Deutung. — Die Procentzahlen für den N lassen in der ausgeathmeten Luft eine kleine Abnahme gegenüber denen der Einathmungsluft erkennen, deutlich allerdings erst, wenn die Vermehrung des N-Gehalts nicht mehr allzu gering ist. Das spricht unter Berücksichtigung der Volumverhältnisse der ein- und ausgeathmeten Luft deutlich für eine Absorption von N.

Die weiteren Versuche, die zur Erörterung dieser Frage verwandt werden können, betreffen nur N-reiche Luft. Es sind die Versuche mit O-armer Einathmungsluft aus 1876 und 1883, die im Cap. 8 bereits mitgetheilt sind. Um die endlosen Zahlenreihen hier nicht nochmals vorzuführen, beschränke ich mich auf Wiedergabe der Mittelzahlen für die ganze Versuchszeit in Tab. 41.

Die Versuche von 1876 (Mittel 3) lieferten bei einem N-Gehalt von 87,6 % der Ein- und 87,2 % der Ausathmungsluft eine N-Aufnahme von 263 CC. im Körper. Diese schwankte allerdings zwischen 38 und 506 CC., aber kein einziger Versuch zeigte eine Ausathmung von N, während die zahlreichen Versuche dieses Jahres mit atmosphärischer Luft im Mittel eine N-Ausathmung von 58 CC. zeigten.

Das Mittel 4 wird gebildet aus der unmittelbaren Fortsetzung der Versuche des Mittels 3, in denen ohne Unterbrechung O-arme und N-reiche Luft weiter geathmet wurde. Hier ist die N-Aufnahme des mit N in der vorausgegangenen Athmung schon mehr oder weniger gesättigten Körpers mit 119 CC. (37 bis 185 CC.) viel geringer; aber auch hier gab kein Versuch eine N-Ausathmung. Wurde aber (Versuch 138 und 190, Mittel 5) sofort nach dem Athmen N-reicher Luft zum Athmen atmosphärischer Luft übergegangen, so erschien auch sofort eine N-Ausathmung von 131 CC. (101—162 CC.).

Diese Versuche lehren also, dass die Absorption des N doch verhältnissmässig langsam vor sich geht. Denn nach dem Einathmen O-reicher Luft in einer mittleren Dauer von 7½ Min. in Mittel 3 war der Körper noch nicht völlig gesättigt und noch im Stande, einer gleich N-reichen Luft N, freilich in geringerem Maasse, zu entziehen. Der aufgenommene N wird aber sofort wieder abgegeben, wenn atmosphärische Luft geathmet wird.

Die Versuche von 1853 liefern dasselbe Resultat. Zwar sind unter den 12 Versuchen, welche das Mittel 6 bilden, drei, welche eine Ausathmung von 77 bis 171 CC. N aufweisen, im Mittel aber erfolgt auch hier eine N-Aufnahme von 134 CC. Nun ergaben aber in Ventilationsgrösse und sonstigem Verhalten ganz analoge Versuche jener Zeit, die im Mittel 8 zusammengefasst sind, eine ganz constante Ausathmung von 79 bis 179 CC., im Mittel 115 CC. N, obwohl hier atmosphärische Luft geathmet wurde. Das ist ein Fehler, der im Apparat liegt, und wahrscheinlich in einem minimalen Fehler der Aichung der beiden Glocken zu suchen ist. Derselbe Fehler muss aber auch den Versuchen des Mittels 6 angerechnet werden, und da wir hier statt einer Ausathmung von 115 CC. eine Absorption von 134 CC. N haben, so würde das etwa eine N-Aufnahme von 249 CC. bedeuten. Wurde auch hier von dem Einathmen einer N-reichen Luft des Mittels 6 zum Athmen atmosphärischer Luft übergegangen, so erfolgte (Mittel 7) sofort wieder die Ausscheidung des absorbirten N. Jeder der 9 das Mittel 7 bildenden Versuche zeigt eine zwischen 202 und 600 CC. schwankende, im Mittel 373 CC. betragende N-Ausathmung. Wird auch bei diesem Mittel der im Apparat oder der Methode liegende regelmässige Fehler in Anrechnung gebracht, so reducirt sich diese N-Ausscheidung von 373 CC. auf 258 CC., dass ist fast genau so viel, als nach der vorausgegangenen N-Aufspeicherung zu erwarten war.

Die hier mitgetheilten Zahlen bieten allerdings nicht unerhebliche Schwankungen; die Uebereinstimmung der einzelnen Versuchsreihen im Mittel ist aber so gross und die Zahl der im Princip abweichenden Versuche der grossen Zahl der bestätigenden gegenüber so unerheblich, dass der Satz ausgesprochen werden darf: dass bei N-reicher Einathmungsluft eine Aufnahme von N in die Körpersäfte stattfindet, der beim Uebergang zum Athmen gewöhnlicher Luft wieder ausgeschieden wird und dass bei Verminderung des N-Gehalts der Einathmungsluft die Körpersäfte von ihrem aufgelösten N abgeben, dass also der N-Gehalt der Körpersäfte sich stets in's Gleichgewicht setzt mit dem N-Gehalt der mit ihnen in Berührung kommenden Luft.

Ein solches Verhalten eines aufgelösten Gases ist eigentlich selbstverständlich. Es scheint mir nur, dass die Grösse dieses Diffusionsvorgangs und seine Schnelligkeit den bisher darüber geltenden Vorstellungen keineswegs entspricht. Denn im Allgemeinen ist man der Meinung, dass die Aufnahme des N in das Blut seine besonderen

Schwierigkeiten habe und dass es sich dabei doch immer nur um
sehr geringe Gasmengen handeln könne.

Es existirt eine ziemliche Zahl von Beobachtungen von Haut-
Emphysem am Menschen und am Thier, und es wird behauptet, dass
in diesen der O zwar ziemlich rasch, der N aber äusserst langsam
resorbirt würde. Damit stimmen Versuche von Winterich und
Ewald überein, die bei Pneumothorax fanden, dass der O sich bald
verzehre, wofür auch bei geschlossenem Pneumothorax CO_2 auftrete,
während der N lange constant bleibe.[1] Und doch wird bei ein-
fachem traumatischen Pneumothorax, nachdem keine Luft mehr zu-
dringen kann, nach den Versuchen von Winterich die Luft in
einigen Tagen resorbirt, obwohl hier bei zurückgedrängter Lunge
und verhältnissmässig sehr kleiner Resorptionsfläche die Aufsaugung
recht erschwert ist.

Die Chirurgie sieht ein geschlossenes traumatisches Emphysem,
wenn es nicht durch seine Grösse gefährliche Störungen macht, nicht
als ein grosses Uebel an, sie überlässt es sich selbst, da die Erfahrung lehrt, dass es aufgesaugt wird.

Dass die Körpersäfte also im Stande sind, mehr N in sich aufzunehmen, als sie enthalten, ist hiernach nicht zweifelhaft, und auch
die Langsamkeit der Aufsaugung in den angeführten Fällen gegenüber der kurzen Zeit, die der eingeathmete N hierzu bedarf, wird
erklärlich, wenn man die gewaltig ausgedehnte, stets mit neuer Flüssigkeit durchtränkte Resorptionsfläche der Lunge gegenüberstellt den
unbedeutenden, oft noch durchaus ungeeigneten trockenen und mit
Exsudaten versehenen Wandungen eines Pneumothorax, wo die ab-
sorbirte Luft nicht durch den Blutstrom rasch fortgeführt wird, sondern langsam in der Gewebsflüssigkeit weiterkriecht.

Zur Erklärung der Mengenverhältnisse des aufgenommenen und
abgegebenen N muss die ganze Säftemasse des Körpers und nicht das
Blut allein in Betracht gezogen werden. Bei dem geringen Absorp-
tionscoëfficienten kann der Reichthum des Körpers kein grosser sein,
es ist aber bei der ständigen Durchströmung des Körpers mit N-haltigem Blut nicht anders möglich, als dass die ganze Säftemasse damit
durchtränkt ist. So würde bei einer Fassungskraft von 2 Vol. Proc.
mein Körper etwa 900 CC. N aufgelöst enthalten können. Diese
Menge wird aber auch mit den Veränderungen der Residualluft zur
Erklärung der mitgetheilten Ergebnisse etwa ausreichen.

---

1) Weil, Pneumothorax. Deutsches Archiv f. klin. Med. 29. 396.

Nach den Versuchen von Bert folgt der N-Gehalt des Bluts bei verschiedenem Druck den Gesetzen der Gasabsorption.

Schliesslich muss ich hier noch einer auffallenden Mittheilung Jürgensen's gedenken, die im Widerspruch steht mit unseren seitherigen Ansichten über die Löslichkeit des N im Blut.[1]) Er trieb einem Hunde langsam in einer Stunde 1130 CC. Luft vom peripherischen Ende der rechten Art. cruralis durch das Herz durch bis zur linken Vena crural.; dann wurde eine Blutprobe der Art. crural. entnommen und ebenso, nachdem in 2½ Stunden 3600 CC. Luft durchgeleitet waren. Diese von Prof. Hüfner auf ihren Luftgehalt untersuchten Proben ergaben:

Gesammtluft	bei 1: 40,24,	bei 2: 31,77	Vol. Proc.
CO_2	bei 1: 23,68,	bei 2: 23,62	» »
O	bei 1: 11,12,	bei 2: 4,68	» »
N	bei 1: 5,44,	bei 2: 3,47	» »

Darnach müsste, da die Persönlichkeit des Untersuchers für die Richtigkeit der Zahlen bürgt, doch wohl unter Umständen das Blut mehr N aufnehmen, als man gewöhnlich annimmt.

Ob ein vermehrter oder verminderter N-Gehalt der Säfte irgend eine physiologische Bedeutung hat, darüber ist nichts bekannt. Das aber ist vollkommen sicher, dass der Körper je nach dem N-Druck weit grössere Mengen von gasförmigem N in sich aufnehmen oder abgeben kann, als man seither wähnte.

Elftes Capitel.

Der Einfluss des Lichts und der Farben auf das Athmen.

(Vgl. Nr. 9.)

In dem Pflanzenleben übt das Licht einen mächtigen directen Einfluss auf die chemischen Vorgänge. Die chlorophyllhaltigen Zellen, welche unter der Einwirkung des Lichts aus CO_2 den C assimiliren und zu organischen Verbindungen mit H unter Ausscheidung von O umformen, verfallen ohne Licht dem Schicksal, dass sie ihre eigenen geschaffenen Producte unter O-Aufnahme wieder zerstören. Von einem solchen Einfluss weiss, mit Ausnahme einer einzigen Andeutung, wie etwa das Bräunen der Haut im Sonnenlicht, der menschliche Körper nichts. Das Licht wirkt auf ihn nur durch Vermittelung des Nervensystems.

Die älteren Angaben über den Einfluss des Lichts von Becquerel,

---

1) Jürgensen, Luft im Blut. Deutsches Arch. f. klin. Med. 31. 1882. 441.

Edwards, Higginbottom etc. sind sehr widersprechend; der eine Autor behauptet einen Einfluss des Lichts auf den Stoffwechsel, namentlich auf die schnellere und langsamere Entwicklung von Eiern, der andere leugnet ihn.

Die erste auf systematischen Untersuchungen basirte Arbeit über diesen Gegenstand ist von Moleschott.[1]) Er gelangt zu folgenden Resultaten:

1. Frösche scheiden bei gleichen oder wenig verschiedenen Wärmegraden der Umgebung im Licht für gleiche Einheiten des Körpergewichts und der Zeit $1/12$ bis $1/4$ mehr CO_2 aus, als im Dunkeln.

2. Je grösser die Lichtstärke, um so mehr CO_2 wird ausgeschieden.

3. Die Einwirkung des Lichts, welche die vermehrte Ausscheidung von CO_2 zur Folge hat, wird zum Theil durch die Haut, zum Theil durch die Augen vermittelt.

In diesen sorgfältigen und fleissigen Versuchen zeigen leider die Versuchsreihen, aus denen die Mittel berechnet sind, so grosse Schwankungen in den Einzelversuchen, die bis auf das $2^1/2$ fache und darüber gehen, dass es für sehr gewagt gehalten werden muss, daraus Mittel zu ziehen, die sehr geringfügige Veränderungen des Stoffwechsels nachweisen sollen. Die grossen Schwankungen beweisen, dass mächtigere Einflüsse hier mitgespielt haben, und das kann nur die Muskelthätigkeit sein, die im Hellen wohl lebhafter als im Dunkeln gewesen ist, welche geringere Einflüsse gar nicht zum Ausdruck kommen lassen. Die vollkommene Richtigkeit dieser Versuche an sich geht daraus übrigens deutlich hervor, dass sie die viel stärkere Wirkung der umgebenden Temperatur und somit der Eigenwärme der Frösche, welche spätere Untersuchungen bestätigen, deutlich nachgewiesen haben.

Viel späteren Datums sind Versuche von Semi und Piacentini an Hunden. Nach Canstatt's Jahresbericht pro 1872 erhielten sie für die im Hellen und im Dunkeln ausgeschiedene CO_2 100 und 82; und wenn sie weisses Licht $= 100$ setzten, für die CO_2 bei violettem Licht 88, bei rothem 92, blauem 104, grünem 106 und bei gelbem 126.

Auch in diesen Untersuchungen sind die Bewegungen der in einem Kasten befindlichen Thiere nicht berücksichtigt. Es ist nicht anzunehmen, dass diese bei allen diesen verschiedenen Beleuchtungen stets die gleiche gewesen ist.

---

1) Moleschott, Ueb. d. Einfl. d. Lichts u. s. w. Wiener med. Wochenschr. 1855. 681.

Rob. Pott[1]) erhielt für die verschiedenen Farben noch grössere Unterschiede der CO_2-Ausscheidung, für violett 87, roth 93, milchweiss 100, blau 123, grün 128, gelb 175. Pott benutzte zu diesen Versuchen eine Maus, ein in seinen Bewegungen sehr unberechenbares Thier, welches wahrscheinlich krank war, da es unmittelbar nach den Versuchen starb. Es finden sich auch in den den Untersuchungen über das Licht vorausgehenden Untersuchungen mit verschiedenen Thieren häufig die Bemerkungen: zitternd, sehr matt und elend, etwas kränkelnd, bald nach dem Versuch verendet, welche andeuten, dass die Thiere sich keineswegs in einem Zustand befanden, der die Wirkung kleiner Agentien, wie das Licht, zum Ausdruck konnte kommen lassen. Auffallend sind mir ferner in diesen Versuchen die mitunter colossalen Gewichtsabnahmen der Thiere während der Versuche gewesen, die in 1 Stunde 4—5 %, ja sogar bisweilen 12 und 16 % des Körpergewichts betragen. Liegen hier nicht Beobachtungsfehler vor, die die Zuverlässigkeit der Arbeit sehr beeinträchtigen, so wird dadurch ein so ausgesprochen pathologischer Zustand erwiesen, dass dadurch kleine physiologische Veränderungen völlig verdeckt werden müssen.

Nach Pflüger kommt Béchard in Untersuchungen, die ich mir nicht verschaffen konnte, bezüglich der Farben zu dem den bisher mitgetheilten Resultaten ganz widersprechenden Ergebniss, dass Violett die CO_2-Ausathmung am stärksten und Gelb in nur mittlerem Grad begünstige. Solche Widersprüche sind nur erklärlich durch die Annahme, dass in diesen Versuchen Einflüsse sich geltend gemacht haben, die kräftiger wirkten als die, welche untersucht werden sollten.

Untersuchungen, welche O. v. Platen unter Pflüger anstellte, fanden die CO_2-Ausscheidung im Verhältniss von 100 : 114 und die O-Aufnahme von 100 : 116 durch das Licht begünstigt. Er verwandte tracheotomirte meist gefesselte Thiere. So zugerichtete Thiere sind aber, wie schon der bei ihnen auftretende Fesselungsdiabetes beweist, sehwer kranke Thiere, bei denen nach Erler ohnehin die Werthe für CO_2-Ausscheidung und O-Aufnahme sehr stark schwanken und völlig ungeeignet zum Studium so geringer physiologischer Veränderungen. Demgemäss finden sich denn auch in diesen Versuchen äusserst bedenkliche respiratorische Quotienten; das Verhältniss von CO_2 zum O schwankt zwischen 100 : 135 und 100 : 34. Solche Schwankungen kommen aber, wie meine zahlreichen Versuche darthun, bei

---

1) Rob. Pott, Unters. über die Mengenverhältnisse der durch die Respir. ausgesch. CO_2 bei versch. Thierspecies. 1875.

physiologischen Vorgängen ganz bestimmt nicht vor; sie beweisen, dass hier das Athmen ganz unregelmässig zwischen äusserst forcirtem und äusserst sparsamem hin und her geschwankt hat. In manchen Versuchen sind sie anhaltend so beschaffen, dass sie absolut unmögliche O-Aufspeicherungen im Körper anzeigen.

Die Versuche v. Platen's zeigen allerdings mit ziemlicher Regelmässigkeit und mit wenig Ausnahmen ein Ansteigen von O und CO_2 im Hellen und ein Abfallen im Dunkeln. Die Erklärung hierfür ist dieselbe, wie in den bereits mitgetheilten Untersuchungen mit ähnlichem Resultat, etwas grössere Muskelruhe der Thiere im Dunkeln.

Zu höchst merkwürdigen Resultaten gelangte Fubini.[1] In einer grossen Zahl von Wägungen an Fröschen fand er, dass alle Frösche im Licht ab- und im Dunkeln zunehmen, und dass selbst auch bei geblendeten Thieren dieser Unterschied, wenn auch weniger ausgesprochen, sich findet. Dieser auffallende und mit ziemlicher Regelmässigkeit auftretende Gewichtsunterschied ist sehr erheblich und geht mitunter bis über $1/5$ des Körpergewichts in 24 Stunden.

Fubini selbst glaubt, dass ein Missverhältniss zwischen O-Aufnahme und CO_2-Ausscheidung auf diese Gewichtsdifferenzen von Einfluss sein könne. Aber abgesehen davon, dass Aufspeicherungen von O (mit Ausnahme der geringen durch den vermehrten Druck bedingten) im Körper überhaupt nicht vorkommen, kann ja doch von Aufspeicherungen in solchem Maass, wie sie hier gefordert würden, nie die Rede sein. Er beruft sich dabei auf die von Valentin bisweilen beobachtete geringe Gewichtszunahme bei Winterschläfern. Aber Valentin hat darauf bereits aufmerksam gemacht, dass diese wohl als die Folge der hygroskopischen Eigenschaft der Harngebilde anzusehen sei und man kann von der Richtigkeit dieser Erklärung sich leicht überzeugen, wenn man einen Pelz bei feuchter und trockner Luft wiegt. Die Gewichtsunterschiede sind so gross, dass sie Valentin's Zahlen leicht erklären.

Chossat hat bereits, wie Fubini selbst mittheilt, festgestellt, dass die Frösche viel Wasser verschlucken, wodurch bei Wägungen derselben Fehler entstehen. Die schwerer gewordenen Frösche müssen etwas zu sich genommen haben und das kann nur Wasser gewesen sein und auch der Gewichtsverlust der leichter gewordenen ist so erheblich, dass er nur durch eine starke Wasserausscheidung, die weder der Athmung noch auch der Hautausdünstung zugeschrieben

---

1) Fubini, Ueber den Einfluss des Lichts auf das Körpergewicht der Thiere. Moleschott, Unters. z. Naturl. 11. 1876. 488.

werden kann, zu erklären ist. Die Versuche beweisen also, dass die Frösche in der Nacht Wasser verschlucken, was sie am Tag durch Blase und Mastdarm wieder entleeren. Das ist allerdings ein sehr merkwürdiges Ergebniss und dem Verhalten der geblendeten Thiere gemäss auch wohl als eine Wirkung des Lichts und der Dunkelheit aufzufassen; es ist aber ohne Belang für die Ermittlung der Lichtwirkung auf den Stoffwechsel.

Auch ein von Fubini citirter Versuch von Bidder und Schmidt[1] beweist nichts. Eine hungernde Katze verlor nämlich am Tag mehr an Gewicht, als Nachts; dieser Unterschied fiel weg, als die Katze erblindete. Abgesehen davon, dass diese Versuche zu einer Zeit angestellt waren, wo die Nächte nur wenige Stunden Dunkelheit hatten und die Untersuchungsperioden nicht einmal mit Tag und Nacht zusammenfallen, liegt doch die Erklärung hier zu nahe, dass die Ruhe der Nacht auf den Stoffwechsel herabsetzend wirkte und dass dieser Unterschied bei dem erblindeten Thier deshalb wegfiel, weil es sich bei Tag und Nacht gleich ruhig verhielt.

Zwei weitere Arbeiten, 1. von Fubini und Ronchi[2] und 2. von Fubini[3], habe ich nur durch den Jahresbericht über die Fortschritte der Thierchemie Bd. 5, S. 240 und 243 kennen gelernt.

Nach der ersten scheidet die menschliche Haut im Hellen etwas mehr CO_2 aus als im Dunkeln, im Verhältniss von 103,7 und 100. Das ist ein so geringer Unterschied, dass ich glauben möchte, er fällt in die Grenzen der Fehler bei der Bestimmung so geringer CO_2-Procente, wie sie hier vorkommen. Auch fragt es sich, ob die Muskelthätigkeit völlig gleich gehalten war.

In der zweiten Arbeit kommt Fubini zu dem Resultat, dass bei ihrer Lungen beraubten Fröschen das Licht die CO_2-Ausscheidung im Verhältniss von 100 : 134 fördere. Ueber die Untersuchungsmethode ist nichts angegeben (auch in den Comptes rendus 83, 236 sind nur die Resultate mitgetheilt). Es ist aber schwer verständlich, warum der Einfluss des Lichtes auf Thiere ohne Lungen stärker sein soll, als ihn Moleschott bei Thieren mit Lungen gefunden hat. In der 5. Reihe dieser Versuche entwickeln gesunde und der Lungen beraubte Frösche im Hellen und im Dunkeln gleich viel CO_2, während die operirten im Hellen in ihrer CO_2-Ausscheidung weit höher stehen. Rechnet man zu diesen Unbegreiflichkeiten die starken Schwankungen der CO_2-Ausscheidung der gesunden Frösche,

---

1) Bidder und Schmidt, Verdauungssäfte und Stoffwechsel. S. 317.
2) Fubini u. Ronchi, Ueber d. Perspirat. der CO_2 beim Menschen. 1876.
3) Fubini, Einfluss des Lichts auf d. Perspir. der CO_2.

so kann man sich des Verdachtes nicht erwehren, dass hier Wirkungen der bei Fröschen sehr einflussreichen Körpertemperatur, die
leicht im Hellen etwas höher gestiegen sein kann als im Dunkeln,
und ungleicher Muskelthätigkeit gemessen wurden.

Obwohl alle diese besprochenen Untersuchungen darin übereinstimmen, dass das Licht die CO_2-Bildung (und die O-Aufnahme)
beschleunige und dass auch dem farbigen Licht eine Wirkung darauf
zukomme, so ist doch durch einwandfreie Versuche ein Beweis dafür
keineswegs geliefert.

Meine eigenen Versuche sind früh nüchtern angestellt. Ich sass
dabei ruhig, ohne den Rücken anzulehnen, auf einem Stuhl, die
Hände auf dem Stativ das Athemrohr haltend aufgelegt. Es wurden
stets 2 Versuche hintereinander mit kaum $1/4$ stündigem Zwischenraum,
der eine mit offenen, der andere mit durch ein mehrfach zusammen-
gelegtes Tuch sicher verbundenen Augen angestellt. Mit den beiden
Apparaten, die dabei zur Verwendng kamen, wurde regelmässig abgewechselt. Während der Versuche hatte ich stets dieselbe gleichmässige Beschäftigung, die Athemzüge zu zählen, während die Zeit-
bestimmung nach verabredeten Zeichen von einem Assistenten gemacht
wurde. Von Versuch 266 war wegen geringer Undichtigkeit des
Ausathmungsspirometers blos die eingeathmete Luft zu benutzen.

Die Ergebnisse der Versuche enthält die Tabelle 42. Aus ihren
aus wenig differenten Einzelversuchen berechneten Mitteln geht hervor, dass die Lungenventilation, die CO_2-Ausscheidung und die O-Aufnahme im Hellen im Verhältniss von $100:107$, 104 und 101 gegenüber dem Dunkel gesteigert sind.

Diese äusserst unerhebliche Zunahme von CO_2 und O könnte
vielleicht als Versuchsfehler angesehen werden. Ich glaube aber
bei diesen äusserst sorgfältig angestellten Versuchen, deren Richtigkeit auch aus den sehr unerheblichen N-Differenzen hervorgeht, nicht
an eine solche Fehlerhaftigkeit, zumal da das Resultat leicht zu
erklären ist. Der Zuwachs an CO_2 und O im Licht erfolgt nämlich
genau nach dem Modus, wie einfach verstärktes Athmen ihn verlangt. Für 430 CC. mehr geathmeter Luft müssen 4 CC. mehr O aufgenommen und 9 CC. mehr CO_2 ausgeschieden werden (statt 4 und
10 CC. hier). Die einzige Wirkung des Lichts ist also eine geringe
Ventilationssteigerung mit ihren absolut nothwendigen Folgen für
CO_2 und O. Es ist das eine directe Nervenwirkung, welche mit
Aenderungen des Stoffwechsels durchaus nichts zu schaffen hat. Das
Ergebniss der Untersuchung ist also im Gegensatz zu allen vorausgegangenen, dass das Licht auf unsere Stoffwechselvor-

Tabelle 42.

Nr.	Ein-geathmete Luft CC.	Aus-geathmete CC.	Die ausgeathmete Luft besteht aus Procent			CO_2 ausgeathmet CC.	O aufgenommen CC.	$\frac{CO_2}{O}$	O absorbirt %	N im Körper CC.	Zahl der Athemzüge	Tiefe der Athemzüge	Versuchsdauer M. S.
			O	N	CO_2								
261	5899	5846	16,36	79,73	3,91	229	279	821	22,6	+2	5,6	1044	11,9
263	6562	6518	16,97	79,55	3,48	227	269	844	19,6	+2	6,7	978	12,10
264	7412	7356	16,92	79,62	3,46	254	307	827	19,7	−6	6,6	1117	10,15
(266	6149	—	—	—	—	—	—	—	—	—	6,8	902	12,2)
268	6111	6068	16,87	79,55	3,58	217	256	848	20,0	+2	6,9	888	12,30
270	6313	6265	16,58	79,77	3,65	229	284	806	21,4	−8	5,8	1093	10,13
272 hell	6382	6367	16,84	79,39	3,77	240	265	906	19,8	−8	6,0	1065	9,51
Mittel	6446	6405	16,76	79,60	3,64	233	277	842	20,5	−3	6,3	1031	11,10
260	6228	6158	16,60	79,63	3,77	233	278	838	21,3	−2	6,0	1038	11,40
262	6018	6981	16,48	79,68	3,84	230	275	836	21,5	−9	5,5	1103	10,5
265	6203	6134	16,38	79,90	3,72	228	295	773	22,7	+2	6,1	1016	9,20
267	5778	6732	16,63	79,53	3,84	220	257	856	21,2	+8	6,0	970	10,45
269	5709	5653	16,49	79,74	3,77	213	264	807	22,1	+6	5,8	951	9,50
271	5595	5548	16,51	79,86	3,63	201	256	785	21,9	−8	5,7	983	13,0
273 dunkel	6348	6310	16,75	79,54	3,71	234	272	860	20,5	−8	6,0	1012	11,10
Mittel	6017	5970	16,54	79,72	3,74	223	273	817	21,6	−2	5,9	1017	10,50

gänge, soweit sie sich durch CO_2-Ausfuhr und O-Aufnahme zu erkennen geben, nicht den mindesten Einfluss übt, dass es aber vom Gehirn aus direct auf nervösem Weg das Athemcentrum anregt und so zu der unerheblichen Steigerung der CO_2-Ausscheidung und der O-Aufnahme Veranlassung giebt, welche verstärkter Ventilation stets zukommt.

Um den Einfluss des farbigen Lichts zu untersuchen habe ich die Farben gewählt, die nach den älteren Untersuchungen am weitesten auseinanderstehen, violett und gelb. Sie wurden in Gläsern in Brillenfassung so vor die Augen gebracht, dass störende Strahlen nicht einfielen. Sonst sind die Versuche, wie die vorigen angestellt, je zwei in regelmässiger Abwechslung kurz hinter einander.

Die Mittel dieser in Tabelle 43 verzeichneten Versuche sprechen für eine mässige Steigerung der Ventilation des O und der CO_2 durch die gelbe Farbe.

Leider sind in die Versuche einige Unregelmässigkeiten hereingekommen, welche das Resultat trüben. In 277 musste ein nicht völlig schliessendes Ventil dadurch ersetzt werden, dass das eine Gummirohr während der Einathmung durch 2 Finger abgeklemmt

Tabelle 43.

Nr.	Ein-geathmete Luft CC.	Aus-geathmete Luft CC.	Die ausgeathmete Luft besteht aus Procent O	N	CO₂	CO₂ ausgeathmet CC.	O aufgenommen CC.	N im Körper verblieben CC.	Zahl der Athemzüge	Tiefe der Athemzüge	Versuchs-dauer M. S.
274	7086	7045	17,02	79,37	3,61	254	285	10	6,9	1028	8,25
277	8256	8213	17,30	79,39	3,31	272	309	6	6,4	1292	8,46
278	8434	8422	17,40	79,42	3,18	268	302	—21	7,7	1096	10,0
282	7010	6985	16,84	79,63	3,53	247	293	—20	6,5	1075	11,30
gelb	7697	7666	17,14	79,45	3,41	260	297	— 6	6,9	1123	9,40
275	7396	7373	17,21	79,36	3,43	252	280	— 5	6,9	1065	10,5
276	6792	6739	16,96	79,51	3,53	238	280	11	5,6	1220	8,48
279	7380	7324	16,98	79,66	3,45	253	309	0	6,6	1111	8,35
281	6798	6748	16,89	79,51	3,60	243	284	8	5,9	1143	9,35
violett	7091	7046	17,01	79,50	3,50	247	288	+ 4	6,2	1135	9,16
284	6206	6153	16,85	79,59	3,56	219	263	9	5,7	1092	11,5
285	6311	6282	16,85	79,68	3,47	218	263	—16	5,3	1185	12,35
286	6646	6624	17,05	79,50	3,45	228	263	—13	6,0	1108	12,30
289	6753	6699	16,73	79,63	3,64	244	294	4	6,2	1096	9,25
	6700	6661	—	—	—	236	279	— 4	6,1	1102	10,57
287	6863	6820	16,77	79,62	3,61	246	294	— 5	6,4	1078	9,35
288	8228	8200	17,01	79,60	3,39	278	329	—23	9,3	884	9,34
	7545	7510	—	—	—	262	311	—14	7,8	981	9,35

wurde, und in 278 mussten die Gläser vor den Augen einige Male zurechtgeschoben werden, was auch in 279 einige Male geschah. Lässt man daher die verdächtigen Versuche weg, so ist der Unterschied in den Zahlen so gering, dass geschlossen werden muss, **dass das farbige Licht ohne Einfluss auf die Athmung ist.**

Eine Bestätigung hierfür sind die Versuche 284 und 285. In dem ersteren wurde ein grosses, grell vom Tageslicht beschienenes Quadrat von weissem Papier durch vorgeklebtes Fensterglas, in 285 kurz darauf und unter sonst ganz gleichen Bedingungen durch violettes Glas betrachtet. Eine grössere Uebereinstimmung, als sie hier sich kund giebt, ist wohl nicht zu erwarten.

Dass aber so kleine Muskelbewegungen, wie sie in den genannten verdächtigen Versuchen vorgekommen sind, wirklich einen Einfluss üben, das beweisen die 4 letzten Versuche der Tabelle. In 286 und 289 wurde ganz ruhig gesessen, in den unmittelbar folgenden resp. vorausgehenden 287 und 288 wurde der eine Arm zwei resp. drei Mal in der Minute ohne alle Anstrengung bis über den Kopf gehoben. Der durch diese gewiss unerhebliche Leistung hervorgebrachte Unterschied ist vollkommen deutlich und ein neuer Beweis dafür, wie vorsichtig so kleine, vermeintlich durch andere

Einflüsse veranlasste Veränderungen des Athemprocesses beurtheilt werden müssen.

Kurze Zeit nach der ersten Veröffentlichung meiner Untersuchung über den Einfluss des Lichts erschienen neue umfangreiche Versuche von Moleschott und Fubini,[1] aus denen Folgendes abgeleitet wird (S. 127): „Alles in Allem genommen muss man dem Licht einen anregenden Einfluss auf den Stoffwechsel zuschreiben, der als eine Reizwirkung aufzufassen ist, welche unmittelbar das Zerfallen der organischen Stoffe im Thierkörper beschleunigt, so dass mehr O verbraucht und mehr CO_2 gebildet wird. Dieser reizende Einfluss wird durch die Augen und durch die Haut vermittelt. Da er aber auch an lebenden Geweben, die aus dem Zusammenhang mit dem Organismus gelöst sind, stattfindet, so bedarf der Reiz, um seine Wirkung zu entfalten, nicht des Umwegs durch die Centralherde des Nervensystems. Immerhin könnten Lebensäusserungen des Protoplasmas oder protoplasmaähnlicher Gebilde die durchs Licht erhöhte Umsetzung bedingen. Diese Lebensäusserungen müssten aber dann durch wenig wirksames Licht stärker angeregt werden, als durch die Wärmestrahlen. Blaues, violettes und weisses Licht wirken stärker als rothes und zwar um so stärker, je grösser ihre chemische Wirksamkeit ist."

Das ist ziemlich genau das Gegentheil von dem, was ich aus meinen Versuchen für festgestellt erachtet habe.

Es unterliegt mir nicht dem mindesten Zweifel, dass bei so geübten und gewissenhaften Beobachtern wie Moleschott und Fubini die gefundenen Zahlen vollkommen richtig sind, ihre Deutung aber muss ich meinen Resultaten gegenüber aufs Bestimmteste anfechten.

Obwohl in diesen Versuchen, um alle Wirkung auf den Opticus abzuschneiden, die Bulbi herausgenommen und die Augenhöhle ausgeätzt war, so schieden doch nicht blos die unversehrten Thiere (Frösche, Vögel, Säugethiere) im Lichte mehr CO_2 aus, sondern auch die der Augen beraubten, wenn auch bei letzteren der Unterschied zwischen hell und dunkel geringer ausfiel.

Zu diesem Theil der Versuche hat bereits J. Löb[2] die Bemerkung gemacht, dass bei niederen Thieren ohne Augen (Regenwürmer und geblendete Tritonen) nach Versuchen von Grober das Licht zweifellose Bewegungserscheinungen hervorrufe. Es scheint mir da-

---

1) Moleschott und Fubini, Ueber den Einfluss des gemischten und farbigen Lichts u. s. w. Molesch., Unters. u. s. w. 12. 1880.
2) J. Löb, Der Einfluss des Lichts auf die Oxydationsvorgänge u. s. w. Pflüger's Arch. 48. 1888. 393.

her viel wahrscheinlicher, dass immer noch eine Empfindlichkeit der Stummel der Sehnerven bei den geblendeten Thieren übrig geblieben ist, die durch den Reiz des Lichts Veranlassung zu Bewegungen und dadurch vermehrtem Stoffwechsel gab, als dass das Licht durch dichte Haar- und Federbekleidung hindurch einen chemischen Einfluss auf die Gewebe geübt habe.

In einem zweiten Theil dieser Arbeit wurde gefunden, dass das Licht die CO_2-Bildung auch bei ausgeschnittenem lebenden Gewebe begünstige. Auch hier muss ich dem Einwand Löb's mich vollkommen anschliessen, dass abgestorbenes oder wenigstens absterbendes Gewebe untersucht wurde. Es ist doch höchst wahrscheinlich, dass in Versuchen, die bis zu 4 Stunden dauern und bei denen schliesslich die Reizbarkeit der Muskeln erloschen war, die Erscheinungen beginnender oder auch nur theilweiser Fäulniss im Licht etwas lebhafter vor sich gehen als im Dunkeln; das ist namentlich annehmbar bei so leicht zersetzlichen Geweben, wie das Gehirn, für dessen Ueberleben man ausserdem nicht das geringste Kriterium hat.

Im dritten Theil wird die Einwirkung des farbigen Lichts behandelt. Hier zeigen aber die starken, über das Doppelte hinausgehenden Schwankungen der Einzelbeobachtungen, dass ganz andere und viel stärkere Einflüsse, als das Licht gewirkt haben, welche daraus berechnete Mittelzahlen, die durch einige Zehntheil einen Beweis liefern sollen, sehr trügerisch machen.

Ich halte mich deshalb auch diesen Untersuchungen gegenüber um so mehr für berechtigt, meine Versuche und ihre Deutung für richtig zu halten, als neuere Untersuchungen von J. Löb (l. c.) sie vollkommen bestätigen. Nachdem er gefunden, dass Frösche mit vom Hirn getrennten Rückenmark für solche Untersuchungen durchaus untauglich sind, da auch bei diesen den Muskeln Impulse zugeleitet wurden, die zu uncontrolirbaren Zusammenziehungen führten, untersuchte er die Gewichtsverhältnisse, die CO_2-Ausscheidung und O-Aufnahme bei grossen Schmetterlingspuppen und fand keinen Unterschied der unter sonst ganz gleichen Bedingungen im Licht und im Dunkeln aufbewahrten Thiere. Er findet also, wie auch ich, keine Wirkung des Lichts auf den Stoffwechsel bei Thieren, die keine Bewegungen machen. Das ist das thatsächliche Resultat dieser Versuche, womit aber das, was Löb daraus folgert, in scharfem Widerspruch steht, nämlich, „dass es keinem Zweifel unterliege, dass durch Vermittlung des Nervensystems Lichtreize im Thier die Oxydationsvorgänge steigern". Er fährt fort: „den Ort dieser Steigerung werden wir nach Pflüger wesentlich in den Muskeln suchen müssen. Wenn das Thier unter dem Einfluss des Lichts sich bewegen kann, ist das leicht begreiflich. Durch die Versuche v. Platen's ist aber dargethan, dass die Steigerung auch dann stattfindet, wenn das Thier gefesselt ist. Die Mechanik der Oxydationssteigerung durch Wirkung des Lichts auf die Augen muss demnach eine eben so stark entwickelte und präcis fungirende sein, wie die Zunahme der Oxydationen unter dem Einfluss plötzlicher Abkühlung. Dieser Umstand behält seine Bedeutung, auch wenn Speck in seinen Versuchen diese reflectorische Wirkung hat hemmen können. Vollkommen ist ihm selbst dieses nicht gelungen, denn die Lungenventilation war im Licht eine energischere, als im Dunkeln. Zur Innervation der Athmung scheint demnach das Auge in besonders enger Beziehung zu stehen, denn auch Christiani hat durch Opticus-Reize die Athembewegungen verstärken können. Wenn aber, wie es bei den Puppen der Fall ist, Muskelthätigkeit nicht zum Haushalt des Organismus gehört, so tritt auch die reflectorische Steigerung der Oxydation auf Lichtreiz nicht ein."

Das ist eine Auffassung, die ich nicht theilen kann. Zunächst hat v. Platen durchaus nicht dargethan, dass eine Steigerung der Oxydationsvorgänge auch dann eintritt, wenn das Thier sich nicht bewegt. Denn auch ein gefesseltes Thier kann seine Muskeln contrahiren und auf den äusseren Effect kommt es bei der Anregung des Stoffwechsels hierdurch durchaus nicht an. Dass die Muskeln der Hauptherd der vermehrten Oxydationsvorgänge seien, wird ziemlich allgemein und vielfach deshalb schon zugegeben, weil sie die bei weitem grösste Masse des Körpers ausmachen. Dass aber stets nur der thätige, der mehr oder weniger gespannte Muskel (oder überhaupt die thätigen contractilen Gewebe) die Steigerung der Stoffwechselvorgänge vermittelt, niemals der erschlaffte oder gar gelähmte, das wird gar nicht oder nicht ausreichend betont und es ist noch eine ganz geläufige Vorstellung, dass der Stoffwechsel im Muskel derart auf Anregung der Gefässnerven oder trophischer Nerven gesteigert werden könne, während das einzig und allein nur durch Vermittlung der Bewegungsnerven zu erreichen ist.

Der einzige reflectorische Vorgang, der bei der Lichtwirkung sich constatiren lässt, ist die höchst unerhebliche Anregung des Athemcentrums durch directe Nervenübertragung vom Gehirn her. Aber zwischen der hierdurch hervorgerufenen Steigerung des Stoffwechsels und der, welche die Versuche meiner Vorgänger und Nachfolger beweisen sollen, ist ein grosser Unterschied. Denn bei ersterer ist die Vermehruung der Athemthätigkeit das Primäre, das Wesentliche, bei letzterer wird die Athemthätigkeit secundär durch die vermehrten Producte des Stoffwechsels und den vermehrten O-Bedarf erregt. Die Reize, welche das Licht auf die übrige Muskulatur ausübt, sind unbeständige und zufällige; das eine Thier wird dadurch zu Bewegungen angeregt, das andere beruhigt. Bei den Puppen blieb das Licht deshalb ohne Wirkung, weil sie sich nicht bewegten. Die Puppen können sich wohl bewegen, wie man bei Berührung, beim Erwärmen derselben in der Hand wohl erfahren kann; das Licht aber ist dafür kein ausreichender Reiz und deshalb fehlt mit der Muskelbewegung auch die Stoffwechselbeschleunigung.

Mit demselben Recht, wie das Licht, könnte man auch einen Platzregen als Beförderungsmittel des Stoffwechsels ansehen, weil er manche Menschen veranlasst, ihre Beine anzustrengen, um sich ihm zu entziehen.

Zwölftes Capitel.

Der Einfluss des äusseren Kältereizes auf das Athmen.

(Vgl. Nr. 5, 12 u. 14.)

Alle älteren Beobachter haben mit einer einzigen Ausnahme, so weit ich übersehen kann, CO_2-Ausscheidung und O-Aufnahme bei Thieren und Menschen in kalter Umgebungstemperatur höher gefunden als in warmer. Ich übergehe die an niederen Thieren angestellten alten Untersuchungen von Spallanzani, Treviranus u. s. w. Voit hat sie vollständig mitgetheilt [1] und dazu ganz richtig bemerkt, dass man an ihnen nicht unterscheiden könne, was Wirkung der Temperatur oder der Muskelbewegung sei.

Lavoisier und Seguin geben an, dass ein Mann in nüchternem Zustand und in der Ruhe bei 26⁰ R. 1210 C.-Zoll O und bei 12⁰ 1344 C.-Zoll in einer Stunde verzehrt habe. Es ist das eine vereinzelte Beobachtung; der Unterschied ist ohnehin gering und obwohl den beiden Forschern der Einfluss der Muskelthätigkeit sehr wohl bekannt war, so ist es doch viel wahrscheinlicher, dass eine höchst unbedeutende Differenz in der Muskelthätigkeit hier gewirkt hat, als der unerhebliche Temperaturunterschied, der bei einem bekleideten Menschen wohl kaum empfunden wird.

Die ebenso alten Untersuchungen Crowford's wurden bei grösseren Temperaturunterschieden an frei sich bewegenden Kanin-

---

1) Voit, Ueber die Wirkung der Temperat. der umgebenden Luft u. s. w. Ztschr. f. Biol. 14. 1878. 57.

chen angestellt, von denen wohl zu erwarten ist, dass sie in unbehaglicher Kälte sich mehr bewegen, als in angenehmer Wärme. Derselbe Einwand muss gegen die Versuche von Marchand, Regnault und Reiset, Moleschott u. A. erhoben werden, die an frei in geschlossenem Raume sich bewegenden, nicht ständig beobachteten Thieren experimentirten.

Auch in Vierordt's Versuchen am Menschen, der in kalter Temperatur ebenfalls mehr CO_2 als in warmer abgab, ist auf die kleinen Bewegungen und die Unterschiede in der Muskelthätigkeit bei verschiedener Stellung jedenfalls nicht sorgfältig geachtet, da darüber die Angabe fehlt.

Erheblich bedenklicher noch, als diese Versuche, sind die an gefesselten Thieren, wie die von Sanders-Ezn[1]). Zu den Störungen, welche hier die Muskelbewegungen veranlassen, die durch die den Versuchen beigegebenen Bemerkungen („starke Bewegungen, heftige Bewegungen, tetanische Bewegungen, Lähmung der Hinterbeine, Thier sehr hinfällig") vollkommen ihren Ausdruck finden, gesellen sich noch tiefe Ernährungsstörungen (Fesselungsdiabetes), die sich dadurch bemerklich machten, dass mehrere Thiere unmittelbar nach dem Versuch starben. Es ist wohl erklärlich, dass bei starker Abkühlung das Unbehagen die Bewegungen und die CO_2-Bildung stark vermehrten, die mit behaglicherer Temperatur wieder abnahmen.

Liebermeister's Versuche[2]) haben den Vorzug, dass sie am Menschen angestellt sind. Die Einflüsse der Angst, des Schmerzes, der gewaltsamen Fluchtversuche fallen hier weg; aber die willkürlichen Bewegungen, die dabei stattgefunden haben, sind leicht nachweisbar. Das Aufstehen der Versuchsperson, um die Temperatur des Badewassers zu messen, das Halten des Thermometers unter dem Arm, das Einsteigen ins Bad, ein vielleicht unbequemer, öfter geänderter Sitz in der Wanne, das Aussteigen aus dem Bad, das Umhüllen mit Decken, das Alles sind Muskelleistungen, die den Stoffverbrauch leicht um mehr als das Doppelte erhöhen können. Betrachtet man z. B. den Versuch 17 (l. c. S. 440), so lässt sich der Einfluss der Muskelthätigkeit, wie auch an den anderen Versuchen, ganz leicht demonstriren. Das Bad dauert 45 Minuten. Die Ver-

---

1) Sanders-Ezn, Der respirat. Gasaustausch bei grossen Temperaturveränderungen. Ber. d. kgl. sächs. Ges. d. Wissensch. zu Leipzig. Mathem.-phys. Cl. 19. 1867. 58.

2) Liebermeister, Unters. über die quantit. Veränderungen der CO_2-Production beim Menschen. Deutsches Arch. f. klin. Med. 10. 420.

mehrung der CO_2 fällt in die ersten 15 Minuten, in die Zeit, in welche die Muskelanstrengung des Einsteigens und Zurechtsetzens fällt. In den zweiten 15 Minuten, bei ruhigem Sitz in der Wanne, ist die CO_2 normal; in der letzten Periode, in welche das Aussteigen folgt, steigt sie wieder und bleibt auch nach dem Bad noch erhöht in Folge der zur Umhüllung mit den Decken erforderlichen Muskelthätigkeit.

Gegen die Arbeit Gildemeister's[1]), der mit Liebermeister's Apparat und nach dessen Methode untersuchte, müssen dieselben Einwürfe erhoben werden. Wenn er z. B. bei einem Manne zugedeckt 15,3, 15,1 und 15,6 CO_2 erhält, aufgedeckt dagegen, während der Mann mit einem in Eiswasser getauchten Schwamm sich selbst abwusch, 27,8 und 24,4 CO_2, so ist ein solches Resultat auch ohne Einwirkung der Kälte erklärlich durch die erhebliche dabei verwendete Muskelthätigkeit.

Röhrig und Zuntz[2]) experimentirten an aufgebundenen und tracheotomirten Thieren, die durch Müller'sche Ventile athmeten. Zu der Wirkung der gar nicht abzuschätzenden Muskelthätigkeit kommt hier noch die durch den Widerstand der Ventile veranlasste Aenderung in der Lungenventilation, so dass hier kurz aufeinanderfolgend Schwankungen in dem respiratorischen Quotienten auftreten, wie sie durch Stoffwechselveränderungen im Körper selbst niemals erzeugt werden. Auch kommen noch Anhäufungen von CO_2 im Luftbehälter bis zu 5% vor, die ebenfalls nicht ohne störenden Einfluss sein können.

Senator[3]) ist der einzige Forscher, der im Widerspruch zu allen anderen, in tieferer Temperatur nur eine höchst unerhebliche Steigerung der CO_2 von etwa 10 bis 16% erhielt. Er stellte seine Untersuchungen an Hunden an und brachte nur mässige Temperaturunterschiede in Anwendung, die aber genügten, die Temperatur der Thiere bis zu 0,7° herabzusetzen und dieselben zum Zittern zu bringen; sie waren aber offenbar kein ausreichender Reiz, um zu stärkeren Muskelbewegungen zu veranlassen. Die geringe CO_2-Steigerung, die er erhielt, ist blos auf Kosten der Muskelthätigkeit beim Zittern zurückzuführen.

---

1) Gildemeister, Ueber CO_2-Production bei Anwendung kalter Bäder. Inaug.-Dissert. Basel. 1870.

2) Röhrig und Zuntz, Zur Theorie der Wärmeregulation u. s. w. Pflüger's Arch. 4. 1871. 57.

3) Senator, Unters. über die Wärmebildung und den Stoffwechsel.

In Colosanti's Versuchen [1]) geben die mässigen Schwankungen in den respiratorischen Quotienten wohl die Gewähr, dass ein natürliches Athmen stattgefunden habe; ob aber die 30 bis 43% betragende Vermehrung der CO_2 und die 24 bis 45% betragende der O-Aufnahme der Temperaturabnahme zuzuschreiben ist, oder ob sie eine Folge des Verhaltens der Thiere ist, die bei 15 bis 22° sich behaglich fühlten und ruhig verhielten und bei 5 bis 9° des Unbehagens wegen unruhig wurden, das ist mindestens fraglich, da über das Verhalten der Thiere gar nichts gesagt ist.

Der Beweis aber, dass der Verdacht, die Muskelbewegungen seien in diesen Untersuchungen das einzig Wirkende gewesen, richtig ist, findet eine wesentliche Stütze in den ganz nach Colosanti's Methode angestellten Versuchen Finkler's [2]).

Er erhielt bei Temperaturen von 26° und 4° für die tiefere Temperatur eine Vermehrung der CO_2 von 66 und des O von 47% und bemerkt dabei, dass die Thiere bei den höheren Temperaturen in eine unbezwingliche Neigung zum Schlaf, aus dem sie öfter geweckt werden mussten, verfallen seien, während sie bei den tieferen Temperaturen wach und munter gewesen seien, ohne anhaltend oder kurze Zeit energische Bewegungen auszuführen. Dieses Verhalten genügt übrigens vollkommen, die Unterschiede in dem Stoffwechsel zu erklären.

Zu fast demselben Resultat, wie diese beiden Arbeiten aus dem Bonner physiologischen Laboratorium, kommen zwei Untersuchungen des Münchener Instituts, von Herzog Carl Theodor in Baiern [3]) an einer Katze und von Voit [4]) am Menschen. Bei nicht unerheblichen Abweichungen von der Regel zeigen die Einzelversuche dieser Arbeiten ein Steigen der CO_2 und des O mit abnehmender Aussentemperatur von 31° bis 6°, mit dem Unterschied aber, dass dies Ansteigen bei der Katze für den ganzen Temperaturunterschied gilt, während beim Menschen die Zunahme nur 14° bis 4° (um 36%) eintrifft und von 14° aufwärts bis 30°, dann auch wieder eine mässige Zunahme von CO_2 und O bemerkt wird. Die Unregelmässigkeiten und Schwankungen in den Einzelbeobachtungen schreibt der

---

1) Ueber d. Einfl. der umgebenden Temper. auf den Stoffwechsel. Pflüger's Arch. 14. 93.

2) Finkler, Beiträge zur Lehre von der Anpassung der Wärmeproduction an d. Wärmeverlust. Pflüger's Arch. 15. 608.

3) Ueb. d. Einfl. der Temperat. d. umgeb. Luft u. s. w. Ztschr. f. Biol. 1451.

4) Voit, Ueber d. Wirkung der Temperat. der umgeb. Luft u. s. w. Ibid. 14. 1878. 57.

erste Forscher dem Einfluss der Körperbewegung zu, der letztere bemerkt in dieser Richtung: „Hier kann es nun keinem Zweifel mehr unterworfen sein, dass nicht willkürliche Bewegungen es sind, welche die CO_2-Steigerung hervorrufen, denn der Mann verhielt sich stets so ruhig als möglich; es muss aber bemerkt werden, dass er am Ende des ersten Kälteversuchs stark fror und vor Frost zitterte." Im Lauf dieser Untersuchungen werde ich noch Versuche mittheilen, aus denen hervorgeht, dass nur ganz unerhebliche, äusserlich unbemerkbare Muskelcontractionen dazu gehören, um den Stoffwechsel um 50 % zu steigern. Mir scheint daher auch in diesen Versuchen die einzige Erklärung für das Steigen der CO_2-Production in den willkürlichen oder unwillkürlichen Muskelzusammenziehungen zu liegen. Der Mensch machte in der kalten Temperatur ausser den unwillkürlichen Bewegungen des Zitterns eine Anzahl kaum merklicher Bewegungen, wie jeder unbehagliche Zustand sie hervorruft; bei 14^0 hörten sie mit behaglichem Zustand wieder auf, um bei höherer lästiger Temperatur sich wieder einzustellen. Die Katze verhielt sich anders. Die Katzen lieben höhere Temperaturen und finden sich bei solchen noch behaglich, die Menschen schon lästig fallen.

Um den Einfluss der Muskelthätigkeit zu beseitigen, hat Pflüger[1] an Kaninchen experimentirt, die mit Curare vergiftet waren oder deren Rückenmark am letzten Halswirbel durchschnitten war. Wurden normale Thiere in ein Bad von Körpertemperatur versenkt und dessen Temperatur dann erhöht, so dass auch die Körpertemperatur stieg, so wuchs CO_2 und O für je 1^0 Körpertemperatur mehr um 7 resp. 6%; wurde aber durch entsprechend kalte Bäder die Körperwärme um 8 bis 10^0 herabgedrückt, so nahmen die Oxydationsprocesse nicht ab, sondern wurden über die normale Höhe hinaufgetrieben und „das heftige Zittern der Thiere bezeugt, dass hier die regulatorische Steigerung der Oxydation durch die Innervation vorliegt."

Die Vergiftung mit Curare und die Durchschneidung des Rückenmarks setzen den Stoffwechsel der Thiere erheblich herab. Bei so behandelten Thieren stieg und fiel der Stoffverbrauch mit dem Steigen und Fallen der Körpertemperatur.

Dieser Einfluss der Körpertemperatur scheint so energisch zu sein, dass er sich trotz sonstiger Einwirkungen Geltung verschafft.

---

1) Unters. über Wärme und Oxydation der lebenden Materie. Pflüger's Arch. 18. 247.

Denn es kommen in den Versuchen sehr grosse Unregelmässigkeiten vor, so dass in den Curare-Versuchen in 22 Fällen das Gesetz nicht zutrifft, während es in 34 sich Geltung verschafft, und es kommt öfter vor, dass bei sehr hohen Temperaturen Werthe für O und CO_2 auftreten, wie wir ihnen bei ganz tiefen erst wieder begegnen und umgekehrt. Der Grund hierfür liegt darin, dass die Beseitigung der Muskelthätigkeit durch Curare, sowie auch durch Rückenmarkdurchschneidung keine vollständige ist, was für letztere namentlich Löh in seinen erwähnten Versuchen (s. S. 155) bestätigt.

Gegen die Versuche Pflüger's an unversehrten Kaninchen, tracheotomirt, aufgebunden, in Bäder von verschiedener Temperatur gebracht (l. c. Serie 23 und 24), können nur die gegen eine solche Methode erhobenen Einwände wiederholt werden. Welch grobe und gewaltige Muskelaction in diesen Versuchen vorkommt, geht aus den Bemerkungen hervor, welche Pflüger selbst den einzelnen Versuchen beifügt, wie z. B. Serie 23, Versuch 4: das Thier fängt zu zappeln an, 5: das Thier reckt und streckt sich fortwährend, 6: fortwährende Bewegung der Muskeln; oder gar Serie 24, 2: das Thier tobt furchtbar und zittert aufs heftigste. Der Schluss, den Pflüger aus diesen Untersuchungen zieht, dass bei den normalen Thieren eine Abkühlung des Körperinneren um 8 bis 10^0 nicht allein nicht im Stande sei, die Oxydationsprocesse herabzudrücken, sondern sie im Gegentheil über die normale Höhe treibe, ist darum nichts weniger als bewiesen. Sie beweisen nur, dass geängstigte, gefesselte, in die unbehaglichsten Situationen gebrachte Thiere zu energischen Abwehrbewegungen gebracht werden und durchaus für das Studium nur mässig wirkender Einflüsse ungeeignet sind.

Hiernach bedürfen Untersuchungen Velten's im Bonner Laboratorium [1]), nach denen bei curarisirten Kaninchen die Oxydationen mit der Körpertemperatur steigen und fallen, gerade wie Schulz [2]) das für den Kaltblüter nachgewiesen hat, keiner weiteren Besprechung mehr.

Aus der Betrachtung dieser Litteratur geht hervor, dass alle Autoren mit alleiniger Ausnahme Senator's eine nicht unerhebliche Zunahme der O-Aufnahme und der CO_2-Ausscheidung als eine Folge des äusseren Kältereizes betrachten.

In meinen eigenen in Tabelle 44 mitgetheilten Versuchen habe

---

1) Velten, Ueber Oxydation im Warmblüter bei subnormaler Temperatur. Pflüger's Arch. 21. 361.

2) Schulz, Ueber das Abhängigkeitsverhältniss zwischen Stoffwechsel und Körpertemperatur. Ibid. 14. 78.

Tabelle 44.

Nummer	Ein-geathmete Luft CC.	Aus-geathmete Luft CC.	Die ausgeathmete Luft besteht aus Procent O	N	CO₂	CO₂ ausgeathmet CC.	O aufgenommen CC.	CO₂/O	N im Körper verblieben CC.	Zahl der Athemzüge	Tiefe der Athemzüge	Versuchsdauer M. S.
Norm	7421	7363	16,32	79,66	4,02	296	353	839	—	—	—	
29	7690	7639	16,53	79,32	4,15	317	348	911	20	5,7	—	8,27
30	7958	7885	15,63	79,88	4,49	354	435	814	— 8	5,7	—	8,33
31	10309	10260	16,98	79,35	3,67	377	418	902	9	7,1	—	6,38
303	8784	8745	17,42	79,34	3,24	283	317	894	6	8,0	1097	6,52
306	8592	8549	17,50	79,34	3,16	270	304	886	9	7,2	1195	7,14
307	8421	8422	17,34	79,33	3,33	280	304	923	— 24	7,6	1115	7,25
310	9556	9526	17,68	79,12	3,20	305	318	959	17	6,9	1379	6,57
313	9511	9482	17,52	79,20	3,28	311	332	939	8	7,2	1321	6,40
Mittel alter Apparat	8973	8945	17,49	79,27	3,24	290	315	920	3	7,4	1221	7,2
304	10022	10020	17,76	79,16	3,08	309	321	964	—10	7,8	1287	7,27
305	8929	8912	17,42	79,31	3,27	291	319	916	—10	6,5	1371	8,36
308	9284	9254	17,82	79,17	3,01	279	296	940	13	7,1	1299	8,32
(309	10296	10317	17,79	79,17	3,04	314	322	974	—29	7,6	1356	7,54)
311	9818	9816	17,81	79,13	3,06	300	309	973	— 6	6,6	1481	8,36
312	9599	9589	17,44	79,32	3,24	310	342	906	— 2	7,5	1281	8,26
Mittel neuer App.	9531	9514	17,65	79,22	3,13	298	318	940	— 3	7,1	1344	8,20
315	10701	10689	17,45	79,17	3,38	361	377	959	— 3	8,4	1276	7,45
319	11312	11350	17,73	79,07	3,20	363	358	1015	—32	9,0	1257	8,00
321	10128	10129	17,64	79,06	3,30	334	335	998	— 2	7,6	1340	8,36
323	9291	9275	17,40	79,19	3,41	316	332	951	0	7,9	1174	9,36
Mittel a	10358	10361	17,58	79,12	3,32	344	351	981	— 9	8,2	1262	—
Mittel b im Bad	10714	10723	17,61	79,10	3,29	353	357	989	—11	8,3	1291	—
314	8993	8945	17,20	79,43	3,37	301	345	872	4	8,1	1111	7,10
318	9295	9261	17,51	79,25	3,24	300	325	921	9	9,3	996	6,45
320	8758	8705	17,30	79,22	3,48	303	329	921	27	8,3	1052	7,27
322	9140	9053	17,03	79,34	3,63	329	373	860	43	7,9	1156	7,20
Mittel a	9046	8991	17,26	79,31	3,43	308	343	898	21	8,4	1079	—
Mittel b vor dem Bad	9015	8970	17,34	79,30	3,36	301	333	905	13	8,6	1058	—
317	10256	10296	17,58	79,27	3,15	324	339	956	—54	8,9	1145	8,28
325	9086	9084	17,49	79,30	3,21	292	315	926	—21	7,1	1240	10,5
327	7892	7834	17,35	79,34	3,31	259	294	881	22	8,4	945	9,30
Mittel	9078	9071	17,47	79,30	3,22	292	316	921	—18	—	—	—
316	8843	8806	17,44	79,21	3,35	295	317	931	14	7,5	1184	7,22
324	8698	8672	17,15	79,20	3,35	291	309	911	8	8,0	1087	7,45
326	9181	9279	17,70	79,14	3,14	288	299	964	— 9	8,1	1140	9.56
Mittel	8907	8886	17,53	79,18	3,25	291	308	935	+ 4	—	—	—

ich mit grosser Sorgfalt und ohne jeden Zwang versucht, alle willkürlichen Bewegungen völlig auszuschliessen oder auszugleichen. Den Werth der unwillkürlichen, des Zitterns u. s. w. habe ich durch besondere Centralversuche schätzbar zu machen gesucht. Nur meine 3 ältesten Versuche (1860) 29 bis 31 entbehren dieser Vorsicht. Die Protocolle bemerken dazu:

11*

29. Kurz vor dem Versuch hatte ich mich entkleidet und sass während des Versuchs nackt bei einer Temperatur von 20° C., ohne Frösteln.

30. 1½ Min. vor und während des Versuchs bis an die Kniee im Wasser von 16° gestanden, kein Frostgefühl. Stellung unbequem und ermüdend.

31. 2 Minuten vor und während des Versuchs wusch ein Gehülfe meinen ganzen Körper mit Wasser von 16° ab. Der Versuch begann erst, nachdem die ersten ungestümen Athembewegungen vorüber waren.

Versuch 29 zeigt bei unveränderter O-Aufnahme eine ganz unerhebliche Steigerung der CO_2-Ausscheidung als Folge einer geringen Vermehrung der Ventilation, also keine Vermehrung der Oxydation. Die beiden anderen Versuche zeigen aber O und CO_2 vermehrt, sie stimmen mit dem Resultat überein, was alle Forscher gefunden hatten und wurden früher auch von mir in deren Sinn ausgelegt. Aber in 30 kann sehr wohl die ermüdende Stellung die gleichförmige Vermehrung von O und CO_2 veranlasst haben und in 31 ist wohl nicht zu erwarten, dass während des Abwaschens dieselbe ruhige Stellung beibehalten wurde, wie ohne dasselbe. In diesem Versuch macht sich, wie der hohe respiratorische Quotient andeutet, neben der Wirkung der Muskelthätigkeit auch die einer vermehrten Ventilation, einer directen Folge des Nervenreizes auf das Athemcentrum, in der verhältnissmässig starken CO_2-Ausscheidung bemerklich. Diese Versuche beweisen also wegen des nicht ausgeglichenen Einflusses der Muskelthätigkeit nicht eine Steigerung der Oxydationsvorgänge durch Kältereiz.

Da in den folgenden Badeversuchen ein besonderer Sitz eingenommen werden musste und dabei nur der neue Apparat, der dafür besonders eingerichtet wurde, zu verwenden war, so wurden zuerst zum Vergleich der beiden Apparate in genau gleichem Sitz und genau gleicher Haltung 12 Controlversuche, je 2 an einem Tage kurz hintereinander etwa 4 Stunden nach dem Frühstück bald zuerst mit dem alten, bald zuerst mit dem neuen Apparat angestellt, die Versuche 303 bis 313, von denen 309, da zu ihm der correspondirende Versuch an diesem Tag fehlt, zur Berechnung des Mittels nicht verwendet wurde, ohne dass hierdurch an dem Resultat etwas geändert wurde.

In allen Versuchen am neuen Apparat ist deutlich die Menge der geathmeten Luft vermehrt. Die etwas beschwerlichere Bewegung dieses Apparats, die man beim Athmen nicht einmal empfand, hat wie jedes leicht zu überwindende Hinderniss ein etwas forcirtes Athmen veranlasst, in Folge dessen die CO_2 um 8, der O um 3 Cm. vermehrt wurden. In den Einzelversuchen schwanken die Zahlen für O und CO_2 trotz aller Mühe, die Muskelthätigkeit ganz gleich zu halten, doch immer noch bis zu 15%.

In der folgenden Versuchsreihe (314 und 315 und 318 bis 323) wurde an demselben Tag bald hintereinander zuerst ein Normalversuch am alten Apparat, dann einer in der mit Wasser von 21,3 bis 23° C. gefüllten Wanne sitzend am neuen Apparat gemacht. Nach alten Versuchen an mir (vgl. Nr. 3) wurde durch ein solches Bad meine Körpertemperatur nach kurzer geringer Erhöhung um 0,6° bis 1,6° herabgesetzt. Durch diese Feststellung wurde ich der Mühe überhoben, im Bad Temperaturmessungen anzustellen, die jedenfalls sehr störend gewesen wären. Zu den Einzelversuchen ist noch zu bemerken zu 315: $\frac{1}{2}$ Stunde nach 314. Nach kurzem Abwaschen durch einen Gehilfen erst 1 Min. lang im Bad von 20° gesessen, ehe das Athmen begann; dann dauerte das Bad während der ganzen Zeit des Athmens fort. Beim Einsteigen und Abwaschen etwas Zusammenschrecken und tiefes Aufathmen, im Bad selbst mässiges Kältegefühl. Nr. 319. 20 Min. nach 318. Bad 20°. Der Athemversuch begann nach kurzem Abwaschen und 1 Min. langem ruhigem Sitzen; kein erhebliches Kältegefühl. Nr. 321. Bad 21°, Frostgefühl unbedeutend. Nr. 322. Vor dem Versuch etwas Transspiration, die während desselben aufhört. Nr. 323. Bad 21,5°, kein Kältegefühl, behaglich. Puls vor dem Bad 72, im Bad 69, $\frac{1}{4}$ Stunde später 64.

Das Resultat dieser Versuche ist mit Ausnahme des Doppelversuchs 322 und 323, der eine besondere Besprechung erfordert, völlig klar. Bleibt dieser Versuch, wie es bei Berechnung des Mittels b geschehen, vorläufig ausser Betracht, dann erscheint zunächst die eingeathmete Luft während des Bades um 1700 CC. oder 17% vermehrt, indem die Athemzüge um 238 CC. oder 23% mehr vertieft und ihre Zahl um 0,3 vermindert wurde.

Die CO_2-Ausscheidung und die O-Aufnahme haben in allen Versuchen mit Ausnahme von 323 im Bad zugenommen, die CO_2 um 44 CC. oder 15%, der O um 21 CC. oder 7%, wenn man die Verschiedenheit der Apparate dabei in Betracht zieht.

Dieser geringe Zuwachs würde unter allen Umständen eine nur sehr geringe Zunahme der Oxydationsvorgänge bedeuten; sie wird aber noch sehr herabgesetzt durch die Wahrnehmung, dass der Zuwachs von O und CO_2, wie der hohe respiratorische Quotient bestimmt zu erkennen giebt, im Wesentlichen nur dem forcirten Athmen seinen Ursprung verdankt. Dieses forcirte Athmen, welches zum kleinen Theil schon durch die Verschiedenartigkeit der Apparate bedingt ist, verlangt für 1700 CC. mehr geathmete Luft 34 CC. mehr CO_2 und 17 CC. mehr O, statt deren hier die Zahlen 52 und 27 auftreten. Der Ueberschuss von 18 CC. CO_2 und 10 CC. O deutet also eine geringe Steigerung der Oxydationsvorgänge, die zwischen 3 und 6% beträgt, als Wirkung des Bades an.

Eine volle Regelmässigkeit in Betreff der Wirkung der Ventilation ist in diesen Versuchen nicht zu erwarten, da die dem Versuch voraufgegangenen, bei der ersten Einwirkung des kalten Wassers auftretenden tiefen Einathmungen das Blut von CO_2 etwas befreiten, aber auch sicher die Sättigung mit O begünstigt haben mussten.

Die Hauptwirkung des Bades ist somit ein forcirtes vertieftes Athmen gewesen, während die Anregung der Oxydationsvorgänge durch das kalte Bad eine verschwindend geringe ist. Damit überein stimmt auch die geringe Pulsabnahme im und nach dem Bad, die mit einer irgendwie nennenswerthen Oxydationssteigerung unvereinbar ist.

Was nun die Versuche 322 und 323 betrifft, so nimmt der erstere schon seiner hohen Zahlen für CO_2 und O wegen eine Ausnahmestellung ein, die Oxydation ist in ihm zweifellos vermehrt gewesen. Diese Unregelmässigkeit findet ihre Erklärung in der in dem Protocoll erwähnten Schweissbildung, die wie jede andere Secretion als eine Arbeitsleistung aufzufassen ist, die einen vermehrten Verbrauch bedingt. Demgemäss fand sich in diesem Versuch auch eine Pulszahl von 80—78, welche meine gewöhnliche Frequenz um 8 bis 10 übertrifft.

Dagegen zeigt der correspondirende Versuch 323 die geringsten Werthe unter allen Badeversuchen. Die Ventilation hat kaum zu- und CO_2 und O haben merklich abgenommen. Die Wirkung des Bades ist hier eine andere gewesen als in den übrigen Versuchen, indem es dem vorausgehenden abnormen Zustand ein Ende gemacht und die Secretion aufgehoben hat; es hat somit abkühlend und kaum als Reiz gewirkt; denn es hat die Ventilation verhältnissmässig doch immer noch ein wenig angereizt (sie hätte sonst sinken müssen) Während in allen übrigen Versuchen wenigstens ein mässiges Kältegefühl noch verspürt wurde, fehlt es hier ganz, der Zustand ist behaglich, wie das Protocoll bemerkt.

In den 4 Badeversuchen nimmt der O-Verbrauch immer mehr ab. Das könnte vielleicht die Folge davon sein, dass die Temperatur des Bades von 20⁰, 20⁰, und 21⁰ auf 21,5⁰ gestiegen ist. Wahrscheinlicher scheint mir der Grund dafür in einer gewissen Gewöhnung zu liegen, die die Kälte nicht mehr empfinden lässt. Deshalb wird in dem einen Versuch 323, in dem die Kälte nicht empfunden wird, jede Oxydationssteigerung vermisst, obwohl, wie meine erwähnten alten Versuche beweisen, ein Bad von 21,5⁰ bei ca. 12 Min. Dauer meine Körpertemperatur um 1,5⁰ herabsetzt.

Der Unterschied in O und CO_2 des Mittels der ersten und der zweiten Versuchsreihe (vor dem Bad), deren Versuche sämmtlich am alten Apparat angestellt sind, ist dadurch erklärlich, dass die letzteren etwa eine Stunde früher, also näher dem Frühstück, angestellt waren und dass sie eine etwas grössere Muskelthätigkeit in sich schliessen. Denn in den Normalversuchen vor dem Bad wurde nicht, wie in denen der ersten Reihe, der Rücken angelehnt, da auch im Bad der besseren Abkühlung wegen der Rücken nicht angelehnt wurde.

Die letzten 6 Versuche der Tabelle 44 beziehen sich auf die Nachwirkung der Bäder. Sie zeigen keine Uebereinstimmung. 317 ist am neuen Apparat etwa 1 Stunde nach 316 und etwa ½ Stunde nach einem 10 Min. langen Bad von 20⁰ angestellt, nachdem ich mich angekleidet hatte. Eine Steigerung des Stoffwechsels nach dem Bad in geringem Grad ist hier zweifellos, zumal da der O-Verbrauch in 317 durch die N-Correctur noch etwas erhöht wird. Dieser Versuch fällt in die früheste Zeit der Badeversuche, wo das Bad mir noch etwas Ungewöhnliches war. Versuch 325 am neuen Apparat fällt 40 Min. nach 324, alsbald nach einem 9 Min. langen Bad von 19⁰; ich sass unangekleidet, blos in ein Leintuch gehüllt. Hier fehlt jede Andeutung einer durch das Bad verstärkten Verbrennung. Versuch 327 am alten Apparat folgt dem am neuen Apparat angestellten 326 etwa eine Stunde, 22 Min. nach Beendigung eines 8 Min. dauernden Bades von 20⁰, abgetrocknet und vollständig angekleidet. Wenn hier nach dem Bad eher ein Sinken als ein Steigen des Stoffwechsels sich bemerklich macht, so ist das als Wirkung der hier in umgekehrter Ordnung gebrauchten Apparate anzusehen.

Wegen eines Unfalls, der dem neuen Apparat zustiess, wurde dieser unbrauchbar. Die Versuche wurden daher, an jedem Tag nur einer, an dem alten Apparat allein fortgesetzt. 1—2 Min. sass ich stets ruhig in der bestimmten Stellung vor dem Apparat, ehe der Versuch begann. Es ist dazu Folgendes zu bemerken.

329. 4 Min. nach einem Bad von 8 Min. und 21⁰, feucht und nackt (nur Hände und Gesicht abgetrocknet) während des Versuchs

gesessen. Lufttemperatur 20⁰, Kältegefühl nicht erheblich. 331. 2 Min.
nach einem Bad von 20,5⁰, sonst wie 329. Kältegefühl unerheblich,
kein Zittern. 336. 5 Min. nach einem Bad von 20,5⁰. Im Bad
ziemlich lebhaftes Frostgefühl mit etwas Zittern und Gänsehaut,
danach bei 18,5⁰ wie 329. 338. Bad von 12 Min. und 21,5⁰; Beginn des Versuchs 2 Min. danach, Luft 18,5⁰, sonst wie 329. 341 wie
338, Beginn des Versuchs 7 Min. nach dem Bad. Luft 21⁰. 342. 5 Min.
nach dem Bad.

In den folgenden Versuchen sass ich nach den Bädern kurze
Zeit in ein Leintuch gehüllt, dann trocknete ich mich ab, ohne stark
zu reiben, und liess dann nach völligem Ankleiden die Athemversuche in den in der Tabelle angegebenen Zeiträumen nach dem Bad
folgen. Während der Bäder und namentlich gegen Ende derselben
trat immer etwas Frösteln und Gänsehaut ein, darnach kein Frostgefühl. Die Pulszählungen ergaben in allen Versuchen eine Abnahme von 6 bis 12 Schlägen im Bad, die längere Zeit darüber
hinaus anhielt.

Ueberblickt man die in Tabelle 45 mitgetheilten Versuche und
auch die Mittel der beiden Reihen ohne Bad und nach dem Bad,
so lässt sich kein Unterschied finden, die Zahlen schwanken in
beiden Reihen ziemlich in denselben Grenzen.

Theilt man die Versuche so, dass man aus den ersten 7, welche
bis zu 10 Min. nach dem Bad angestellt sind, eine erste, und aus
den letzten 5, von 26 bis 46 Min. nach dem Bad, eine zweite Periode
macht, so stellt sich ein geringer Unterschied ein. In der ersten
Periode bemerkt man dann eine geringe Vermehrung von CO_2 und
O über das Mittel, die sich nach dem Verhältniss beider zu einander als eine wirkliche aber kaum nennenswerthe Steigerung der
Oxydationsvorgänge darstellt und in der zweiten Periode ein ebenso
unerhebliches Absinken derselben unter die Norm. Auch die Betrachtung der Grenzen, in denen die Versuche schwanken, bestätigt
dies Resultat.

Die Athemzüge, die in der ersten Periode schon an Zahl ab-
und an Tiefe zugenommen haben, vermindern in der zweiten ihre
Zahl noch mehr und steigern die Tiefe.

Die Procentzusammensetzung der ausgeathmeten Luft schwankt
in den Normalversuchen nur unbedeutend und wenn man mit ihrem
Mittel das der beiden Perioden vergleicht, so entdeckt man einen
sehr charakteristischen Unterschied. Kurze Zeit nach den Bädern
verlässt die Luft etwas reicher an CO_2 und ärmer an O den Körper
als normal, während etwas längere Zeit danach dies Verhältniss in

Tabelle 45.

Nr.	Eingeathmete Luft CC.	Ausgeathmete CC.	O (Proc.)	N (Proc.)	CO_2 (Proc.)	CO_2 ausgeathmet CC.	O aufgenommen CC.	CO_2/U	N im Körper CC.	Zahl d. Athemzüge	Tiefe d. Athemzüge	Versuchs-Dauer M. S.	Minuten nach dem Bad
330	7799	7748	17,27	79,30	3,43	266	296	898	11	7,6	1020	8,30	—
332	7806	7720	17,46	79,28	3,26	252	287	878	51	7,2	1088	8,30	—
333	8530	8511	17,62	79,98	3,49	296	287	1029	28	7,5	1130	7,47	—
334	8837	8817	17,57	79,13	3,30	291	302	962	9	7,8	1129	7,40	—
335	8825	8842	17,60	79,10	3,30	292	295	990	—10	7,6	1156	7.36	—
337	8358	8358	17,33	79,37	3,30	275	309	893	— 3	7,4	1133	8,15	—
339	8166	8169	17,41	79,19	3,40	278	288	963	—14	6,3	1304	8,28	—
340	8505	8516	17,29	79,15	3,56	303	309	980	—17	6,6	1286	8,10	—
343	8284	8259	17,52	79,18	3,30	273	288	916	9	6,4	1286	8.23	—
346	8154	8145	17,48	79,23	3,29	268	284	942	— 7	6,4	1275	8,36	—
349	8372	8363	17,63	79,11	3,26	273	279	976	2	7,4	1134	8.16	—
Mittel ohne Bad	8333	8313	17,47	79,18	3,35	279	293	950	6	7,1	1167	—	—
331	8511	8468	17,50	79,10	3,40	288	301	956	30	7,3	1170	7.50	2
338	8342	8324	17,30	79,35	3.35	279	308	906	—11	6,7	1215	8,18	2
329	8015	7986	17,10	79,28	3.62	289	313	912	5	7,4	1077	8,20	4
336	7779	7757	17,03	79,42	3.55	275	309	892	—12	6,8	1147	8,42	5
342	8482	8481	17,53	79,16	3.31	281	292	967	— 9	6,5	1302	8,9	5
341	8191	8175	17,27	79,27	3,16	283	304	930	— 5	6,4	1282	8,27	7
344	8405	8419	17,47	79,02	3,51	295	290	1019	— 9	6,3	1331	8,14	10
345	8248	8228	17,41	79,26	3,33	274	295	928	— 2	6,5	1275	8,30	26
351	8301	8254	17,59	79,20	3,21	266	282	944	16	6,6	1255	8,28	31
347	8042	8008	17,51	79,17	3,32	266	283	941	+17	6,2	1296	8,42	35
350	9122	9140	17,71	79,14	3,12	285	289	984	—22	6,4	1429	7,50	43
348	7930	7901	17,41	79,34	3.25	257	286	898	0	6,7	1187	8,50	46
Mittel 1. Periode	8281	8264	17,40	79,23	3,37	278	296	940	— 2	6,65	1247	—	—
2. Periode	8241	—	17,31	79,23	3,46	284	302	—	—	6,8	1217	—	—
nach dem Bad	8329	—	17,53	79,22	3,25	270	287	—	—	6,5	1288	—	—
352	8791	8787	17,30	79,19	3,51	308	322	957	— 9	5,9	1490	8,8	—
355	7988	7988	17,34	79,28	3,38	270	288	937	—19	5,9	1536	9,10	—
Mittel	8389	8387	17,32	79,23	3,44	289	305	947	—14	5,9	1423	—	—
353	8642	8650	17,29	79,21	3,50	303	315	962	—20	6,4	1344	8,24	20
354	8065	8048	17,30	79,32	3,38	272	297	916	— 9	5,7	1356	9,00	20
Mittel	8353	8349	17,30	79,26	3,44	287	306	939	—14	6,0	1350	—	—
381	9365	9363	17,70	79,06	3,24	303	—	993	0	6,4	1457	7	—
384	8459	8444	17,30	79,33	3,37	285	311	916	—12	6,0	1410	7,50	—
386	7559	7545	17,14	79,23	3,63	274	291	941	— 3	5,5	1386	8,24	—
Mittel 1	8461	8451	17,38	79,21	3,41	287	302	—	— 5	6,0	1418	—	—
382	11269	11243	17,02	79,30	3.68	413	449	920	— 1	7,0	1603	5,50	—
383	11049	11035	17,02	79,40	3,58	395	436	907	—28	6,1	1821	5,56	—
385	12442	12364	16,20	79,69	4,11	508	604	841	—18	8,0	1503	5,24	—
Mittel 2	11586	11544	16,75	79,46	3.79	439	496	—	—16	7,0	1662	—	—

das Gegentheil umschlägt. Es sind dies keine grossen, aber völlig deutliche, auch in der Grenze der Schwankungen der Einzelversuche ausgesprochene und darum beachtenswerthe Veränderungen. Es scheint, als ob gerade in dieser lang anhaltenden Vertiefung der

Athemzüge und die dadurch herbeigeführte verstärkte CO_2-Ausfuhr und O-Bereicherung des Bluts ein Theil der erfrischenden Wirkung der Bäder zu suchen sei. Sie entfalten hier eine ähnliche Wirkung, wie eine angenehme, wohlduftende und dadurch zu tiefen Athemzügen animirende Luft. Sind die hier auftretenden Wirkungen auch gering gegenüber denjenigen, welche durch willkürlich forcirtes Athmen zu erzielen sind, so muss dabei beachtet werden, dass letztere nur kurze Zeit dauern, während erstere über einen langen Zeitraum sich ausdehnen. Das Blut wird hier in sehr mässigem Grad vielleicht stundenlang von einer Quantität CO_2 befreit, die es sonst behält, und wahrscheinlich giebt eine häufige Einwirkung in der Richtung Veranlassung zu einer Art Gewöhnung an einen überhaupt etwas herabgesetzten CO_2-Gehalt des Bluts, dem unser Athmen sich anpasst. Die gegentheilige Erscheinung, eine Ueberladung des Bluts mit CO_2 in schlechter Atmosphäre, bei gehemmtem Athem und eine Gewöhnung mit der Zeit daran, wird kaum bezweifelt werden können.

Wie lang diese Wirkung des Bades anhält, entscheiden meine Versuche nicht. In einem meiner alten Versuche (vgl. Nr. 3) bestand 47 Min. nach einem 12 Min. dauernden Bad von 20,2⁰ eine Temperaturherabsetzung von 1,5⁰; sie zeigte zu dieser Zeit noch nicht die mindeste Neigung zum Steigen, so dass die Annahme berechtigt ist, dass mindestens 47 Min. weiter dazu gehörten, bis sie zu ihrem normalen Stand zurückkehrte. So lange, wie diese Abkühlung, darf man aber auch wohl die Dauer der Wirkung des Bades schätzen. Zieht man die Zahlen der 5 Beobachtungen der 2. Periode nach dem Bad in 3 zusammen, so erhält man 26 Min. nach dem Bad 3,33% CO_2, 33 Min. danach 3,26% und 45 Min. danach 3,18%, also Zahlen, welche andeuten, dass die verhältnissmässige Vermehrung der Lungenventilation 45 Min. danach noch im Zunehmen ist.

Da die seither mitgetheilten Versuche in eine Zeit fielen, wo die Verdauung beendigt war, wurde auch der Einfluss 22⁰ kalter Bäder während der Verdauungszeit in den 4 Versuchen 352 bis 355 noch untersucht. Eine Stunde bis kurz vor dem Bad war in verschiedenen Portionen Butter genossen worden. Die Wirkung der geringen Nahrungsaufnahme in diesen Versuchen ist früher schon (Cap. 4, S. 35) erörtert worden. Dass durch das Bad in denselben, die nach Abtrocknen und Ankleiden etwa 20 bis 30 Min. nach dem Bad ausgeführt wurden, absolut nichts geändert wurde, geht aus den fast völlig gleichen Zahlen ihrer Mittel in Tabelle 45 hervor.

Auf Grund der hier mitgetheilten Untersuchungen halte ich die folgende Vorstellung über die Wirkung kalter Bäder für die richtige:

Der auf die Hautnerven wirkende Kältereiz erregt reflectorisch durch das Athemcentrum die Athemmuskeln um so mehr zu erhöhter Thätigkeit, je ungewohnter der Reiz ist und je mehr er also als Kälte empfunden wird. So wird ein anfangs kräftiges, später mehr und mehr abnehmendes forcirtes Athmen mit seinen unausbleiblichen Wirkungen auf CO_2-Ausscheidung und O-Aufnahme erzeugt. Weiter entstehen in der Regel einige unbedeutende reflectorische Muskelzusammenziehungen, das Zittern, Schaudern, Muskelrigididät, welche ihre Wirkung auf die Stoffwechselvorgänge in einer sehr unerheblichen Vermehrung der CO_2-Ausscheidung und der O-Aufnahme kund geben. Diese unerheblichen und wahrscheinlich nicht einmal immer eintretenden Muskelzusammenziehungen überdauern mit ihrer kaum wahrnehmbaren Stoffwechselbeschleunigung die Dauer des Bades und machen zu der Zeit etwa, wo die durch das Bad hervorgebrachte mässige Herabsetzung der Körpertemperatur ihrem Maximum nahe kommt, einer geringen Muskelerschlaffung und mit ihr einer sehr wenig merklichen Herabsetzung der Oxydationsvorgänge Platz.

Da nun aber die einmal angeregte Ventilation nicht in gleichem Schritt mit den Stoffwechselvorgängen sinkt, so bildet sich in dieser Periode ein verhältnissmässig etwas forcirtes Athmen aus, welches dem Körper etwas mehr CO_2 entführt, als producirt wird, und ihn mit O etwas stärker sättigt.

Alsbald nach dem Eintritt in das Bad sinkt mit der Körpertemperatur auch der Puls und bleibt lange nach demselben noch herabgesetzt. Ist diese Erscheinung wohl auch auf eine Reflexthätigkeit zurückzuführen, so spricht doch namentlich die lange Dauer der Herabsetzung der Herzthätigkeit weit mehr für eine Herabsetzung, als eine Steigerung der Oxydationsprocesse. Denn die Stoffwechselvorgänge beherrschen die Herzthätigkeit in so hervorragender Weise, dass eine irgend wesentlich vermehrte Oxydation und verlangsamter Puls wohl nie zusammentreffen.

In den Versuchen 381—386 der Tabelle 45 ist die Wirkung äusserlich nicht sichtbarer Muskelzusammenziehungen und leisen Zitterns klargelegt. Am stärksten wurden sie in Versuch 385 ausgeführt, von dem das Protocoll besagt: Während der ganzen Dauer des Athemversuchs wurden die Muskeln der Arme und Beine contrahirt gehalten (stärker als in den vorausgegangenen Versuchen), ohne dabei eine Bewegung zu machen oder zu zittern. Es trat dabei zwar kein erhebliches Müdigkeitsgefühl ein, wohl aber etwas Wärme-empfindung, so etwa, als ob Schweiss ausbrechen wollte, wozu es jedoch nicht kam. — Es war meine Absicht, die Muskelcontracturen im Bad hier etwa nachzuahmen; man sieht, dass ich über das Ziel weit hinausgegangen bin. Denn das Mittel 2 sowohl gegenüber Mittel 1, als namentlich 365 gegenüber seinem Controlversuch 366, in welch letzterem die Muskulatur besonders erschlafft gehalten wurde, liefert den Beweis, wie bedeutend eigentlich unerhebliche aber ausgedehnte Muskelzusammenziehungen, die äusserlich gar nicht sichtbar sind, die Oxydationsvorgänge zu vermehren im Stande sind; und es würde nicht schwer gehalten haben, in dieser Weise diese Vorgänge noch viel höher zu steigern.

Danach kann es keinem Zweifel unterliegen, dass alle in diesen Versuchen im Verhalten der CO_2 und des O auftretenden Verände-rungen als von kleinen Aenderungen in der Muskelthätigkeit ver-anlasst aufzufassen sind.

Mehrere Jahre nach meinen Untersuchungen erschien eine Arbeit Löwy's[1]), die ich wohl als eine werthvolle Bestätigung meiner Ergebnisse betrachten darf.

Er stellte seine Versuche an Menschen an, die bekleidet oder nackt bei 10 bis 12[0] C. sassen und mitunter noch mit Wasser, Alkohol und Aether besprengt wurden oder in Bädern von Körperwärme bis herab zu 25[0] C. sich aufhielten. Bei Versuchszeiten von 1 Stunde nahm er Proben der ausgeathmeten Luft erst dann, wenn eine ge-wisse Constanz des Athmens eingetreten war. In der langen Dauer dieser Versuchszeit liegt wohl, wie auch Löwy meint, der Grund dafür, dass er die bei mir auftretenden und meist nur kurz dauern-den Aenderungen in der Lungenventilation und im respiratorischen Quotienten nicht bestätigen kann. Im Uebrigen fand er den O-Ver-brauch in der Kälte gestiegen in 47[0]/o, gleich geblieben in 36[0]/o und gefallen in 16[0]/o, und indem er genau auf das Verhalten des Körpers in den Versuchen achtete, stellte er weiter fest, „dass in allen Fällen, in denen der O-Verbrauch gleich blieb oder in der Kälte sank (53[0]/o), trotz mehr oder minder grossen Kältegefühls und in der Mehrzahl der Fälle Sinkens der Körpertemperatur, volle kör-perliche Ruhe bestand," und ferner, „dass in allen denjenigen Fällen,

---

1) Löwy, Ueber d. Einfl. d. Abkühlung auf d. Gaswechsel. Pflüger's Arch. 46. 1889. 189.

wo von intelligenten und mit ihren Körperfunctionen vertrauten Individuen völlige Muskelschlaffheit angegeben wurde, nie eine Zunahme des O-Verbrauchs zu constatiren war."

Das bestätigt vollkommen die Zufälligkeit der Steigerung des O-Verbrauchs durch äussere Kälte und ihre Abhängigkeit von mehr oder weniger willkürlicher Muskelthätigkeit.

Dreizehntes Capitel.

Ueber die Wirkung warmer Bäder auf den Athemprocess.

(Vgl. Nr. 18.)

Besonderer Umstände wegen konnten diese in Tabelle 46 mitgetheilten Versuche nur so angestellt werden, dass das Athmen ver-

Tabelle 46.

Nr.	Ein- geathmete Luft CC.	Aus- geathmete O	Die ausgeath- mete Luft be- steht aus Procent N	CO₂	CO_2 ausgeathmet CC.	O auf- genommen CC.	O absorbirt %	Respir. Quotient $\frac{CO_2}{O}$	N im Körper CC.	Zahl der Athem- züge	Tiefe M.S.	Versuchs- dauer	Minuten nach dem Bad
395	7914	7884	17,38	79,50	3,12	246	288	17,4	855	−12	7,4	1074	7,36	—
396	7040	7001	17,13	79,48	3,39	237	276	18,7	861	1	6,2	1134	9,40	—
397	8144	8125	17,51	79,16	3,33	271	283	16,6	958	7	6,2	1305	8,20	—
402	7205	7172	17,23	79,32	3,45	247	273	18,1	904	7	6,1	1180	9,30	—
411	6864	6829	17,36	79,38	3,26	223	253	17,6	881	6	6,4	1079	9,26	—
Max.	8144	8125	17,51	79,50	3,45	271	288	18,7	958	7	7,4	1305	9,40	—
Min.	6864	6829	17,13	79,16	3,12	223	253	16,6	855	−12	6,1	1074	7,36	—
Med.	7433	7402	17,32	79,37	3,31	245	275	17,7	892	+ 2	6,5	1154	8,54	—
401	7019	6993	16,99	79,56	3,45	241	282	19,2	854	−16	5,8	1213	9,20	9
400	7619	7608	17,19	79,24	3,57	272	288	18,0	941	− 6	6,2	1227	8,42	10
398	7120	7111	17,10	79,36	3,54	252	276	18,5	913	−15	6,0	1195	9,24	12
399	6711	6684	17,06	79,47	3,47	232	266	18,0	872	− 7	6,0	1111	9,56	21
403	7551	7516	17,21	79,33	3,46	260	288	18,2	902	7	6,0	1254	8,48	33
404	7027	6976	17,23	79,38	3,39	236	270	18,3	875	17	5,9	1197	9,22	34
410	7358	7323	17,29	79,42	3,30	241	275	17,5	874	1	6,3	1164	8,42	83
412	7416	7380	17,36	79,34	3,30	244	273	17,6	803	8	6,1	1219	8,33	85
Max.	7619	7608	17,36	79,56	3,57	272	288	19,2	941	+17	6,3	1254	9,56	—
Min.	6711	6684	16,99	79,24	3,29	232	266	17,6	854	−16	5,8	1111	8,33	—
Med.	7228	7199	17,18	79,39	3,43	247	277	18,2	890	− 1	6,0	1197	9,06	—

schieden lange Zeit nach dem Bad von etwa 38° C. untersucht wurde. Es durfte erwartet werden, dass die durch das warme Wasser stark erwärmte Haut nach raschem mit Assistenz bewirktem kurzen Abtrocknen und Ankleiden bei 18 bis 26° Zimmertemperatur wenig geneigt war, eine Abkühlung des Bluts zu Stande kommen zu lassen. Demgemäss stieg denn auch die Temperatur nach den Bädern immer noch etwas; die durchwärmte Haut musste also auch eine Zeit lang nach dem Bade noch so wirken, wie das warme Bad selbst. Vor dem Einsteigen ins Bad sass ich blos mit warmem Schlafrock bekleidet mit in der Achselhöhle eingelegtem Thermometer. Dieses lag 40 bis 50 Min. vor dem Bad und wurde unverändert mit sorgfältig geschlossener Achselhöhle im Bad und etliche Zeit darüber hinaus alle 3—4 Min. beobachtet. Beim Einsteigen in das Bad empfand ich Hitzegefühl, bald aber war es sehr behaglich; öfter wurde zu Ende des Bades und beim Aussteigen ein leises Schauern empfunden. Zu den Versuchen ist noch zu bemerken: Nr. 398. Bad von 38^0, Dauer 18 Min. Steigen der Körpertemperatur im Bad von 37,34 auf 37,53. Nr. 399. Bad von $38,5^0$, Dauer 25 Min. Steigen der Temperatur im Bad von 37,30 auf 37,60, 10 Min. danach $37,78^0$. Nr. 400. Bad von $38,3^0$, Dauer 15 Min. Steigen im Bad von 37,40 bis 37,55. Nr. 401. Bad $38,2^0$, 21 Min. lang. Nr. 403. Bad $38,5^0$, 20 Min. lang. Steigen im Bad von 37,80 bis $38,10^0$, 13 Min. danach $38,25^0$, 25 Min. danach $38,20^0$. Nr. 404. Bad $37,5^0$, 25 Min. lang. Steigen im Bad von 37,82 bis $38,08^0$, 16 Min. danach $38,19^0$, 23 Min. danach $38,13^0$. Nr. 410. Bad 39^0, 30 Min. lang. Nr. 412. Bad $39,5^0$, 30 Min. lang.

Die Normalzahlen in dieser Versuchsreihe sind merklich tiefer als die im vorigen Capitel (Tabelle 44 und 45). Sie bekunden einen etwas geringeren Stoffwechsel, der einer etwas geringeren Muskelleistung entspricht. In den früheren Versuchen wurde das Athemrohr mit der Hand gehalten, während es hier blos mit dem Mund festgehalten wurde, während beide Arme schlaff auf den Schenkeln lagen. Auch fallen hier die jede Minute mit der rechten Hand gemachten Aufzeichnungen der Zahl der Athemzüge weg. Ueberhaupt war ich in diesen letzten Versuchen sehr bemüht, die Muskeln möglichst abzuspannen, und es gelang dabei leicht, unter Schliessen der Augenlider einen nahe an Schlaf grenzenden Zustand herbeizuführen, der in allen Versuchen möglichst gleich gehalten wurde. Bei der gleichzeitigen Herabsetzung des respiratorischen Quotienten lässt sich bei diesen weit auseinander liegenden Versuchsreihen (1880 und 1883) wohl an eine Aenderung des Ernährungszustandes (vermehrter Fettgehalt mit zunehmenden Jahren) als Ursache denken.

Die in den Badeversuchen gefundenen Zahlen weichen von den Normalzahlen im Mittel äusserst wenig ab und auch die Maxima und Minima bewegen sich ziemlich genau in denselben Grenzen.

Im Allgemeinen und im Mittel haben die Bäder die Lungenventilation etwas herabgedrückt, indem sie die Athemzüge etwas seltner und ein klein wenig tiefer machten. Berechnet man die geringeren Ansprüche, welche diese unerhebliche Beschränkung der Ventilation an O-Aufnahme und CO_2-Ausscheidung stellt, so hätte man im Mittel für die CO_2-Ausscheidung in den Badeversuchen 241 und für die O-Aufnahme 273 CC. erwarten müssen, so dass die hierfür gefundenen Zahlen 247 und 277 ganz bestimmt nicht für eine Herabsetzung, sondern weit mehr für eine sehr unerhebliche Anregung der Oxydationsvorgänge sprechen.

Theilt man die Badeversuche in 2 Gruppen, 4 Versuche kurz (bis zu 21 Min.) und 4 Versuche längere Zeit (bis 84 Min.) nach dem Bad, so erhält man für Ventilation CO_2 und O die Mittel:

7117 — 249 — 284 für erstere,
7338 — 245 — 272 für letztere.

Zieht man dabei noch in Betracht, dass die im Ganzen nicht nennenswerthe N-Differenz in den Versuchen gerade die ersteren mit einer Ausathmung von durchschnittlich 11 CC., welche die O-Aufnahme noch etwas erhöht, und die letzteren mit einer N-Aufnahme von 8 CC., welche die O-Aufnahme etwas herabsetzt, trifft, so wird wohl anzunehmen sein, dass die Bäder unter Herabsetzung der Lungenventilation und vielleicht der Erregbarkeit des Athemcentrums eine sehr geringfügige Anregung des Stoffwechsels veranlasst haben, die wohl mit der zunehmenden Körpertemperatur zusammentrifft und auch mit dieser wieder fällt.

Im Ganzen ist nach den warmen Bädern die ausgeathmete Luft etwas ärmer an O, ihr O ist also mehr ausgenutzt und etwas reicher an CO_2, als in den Normalversuchen. Theilt man die Versuche hier wiederum in zwei Gruppen, so zeigt es sich, dass diese Veränderung nur die Zeit kurz nach dem Bad betrifft, während die späteren nach Ablauf von etwa 20 Min. normale Verhältnisse zeigen. Es betragen nämlich die Procentzahlen

für die erste Periode 17,08 O   351 CO_2, 79,41 N,
      ⁃   ⁃ zweite   ⁃   17,27 O   336 ⁃ 79,37 ⁃

In allen diesen Badeversuchen steigt die Körpertemperatur, soweit sie gemessen wurde, deutlich über die Norm, sie steigt auch nach dem Bad noch fort und steht 20 bis 25 Minuten danach noch etwa auf dem höchsten Punkt.

Der Puls zeigt nur sehr unerhebliche und nicht charakteristische Veränderungen, die in keiner Weise zu der Annahme berechtigen, dass in den Oxydationsvorgängen während des Bades irgend ein merklicher Wechsel eingetreten sei.

Der Schluss, der aus diesen Versuchen zu ziehen ist, ist der, dass warme Bäder von Körpertemperatur oder wenig darüber die O-Aufnahme und CO_2-Ausscheidung kaum nennenswerth verändern und jedenfalls nicht herabsetzen, sondern dass eher anzunehmen ist, dass beide ein wenig angeregt werden und dass diese Anregung noch kurze Zeit wie auch die durch das warme Bad erhöhte Körpertemperatur über die Badezeit hinaus andauert, ohne dass sie eine entsprechende Vermehrung der Lungenventilation veranlasst.

Vierzehntes Capitel.
Ueber Wärmeregulirung und Fieber.
(Vgl. Nr. 14 und Nr. 18.)

Bei den Versuchen, die Constanz unserer Körpertemperatur zu erklären, konnte man entweder die Wärmeabgabe oder die Wärmeproduction je nach den Umständen sich ändern lassen. Es wird auch wohl im Allgemeinen zugegeben, dass wir einen Apparat besitzen, der die Wärmeabgabe vergrössern und verringern kann, ihr Verhältniss aber zu der veränderten Wärmeproduction als temperaturerhaltendes Mittel ist noch sehr bestritten. Während auf der einen Seite namentlich Liebermeister, aber auch Pflüger, Voit u. A. die veränderte Wärmeproduction bei der Temperaturregulirung hoch anschlagen, wird auf der anderen Seite durch Versuche und theoretische Gründe hauptsächlich von Bergmann, Jürgensen, Senator und Winternitz dargethan, dass die Aenderungen in der Wärmeabgabe allein genügten, um die Temperatur constant zu halten.

Es ist natürlich, dass diejenigen der erwähnten Versuche, welche eine erhebliche Steigerung der CO_2 und des O bei äusserer Abkühlung ergaben, und das war bei weitem die grössere Zahl, der ersten Ansicht als wesentliche Stütze dienten. Man hat aber auch auf anderem Weg den Beweis zu liefern gesucht, dass im Wesentlichen der veränderten Wärmeproduction die constante Temperatur zu verdanken sei und es sind namentlich zwei Arbeiten, die hier noch einer Besprechung bedürfen.

Liebermeister[1]) bestimmte in kalten Bädern die Grösse der

---

1) Reichert und Du Bois, Arch. 1860, und Hdb. d. Pathol. u. Ther. des Fiebers. 1875.

Wärmeabgabe des Körpers an das Badewasser und indem er damit die dadurch erzielte Temperaturabnahme des Körpers verglich, kam er zu dem Resultat, dass derselbe mehr Wärme abgegeben habe, als sich durch seine eigene Abkühlung erklären lasse, dass er also Wärme habe produciren müssen.

Gegen seine Versuche sind namentlich Jürgensen [1]), Senator [2]) und Winternitz [3]) zu Feld gezogen und haben nachgewiesen, dass darin mit so viel ungenau bekannten Grössen gerechnet werde, dass ein richtiges Resultat nicht zu erwarten sei. Ein schlagender Beweis hierfür liegt in den von Liebermeister (Fieber 230) selbst angeführten Versuchen Murri's, der auf ganz demselben Weg wie Liebermeister zu dem ganz entgegengesetzten Resultat kommt, dass im kalten Bad die Wärmeproduction vermindert sei. Im Uebrigen kann ich den Einwänden der Genannten gegen Liebermeister nur beistimmen. Nur auf einen Punkt, der mir nicht genügend hervorgehoben scheint, möchte ich noch eingehen. Liebermeister berechnet den Wärmeverlust nach der Temperatur der Achselhöhle, die sicher sehr viel weniger abgenommen hat, als die Körperoberfläche bis zu gewisser Tiefe. In meinen erwähnten Temperaturmessungen (Nr. 3) trat nach einer kurzen Erhöhung ein Abfall der Temperatur ein, der weit über die kurze Badezeit (12 Min.) hinaus fortdauerte und der viel erheblicher war, als ihn Liebermeister in viel länger dauernden Bädern beobachtete. In meinen Versuchen öffneten sich die contrahirten Gefässe der Körperoberfläche, nachdem mit dem Bad auch der Kältereiz aufhörte. Das nun reichlicher der Oberfläche zu- und von da zurückströmende Blut trägt jetzt erst die Abkühlung nach innen. In L.'s Versuchen dauert der Kältereiz und damit die mangelnde Communication des Körperbluts mit der Oberfläche länger. Die Abkühlung des Innern erfolgt auch hier ganz sicher erst nach dem Bad, zu einer Zeit, wo in L.'s Versuchen nicht mehr gemessen wurde. Die geringe Abkühlung in diesen Versuchen beweist also nicht, dass der Körper den grossen Wärmeverlust durch vermehrte Production ersetzt, sondern dass er eine Vorrichtung besitzt, die die Wärmeabgabe des Körperinneren so lange erfolgreich beschränkt, als das Bad dauert. Die Berechnungen L.'s führen aber zu dem Resultat, dass im kalten Bad die Wärmeproduction bis zur dreifachen Norm erhöht werden kann, eine Zahl, welche durch die directe Messung des Stoffwechsels nirgends erreicht wird. — Die

---

1) Deutsches Arch. f. klin. Med. 4. 1868. 323.
2) Virchow's Arch. Bd. 45. 50. 53.
3) Ibid. Bd. 66. 503.

geringe, kurz dauernde Temperaturerhöhung des Körpers bald nach
dem Eintritt in das Bad, welche L. auch als ein Zeichen gesteigerter Verbrennung auffasst, ist erklärlich durch die plötzliche Verengerung der Hautgefässe, durch welche das zurückgedrängte Blut eine
Zeit lang der gewohnten Abkühlung an der Hautoberfläche entbehrt.

Auch die zweite Arbeit, die ich hier zu erwähnen habe, von
Samuel[1]), theilt der Wärmeproduction den Haupteinfluss auf die
Körpertemperatur zu. Wenn Samuel die 4 Arterien der Extremitäten unterband, oder die sämmtlichen Extremitätennerven durchschnitt, dann sank in tiefer Umgebungstemperatur (0—10⁰) die Mast-
darmtemperatur bis auf 20⁰ und die Thiere starben an Erkältung,
die nach Samuel deshalb eintritt, weil wesentliche Wärmeherde
in den Extremitäten verloren gegangen sind.

Nun setzt aber weder eine Amputation noch das Unbeweglich-
machen mehrerer Extremitäten durch wochenlang liegende starre
Verbände die Körpertemperatur im mindesten herab. Ich habe Fälle
von Apoplexien des Rückenmarks gesehen mit vollkommener Lähmung beider unteren Extremitäten und eines grossen Theils der
Bauchmuskulatur, wobei das Leben wochenlang bestand, ohne dass
die Temperatur herabging und ohne dass dadurch schliesslich bei
eintretendem Fieber eine Fiebertemperatur wäre verhindert worden.
Der Körper muss also doch Mittel besitzen, trotz des Ausfalls eines
erheblichen Theils seines Stoffwechsels seine Temperatur constant
zu erhalten. Deshalb scheint mir auch die Ursache des Temperaturabfalls bei Samuel's operirten Thieren weit weniger in einer Beschränkung des Stoffwechsels, die ja nicht geleugnet werden kann,
als in der durch die Operation erleichterten Wärmeabgabe in den
Extremitäten zu bestehen, deren Gefässnerven bei der Operation
sicher nicht unbehelligt geblieben sind. Demgemäss erhöht denn
auch Watteeinhüllung die Temperatur operirter Thiere mehr, als die
gesunder, weil eben bei gesunden der regulatorische Apparat der
Wärmeabgabe thätig ist, der bei den kranken zum grossen Theil fehlt.

In ähnlicher Weise, wie Samuel durch Lähmung und Unter-
bindung, sucht Rumpf[2]) die Stoffwechselvorgänge durch Chloralhydrat und Morphium herabzusetzen. In tiefer Temperatur gelang
es, die Körperwärme so narkotisirter Thiere bis auf 17⁰ herabzusetzen. Damit war dann stets verminderte CO_2-Ausscheidung und
O-Verbrauch verbunden, der, wenn er auch durchschnittlich bei

1) Samuel, Ueber die Entstehung der Eigenwärme und des Fiebers.
2) Rumpf, Ueber Wärmeregulation in der Narkose und im Schlaf. Pflüger's
Arch. 33. 1884. 538.

Absinken der Temperatur auf 21 bis 24° nur 38 bis 40% betrug, doch jedenfalls in den letzten Stadien des Temperaturabfalls auf $\frac{1}{3}$ bis $\frac{1}{4}$ des normalen O-Verbrauchs herabsank.

Rumpf schliesst aus seinen Versuchen, dass die Körpertemperatur im Wesentlichen von der Grösse der Stoffwechselvorgänge abhänge. Abgesehen davon, dass der Beweis sich erbringen lässt, dass die Veränderungen des Stoffwechsels bei ungestörtem Temperaturregulirungsapparat auf die Körperwärme von sehr geringem Einfluss sind, lassen die Ergebnisse Rumpf's sich ungezwungen so erklären, dass die Narkose zunächst die Function der sensiblen und vasomotorischen Nerven und somit die Regulirung durch Wärmeabgabe gelähmt hat. Die hieraus entstehende Abkühlung hat in bekannter Weise auf die contractilen Gebilde lähmend gewirkt. Die daraus folgende Herabsetzung der Oxydationsvorgänge ist also nicht die Ursache, sondern die Folge der Temperaturherabsetzung.

In einer weiteren Reihe von Versuchen brachte Rumpf rasch klein gehacktes Muskelfleisch eben getödteter Thiere mit defebrinirtem Blut in Berührung und fand dessen Farbenveränderung ganz gleich, ob nun reines oder mit Morphium oder Chloralhydrat versetztes Blut angewandt wurde. Der Schluss, den R. hieraus zieht, dass diese Stoffe einen Einfluss auf die Oxydationsvorgänge nicht haben, sondern indirect durch Vermittlung des Nervensystems wirken, berührt zwar eigentlich meine Ausführungen gar nicht, er ist aber ungerechtfertigt. Denn ein in der Weise misshandeltes Muskelfleisch muss nach einem Uebermaass von Reizen alle Reizbarkeit verloren haben und als todt anzusehen sein.

Auch das fernere Experiment Rumpf's, das Steigen der Temperatur in der Achselhöhle des Arms, dessen Hand in Eiswasser getaucht wurde, ist nichts weniger als ein Beweis für eine vermehrte' Verbrennung; es ist oben bereits ausgeführt, dass diese Erscheinung auf reflectorische Erregung der Gefässnerven zurückzuführen ist. Diese Temperaturerhöhung verhält sich ganz anders als die, welche durch verstärkte Verbrennung hervorgerufen wird; sie ist eine rasch auftretende und rasch vorübergehende Erscheinung; die Temperatursteigerung aber, welche z. B. Muskelthätigkeit herbeiführt, wird erst ziemlich lange Zeit nach Beginn der Muskelcontractionen am Thermometer bemerklich, sie überdauert sie auch und geht nur langsam vorüber.

Es könnte hier noch eine Arbeit Simanowsky's [1] Erwähnung

---

1) Simanowsky, Unters. über den Stoffwechsel unter Einfluss künstlich erhöhter Körpertemperatur. Jahresber. üb. Th.-Chem. 1885. 401.

finden, der hungernde Hunde durch warme Bäder auf 38 bis 41,8°
brachte und 1 Stunde lang darauf erhielt, ohne dass in der Secretion
des Harnstoffs oder der Ausscheidung der CO_2 etwas wäre geändert
worden, aber seine Versuche sind auf 24 Stunden ausgedehnt; in so
langer Zeit finden Ausgleiche statt, die den Effect kürzer wirkender
Einflüsse vollständig aufheben können.

Es ist nun noch zu untersuchen, von welchem Werth für unsere
Körpertemperatur eine Steigerung der Oxydationsvorgänge überhaupt ist.

Ich habe eine grosse Zahl sorgfältiger Temperaturbestimmungen
bei und nach körperlicher Anstrengung gemacht, wobei das Thermometer stundenlang in der Achselhöhle lag (vgl. Nr. 2). Nur bei
vehementester Anstrengung mit keuchendem Athem und jagendem
Puls, wobei der Stoffwechsel gewiss das Fünffache seiner gewöhnlichen Höhe erreichte, gelang es, auf kurze Zeit meine Temperatur
um 1,5° zu erhöhen. Mit eintretender Ruhe sank sie alsbald wieder.
Um eine Temperaturerhöhung von 0,5° zu erhalten, musste schon
eine ganz bedeutende Arbeit geleistet werden. Wenn man dabei
sich vorhält, dass von dem verbrauchten Stoff höchstens ⅕, wahrscheinlich nur ⅒ der mechanischen Leistung diente und alles Uebrige
der Wärmebildung zu gut kam, dann muss man zu der Ueberzeugung
kommen, dass der wärmeabgebende Apparat ausserordentlich energisch
functionire. Wenn ich in jenen Versuchen, wie das beim Laufen
gegen den Wind z. B. geschah, die Abkühlung nur etwas begünstigte,
so drückte das sich sofort in einem Abfall oder einem geringeren
Steigen der Temperatur aus.

Samuel beruft sich auf die ungemein hohen Temperaturen,
die bisweilen bei Tetanus beobachtet worden seien. Es ist richtig,
es existiren etwas zweifelhafte Angaben von Temperaturen von 50°;
man kann wohl annehmen, dass 44° sicher beobachtet worden sind.
Aber dabei handelt es sich ganz sicher um eine krankhafte Störung
des Wärmeabgabevermögens. Denn es werden unzählige Fälle von
Tetanus beobachtet mit heftiger Starre der gesammten Musculatur,
wobei keine oder keine höhere Temperatursteigerung beobachtet
wurde, als sie auch sonst bei Muskelleistung gesehen wird. Auch
die mitunter sehr hohen Temperaturen, die man Thieren durch künstlich vom Rückenmark aus erzeugten Tetanus hervorbrachte, verdanken sicher ihre Entstehung nur einer krankhaften Störung des
Wärmeabgabeapparats, die bei so gewaltigen Eingriffen in das Ner-
venleben vollkommen begreiflich sind. Um aber die letzten Zweifel
in dieser Richtung zu beseitigen, habe ich nochmals in sehr sorg-

fältigen Temperaturbestimmungen die Wirkung geringerer oder stärkerer Muskelcontracturen ohne Leistung äusserer Arbeit auf die Körpertemperatur untersucht.

Ich beschränke mich hier auf die kurze Angabe des Resultats dieser Versuche, die früher (Nr. 14) umständlich mitgetheilt sind.

Vers. a. Eine 3 Minuten andauernde lebhafte tonische Zusammenziehung aller Muskeln beider Arme und Beine, sowie der Kaumuskeln bleibt ohne Einfluss.

Vers. b. Eine 12 Minuten lange, ziemlich lebhafte Contractur vieler Muskeln, jedenfalls eine Leistung ausserordentlich viel stärker, als die unwillkürlichen Zusammenziehungen im Bad hebt die Temperatur von 37,22 auf 37,35; bei ruhigem Verhalten bleibt sie 10 Min. stehen und wird durch abermalige 6 Min. dauernde Contractionen auf 37,41 erhöht. Bei ruhigem Verhalten fällt sie in 20 Min. auf 37,30⁰.

Vers. c. Eine 10 Min. dauernde Contraction der Streckmuskeln ohne Erfolg; bei 8 Min. Zusammenziehung der Beuger Steigen von 37,30 auf 37,42, in 10 Min. Ruhe auf 37,40, bei 6 Min. Contraction der Strecker 37,38, in 20 Min. Ruhe auf 37,32, in 6 Min. starker Contraction der Beuger 37,40, bleibt bei 14 Min. Ruhe stehen, bei 6 Min. Zusammenziehung der Beuger 37,50, nach 20 Min. Ruhe 37,44.

Vers. d. Eine 8 Min. dauernde Zusammenziehung der Streckmuskeln hat einen Abfall von 0,10 hervorgebracht, 6 Min. mässige Beugung hebt die Temperatur wieder um 0,10. Bei weiterer Zusammenziehung der Strecker wieder Absinken um 0,12, dann abermals bei derselben Muskelthätigkeit während 6 Min. um 0,08, dann weiter bei derselben Thätigkeit während 10 Min. nach anfänglichem Steigen um 0,04 wieder um 0,08, wonach sie bei ruhigem Sitzen wieder um 0,08 steigt.

Vers. e. Eine 10 Min. dauernde, sehr energische und ermüdende Zusammenziehung der Beugemuskeln aller Extremitäten steigert die Temperatur von 37,22 auf 37,52; das Maximum wird aber erst 7 Min. nach dieser Thätigkeit in ruhigem Sitz erreicht. Von da fällt die Temperatur in 53 Min. auf 37,40; eine 6 Min. dauernde Zusammenziehung aller Streckmuskeln steigert diese Temperatur nicht höher, sie hebt sich aber mehrere Minuten danach in ruhigem Sitz auf 37,44.

Vers. f. Nach 10 Min. langer, sehr energischer Contraction vieler Muskeln Steigen von 37,74 auf 37,98, in 37 Min. Ruhe 37,90; eine 8 Min. dauernde, durch Anlehnen des Rückens an die Sophawand und Zudecken der Beine verursachte Verminderung der Wärmeabgabe hebt die Temperatur auf 37,94, von wo sie nach Begünstigung

der Wärmeabgabe (Rücken nicht angelehnt, Beine nicht bedeckt) auf
37,88 fällt.

Vers. g. Eine 12 Min. lang dauernde Muskelthätigkeit, ähnlich
wie sie im Bade etwa unwillkürlich auftrat, sicher nicht geringer,
wahrscheinlich erheblich stärker, brachte die Temperatur sehr langsam
um 0,04 in die Höhe, danach folgt in der Ruhe langsam und mit
Schwankungen ein weiteres Steigen um 0,04, dann in ¹/₂ Stunde
Ruhe langsames Fallen um 0,22. Zusammenziehen der Streckmuskeln 6 Min. lang hält dies Fallen nicht auf.

Um also die Körpertemperatur um 0,3⁰ zu erhöhen, bedurfte es
schon einer ganz energischen, fast zu schmerzhaften Ermüdung und
zu beginnender Schweisssecretion führenden, 8 bis 10 Min. dauernden Zusammenziehung der Beuger aller Extremitäten, und äusserst
winzig (0,04⁰) fällt die Temperaturerhöhung aus bei einer Muskelaction, die etwa ähnlich gehalten wurde und sicher nicht geringer
war, als die Zitterbewegungen im Beginn des Bades, trotzdem sie
so lange fortgesetzt wurde, wie die Bäder zu dauern pflegten. Was
soll ein so geringer Ersatz bei einer Herabsetzung von 1,5⁰, wie
solche Bäder sie etwa hervorzubringen pflegen?

Es besteht in diesen Versuchen eine entschiedene Neigung, bei
der hervorgebrachten Temperaturerhöhung zu verharren, die in meinen
älteren Messungen fehlte. In letzteren, die im Freien angestellt waren,
wirkte die Abkühlung besser, als in den ersteren, bei denen ich im
warmen Zimmer und zudem noch bekleidet mit einem warmen Schlafrock sass. Wie Vers. f zeigt, ist selbst eine geringe Aenderung der
Bedingungen für die Wärmeabgabe von Erfolg und dieser Umstand
erklärt auch die mir anfangs räthselhafte Erscheinung der Unwirk-
samkeit der Contractur der Streckmuskeln auf die Temperatur oder
gar die dabei auftretende Abkühlung. Denn mit der Streckung der
Glieder, der Spreitzung der Finger u. s. w. war die Wärmeabgabe
durch Vergrösserung der abgebenden Fläche und auch durch Verschiebung und Lockerung der Kleidung begünstigt.

Kurz zusammengefasst haben die Untersuchungen über die Wärmeregulation etwa Folgendes ergeben:

Vermeidet man bei äusserer Abkühlung die willkürlichen Bewegungen, was ohne Zwang geschehen kann, so wird eine höchst
unbedeutende Steigerung der Oxydationsvorgänge hervorgerufen als
Folge unbedeutender unwillkürlicher Muskelcontracturen, die auf die
Körpertemperatur so gut wie keinen Einfluss üben. Ist es überhaupt
richtig, dass die Wärmeproduction von der Wärmeabgabe abhängt,
so muss die Verminderung der Abgabe durch überkörperwarme

Bäder auch die Wärmeproduction herabsetzen, was ganz bestimmt nicht der Fall ist. — Die Herabsetzung der Verbrennungsprocesse, die mit der Herabsetzung der Körpertemperatur zusammenfällt, ist Folge und nicht Ursache der letzteren. Alle die Erscheinungen und Veränderungen der Körpertemperatur, welche in verschieden eingerichteten Versuchen als Ausfluss der veränderten Wärmeproduction angesehen werden, lassen sich leichter und ungezwungener durch Veränderungen in der Wärmeabgabe erklären; es deuten überhaupt alle Versuche auf die präcise und mächtige Wirkung hin, welche durch die Regelung der Wärmeabgabe erzielt wird.

Ich kann es mir nicht versagen, an dieser Stelle ein merkwürdiges Beispiel mitzutheilen, welches den ausserordentlichen Einfluss der Hautthätigkeit und der Verdunstung auf die Wärmeregulation darthut. Quilford[1]), Professor der Zahnheilkunde zu Philadelphia, erzählt von einem sonst gesunden Mann, der neben anderen angeborenen Anomalien auch einen Mangel der Schweissdrüsen zeigte. Schweiss wurde an seiner trockenen Haut bei höchster Hitze nie bemerkt und um etwas auf dem Felde arbeiten zu können, musste er einen Knaben anstellen, der ihm kaltes Wasser zum Begiessen seiner Kleider zutragen musste. Leider sind an diesem interessanten Fall keine Temperaturbestimmungen gemacht worden.

Es könnte nun doch immer noch die Meinung auftauchen, und sie ist ausgesprochen worden, dass die Gesammtmuskelbewegung, also auch die willkürlichen, zu dem Apparat der Wärmeregulation gehören und dass die Unterdrückung der letzteren ein der Natur aufgedrängter Zwang sei. Aber von den durch die Kältewirkung hervorgerufenen Bewegungen sind zunächst die unwillkürlichen, das Zittern, Schauern, Zähneklappern, Rigidität der Glieder u. s. w. weder der Einwirkung der Kälte ausschliesslich zukommend, noch auch sind sie ihr unter allen Umständen eigen. Denn sie werden auch bei psychischen Erregungen, bei körperlichen Schmerzen u. s. w. wahrgenommen. Ferner wird der Weichling bei einer Temperatur zittern, die den Abgehärteten ganz unangefochten lässt; und selbst dasselbe Individuum wird unter gewissen Verhältnissen, trüber Stimmung, geschwächtem Körper, eine Temperatur als Frost empfinden, der unter anderen nicht bemerkt wird. Noch viel unregelmässiger sind natürlich die willkürlichen Bewegungen, welche durch die Kälte, aber auch durch die Hitze und jede unbehagliche Empfindung veranlasst werden. Sie entbehren in ihrer Stärke jeder Gesetzmässig-

---

1) Wien. med. Wochenschr. 1883. 7.

keit und können somit als eine nach bestimmtem Gesetz wirkende Einrichtung nicht angesehen werden.

Angesichts aller dieser Erfahrungen und Erwägungen kann nur die Erklärung für richtig gehalten werden: dass die Regulirung der Körperwärme allein durch die Aenderungen in der Wärmeabgabe bewerkstelligt wird und dass die veränderte Wärmeproduction dazu in gar keiner Beziehung steht.

Im Fieber ist die physiologische Wärmeregulation gestört; es ist darum ganz natürlich, dass unsere Vorstellungen von dem Wesen des Fiebers wesentlich abhängig sind von unserer Auslegung der Vorgänge bei der Wärmeregulation.

Obwohl vor Jahren schon Traube die Ansicht aussprach und wohl begründete, dass die Temperatursteigerung im Fieber ausschliesslich eine Folge verminderter Wärmeabgabe, hervorgebracht durch Verengerung der Hautarterien sei, so ist doch diese Ansicht nie zur Herrschaft gelangt und ihre Anhänger sind so selten geworden, dass z. B. O. Weber[1]) in aller Bestimmtheit sich über das Fieber dahin ausspricht: „Darüber ist man im Ganzen einig, dass es sich um eine wirkliche Steigerung des Stoffwechsels, eine gesteigerte Verbrennung handelt," und dass Liebermeister von der Traube'schen Theorie meint[2]), sie habe nur noch historische Bedeutung und eine eingehende Widerlegung sei unnöthig. Dass diese Anschauung auch bis in die neueste Zeit die herrschende geblieben ist, dafür führe ich als Beispiel das Lehrbuch der allg. und spec. pathol. Anatomie von Ziegler an — 1889 —, wo es Bd. 1 S. 47 heisst: „Die Erhöhung der Körperwärme im Fieber ist in erster Linie auf einen erhöhten Stoffwechsel zurückzuführen. Der respiratorische Gaswechsel, die Ausscheidung von CO_2 (Liebermeister, Leyden), die Aufnahme von O (Zuntz, Finkler) ist erhöht, ein Beweis, dass die Verdauungsvorgänge und damit auch die Wärmeproduction gesteigert sind. Zugleich ist auch die Ausscheidung der N-haltigen Bestandtheile des Harns erhöht und zwar durchschnittlich um 70 bis 100 %, unter Umständen sogar bis auf's Dreifache. Es ist somit auch der Zerfall der eiweissartigen Substanzen des Körpers gesteigert und zwar schon in der Latenzperiode des Fiebers. Der erhöhten Wärmeproduction im Fieber steht im Allgemeinen auch eine erhöhte Wärmeabgabe gegenüber; es giebt danach ein Fiebernder im Bad mehr Wärme ab (Liebermeister,

---

1) Hdb. d. allg. u. spec. Chirurgie. I. 2. Abth. 602.
2) Hdb. d. Pathol. u. Therap. d. Fiebers. 293.

Leyden), als ein Gesunder. Die Wärmeproduction ist continuirlich gesteigert, die Wärmeabgabe ist unregelmässig."

Als Beweismittel für diese jetzt herrschende Theorie stellte man zunächst Wägungen an. Manche derselben, wie z. B. die Liebermeister's (l. c. 414), ergeben ein widersprechendes Resultat. Andere, wie die von O. Weber an Thieren, entbehren der geeigneten Controlthiere und berücksichtigen nicht zufällige Urin- und Darmausleerungen. Die grösste Zahl von Wägungen, die Leyden angestellt hat[1]), um dabei zugleich die insensible Perspiration zu bestimmen, sind mit dem Bett der Kranken vorgenommen und dabei das Bett mit stets gleichem Gewicht in Anrechnung gebracht, obwohl doch mit Bestimmtheit anzunehmen ist, dass dieses Bett seiner hygroskopischen Eigenschaften wegen im Gewicht sehr schwanken musste. Ausserdem fehlt es in diesen Bestimmungen an geeigneten Controlpersonen. — Ich halte die sämmtlichen Gewichtsbestimmungen für noch viel zu mangelhaft, als dass dadurch ein stärkerer Verbrauch im Fieber sicher nachgewiesen wäre.

Ferner beruft man sich auf die zwar nicht ganz unangefochtene, aber für die Regel doch wohl feststehende Vermehrung der Harnstoffausscheidung im Fieber. Es ist dabei gleichgültig, worauf die vermehrte Harnstoffbildung zurückgeführt wird, ob man sie erklärt durch O-Armuth in den Capillaren in Folge geschwächter Circulation, oder ob man sie als eine Folge der Fieberwärme auffasst, die Spaltung der Eiweissstoffe an sich wird kaum im Stande sein, die Temperatur zu beeinflussen, wenn nicht dabei der fettartige zurückbleibende Spaltrest verbrannt wird. Denn der vermehrte Zerfall der Eiweissstoffe ist in der Regel viel zu gering dazu und die Spaltung ein chemischer Vorgang, bei dem kaum viel Wärme übrig bleiben kann. Zudem hat man bei Fütterungsversuchen, bei einem viel erheblicheren Verbrauch von Eiweiss, als er hier in Betracht kommt, niemals eine Steigerung der Körperwärme beobachtet.

Als die kräftigste Stütze für die herrschende Fiebertheorie gelten aber die Untersuchungen über den Athemprocess. Nachdem ältere Beobachter eine Abnahme der CO_2-Production gefunden hatten, entdeckten neuere, wie Liebermeister, Leyden u. A. wieder eine Zunahme derselben im Fieber. Die Untersuchungen von Senator, der diese Vermehrung nicht constant, und von Wertheim[2]), der die CO_2 im Fieber meist vermindert fand, gelangten nicht zur Gel-

---

1) Deutsches Archiv f. klin. Med. 5. 373.
2) Ebenda. 15. 173.

tung; die allgemeine Ansicht blieb die, dass die CO_2-Production im Fieber vermehrt sei und sie wurde wesentlich gekräftigt durch die Arbeiten von Finkler [1] und Lilienfeld. [2]

Ich habe diese Untersuchungen anderswo (Nr. 18) sehr eingehend besprochen und auseinandergesetzt, warum sie als Beweis für die herrschende Fieberlehre nicht gelten können. Es ist gegen dieselben Folgendes einzuwenden:

1. Die Einzelversuche schwanken so ausserordentlich (bei Lilienfeld z. B. die Normalversuche aller Reihen zwischen 491 und 1037, die Fieberversuche zwischen 526 und 1096 — also etwa 200 %), dass aus ihren Mittelzahlen so geringfügige Unterschiede, wie das Fieber sie hervorbringt (etwa 20 %), nicht bewiesen werden können; zudem ist die Zahl der widersprechenden Versuche so gross wie die der zustimmenden.

2. Die Muskelbewegung ist in diesen Versuchen durchaus nicht ausgeglichen, wie die häufigen Bemerkungen (z. B. lebhafte Bewegung, rege Zappelei) leicht beweisen; ihre Ungleichheit bewirkt die grossen Schwankungen der Versuche und es ist leicht begreiflich, dass diese Bewegungen durch die Quälereien und das Unbehagen des Fieberzustandes etwas vermehrt werden.

3. Durchschnittlich ist die im Fieberzustand in diesen Untersuchungen gefundene Steigerung der O-Aufnahme und CO_2-Ausscheidung eine so unerhebliche, dass sie zu einer Temperatursteigerung nicht führen kann. Denn eine Muskelthätigkeit, die unseren Stoffwechsel um 50 % erhöht, ist nach den aufgeführten Versuchen kaum dazu im Stand, die Temperatur um 0,2—0,3° in die Höhe zu bringen und hier handelt es sich um geringere Stoffwechselsteigerungen.

Es hat ferner auch noch Zuntz [3] die O-Aufnahme und CO_2-Ausscheidung fiebernder Thiere vermehrt gefunden, selbst auch dann, wenn die Körpertemperatur der Fieberthiere durch Bäder auf der Norm gehalten wurde. Hob er aber den Nerveneinfluss auf die Muskeln durch Curare auf und hielt bei regelmässiger künstlicher Athmung die Temperatur durch Bäder normal, dann blieb die Vermehrung aus. Zuntz hält danach eine gesteigerte Innervation der quergestreiften Muskeln für die allgemeine Ursache der fieberhaften

---

1) Finkler, Ueber Fieber. Pflüger's Arch. 29. 1882. 98.

2) Lilienfeld, Unters. über den Gaswechsel fiebernder Thiere. Inaug.-Diss. Bonn 1883.

3) Zuntz, Ueber den Stoffwechsel fiebernder Thiere. Jahresber. über Th.-Chem. 1882. 468.

Stoffwechselsteigerung; damit steht der Schüttelfrost und das Er-
müdungsgefühl in den Muskeln Fiebernder in Einklang.

Es ist richtig, ohne die Vermittlung der Muskulatur oder der
contractilen Elemente überhaupt kommt eine Vermehrung der CO_2-
Bildung und des O-Bedarfs nicht zu Stande; sie sind sicher auch
beim Fieber die Ursache davon. Wie aber bei der Temperatur-
regelung überhaupt die dabei auftretende Thätigkeit der contractilen
Gebilde eine zufällige und regellose ist, so auch bei der Fiebertemperatur. Die Thätigkeit der Muskulatur kann daher niemals als
Ursache der Fiebertemperatur angesehen werden, wenn der regulatorische Apparat der Wärmeabgabe nicht gestört ist.

Die Lehre, dass die Fiebertemperatur einer Vermehrung der
Oxydationsprocesse im Körper ihren Ursprung verdanke, wurzelt
hauptsächlich in der Vorstellung, dass die Muskelsubstanz, auch ohne
thätig zu sein, ihre Stoffwechselvorgänge in Folge eines directen
Nerveneinflusses ändern könne. Bald sind die Wege dieses Nerveneinflusses mehr oder weniger unbestimmt gelassen, wie bei Finkler
und Samuel, bald wird dafür bestimmt die Thätigkeit des Sympathicus in Anspruch genommen, wie von Cl. Bernard.

Finkler äussert sich hierüber in seiner citirten Arbeit folgendermaassen: „Es ist ja gar nicht nothwendig, dass diejenigen Oxydationsvorgänge, welche beim Spiel der Wärmeregulation in Thätigkeit
treten, genau dieselben seien, die sonst zur mechanischen Leistung
des Muskels wirken. Dass die hierher gehörige Wärmebildung in
der Muskulatur stattfindet, ist unzweifelhaft, wir haben uns aber oft
davon überzeugt, wie diese Oxydationen ohne sichtbare Veränderung
der Muskelsubstanz vor sich gehen," und ferner (S. 224): „Mit anderen
Worten ist die im Fieber gesteigerte Oxydation wohl an jene Stellen
gebunden, wo ja Verdoppelung der Oxydation vorkommt im Normalzustand, ohne dass der Muskel arbeitet, lediglich bedingt durch
eine Erhöhung des unter dem Einfluss des Nervensystems stehenden
chemischen Tonus der Muskulatur."

Samuel spricht von einer von der Innervation abhängigen
latenten Verbrennung in der Gesammtmuskulatur; der Grad der nervösen Erregung würde mit kühler Temperatur steigen und mit der
Zunahme der Eigenwärme fallen.

Cl. Bernard bedient sich des Sympathicus als Mittelglied. Er
wirkt nach ihm als Erweiterer und Verengerer der Gefässe und schon
durch die Veränderung der Blutfülle als temperaturverändernd, aber
auch auf die Ernährung der betreffenden Gewebe und die Wärme-

bildung. Er schreibt also dem Sympathicus eine Thätigkeit zu [1]), „die von der vasomotorischen verschieden ist und eine örtliche Erhöhung des Stoffumsatzes mit directer Bildung von Wärme zur Folge hat."

Das sind Vorstellungen, die mit den bis jetzt ermittelten Thatsachen nicht in Einklang zu bringen sind. Die CO_2-Bildung wird mit der grössten Gesetzmässigkeit durch die Thätigkeit des Muskels geregelt, aber es giebt auch kein anderes Mittel auf sie einzuwirken, als die Thätigkeit der contractilen Gebilde. Eine Vermehrung und Verminderung derselben und secundär der O-Aufnahme auf anderem Weg giebt es nicht.

Die Spaltung der N-haltigen Körperstoffe, die Bildung von Harnstoff, geht ihren eigenen Weg, sie hat mit der Bildung der CO_2 und den Oxydationsvorgängen gar nichts zu thun; letztere können vermindert sein und erstere vermehrt und umgekehrt, und die Verfettung der Organe im Fieber, das Liegenbleiben des fettartigen Spaltproductes der Eiweissstoffe mag durch ein Missverhältniss der beiden Vorgänge, die nebeneinander verlaufen, wohl bedingt sein.

Der Sympathicus vermittelt allerdings im Fieber, aber blos als Verengerer und Erweiterer der Gefässe und als Regulator der Schweisssecretion. Fehlt dieser Regulator oder ist er gestört, so wird eine Wärmestauung sich ausbilden. Es kann wohl vorkommen, dass eine fieberheisse trockene Haut mehr Wärme abgiebt, als eine feuchte gesunde, da die Abkühlung durch Schweissbildung fehlt, die sonst schon bei viel niedrigerer Körpertemperatur eintritt. Darum tritt denn auch im Fieber alsbald eine Abnahme der Temperatur auf, sobald Schweiss sich einstellt. Die Agoniesteigerung der Temperatur ist dabei, trotz vorhandenen Schweisses erklärlich, durch die sehr herabgesetzte Thätigkeit des Herzens und der Circulation, die das Blut mit der abkühlenden Hautoberfläche nicht mehr in Berührung bringt.

Das Ergebniss dieser Untersuchungen stimmt also mit den gegenwärtig üblichen Ansichten über das Wesen des Fiebers durchaus nicht überein, es lautet:

Die Fieberhitze ist ganz allein die Folge einer verminderten Wärmeabgabe und wird nie durch vermehrte Oxydation veranlasst.

----

[1] Cl. Bernard, Vorlesungen über thier. Wärme, übersetzt von Schuster. S. 269.

Während des Druckes dieses Werkes ist mir von Herrn Dr.Löwy eine Arbeit[1]) noch zugesandt worden, die ich als eine wesentliche Bestätigung meiner Ausführungen über das Fieber hier nicht unerwähnt lassen möchte. Diese Versuche an fiebernden Menschen nach zuverlässiger Methode und von einem erfahrenen Beobachter angestellt, ergaben folgendes Resultat (S. 227): „Eine Steigerung des O-Verbrauchs im Fieber ist nicht in allen, aber doch in den meisten Fällen zu constatiren, sie ist jedoch eine in ihrer Intensität ziemlich schwankende, durch die Höhe der Körpertemperatur als solche nicht direct bedingte und überhaupt verhältnissmässig nur geringe." Weiter folgert L. noch aus seinen Versuchen (S. 228): „Es ist mir wahrscheinlich, dass auch in allen diesen Fällen (vermehrten O-Verbrauchs) vermehrte Muskelthätigkeit das wirksame Agens abgiebt, und zwar wäre hier in erster Linie an eine reflectorische, von Seiten der Haut ausgelöste Betheiligung der Skelettmuskulatur, deren geringere Grade sich unserer Beobachtung entziehen, deren höhere sich in Frösteln, Zittern, Schauern und Spannungen kund geben, zu denken, sowie auch an Contractionszustände der verschiedenen glatten Muskelsysteme des Körpers."

Damit ist gesagt, dass ein regelmässiger gesetzmässiger Zusammenhang zwischen Fiebertemperatur und O-Verbrauch nicht besteht, dass zwischen beiden ein mehr oder weniger zufälliges Mittelglied liegt und dass die Steigerungen des O-Verbrauchs überhaupt so gering sind, dass in ihnen bei intacter Wärmeabgabe der Grund der Fieberhitze nicht liegen kann.

Fünfzehntes Capitel.

Ueber die Beziehungen der geistigen Thätigkeit zur Athmung und zum Stoffwechsel überhaupt.

(Vgl. Nr. 13.)

Wenn man sich, wie das zunächst in den folgenden Blättern geschehen soll, Rechenschaft abzulegen sucht über den heutigen Stand der Kenntnisse in dem Gebiet, welchem dieses Capitel gewidmet ist, so wird man zu der Ueberzeugung kommen, dass wir eigentlich nur hypothetischen oder negativen Angaben begegnen und dass eine allgemein angenommene Grundlage von Thatsachen oder Meinungen gar nicht existirt.

---

1) Löwy, Stoffwechselunters. im Fieber u. s. w. Virch. Arch. 126. 1891.

L a v o i s i e r und S e g u i n [1]) äussern sich darüber, ohne besondere Versuche angestellt zu haben, dass die rein geistigen Aeusserungen etwas Physisches und Materielles hätten, wodurch sie körperlichen Leistungen vergleichbar würden, so dass die Arbeit des Gelehrten und des Taglöhners mit ein und demselben Maass könnten gemessen werden. Als dies gemeinschaftliche Maass sehen sie den Stoffverbrauch im Körper und den Sauerstoffconsum an.

Diese Anschauungen haben nicht, wie die anderen Ergebnisse der physiologischen Untersuchungen dieser beiden Gelehrten, zu einer experimentellen Prüfung Veranlassung gegeben und sie sind auch heute noch die herrschenden. So erklärt, um ein Beispiel aus vielen anzuführen, v. K r a f f t - E b i n g [2]) „die intensive und qualitativ hohe Leistungsfähigkeit der Hirnrinde" durch ihren Blutreichthum und ihren Reichthum an „sehr complicirten stark C- und H-reichen leicht zersetzbaren fettartigen Substanzen mit hohem Verbrennungswerth, deren Umsatz also eine bedeutende Summe von Arbeitswerth resp. lebendige Kraft liefern"; und P f l ü g e r ist der Meinung, dass die Thätigkeit der Nerven und namentlich des Centralorgans geknüpft sei an sehr erhebliche chemische mit O-Aufnahme verbundene Vorgänge.

Es wird also nicht blos ein Oxydationsvorgang als Grundlage der geistigen Thätigkeit bestimmt in Anspruch genommen, es wird auch das Maass der Oxydation als ein sehr hohes angegeben.

Indessen macht sich doch auch eine andere Ansicht bemerklich. R o s e n t h a l [3]), H e r m a n n [4]) und V o i t [5]) betonen die Geringfügigkeit der in den Nerven producirten Kräfte und ihres Stoffumsatzes; und W u n d t lässt in den Nerven entgegengesetzte Processe (Reduction und Oxydation) ablaufen. In den Ganglienzellen lässt er aus einfachen Verbindungen complexere bilden, ähnlich wie in der Pflanzenzelle, also negative Arbeit erzeugen. Sie sind nach ihm die Bildungsstätte der Stoffe, welche die Nervenmasse zusammensetzen und in Folge ihrer physiologischen Function zum grössten Theil verbraucht werden.

Auch S e l m i [6]) wird durch das Vorhandensein eines phosphorhaltigen Products in faulendem Gehirn, welches sonst bei faulenden

1) Oeuv. de Lavoisier. II. 697.
2) Lehrb. d. Psychiatrie 1870. I. 10.
3) Allg. Physiol. d. Muskeln u. Nerven. 1877.
4) Hdb. d. Physiol. II. 1. Thl. 141.
5) Ibid. IV. 1. Thl. 209.
6) S e l m i, Ueber ein flüchtiges Product des faulenden Gehirns. Jahresber.
üb. Th.-Chem. 1877. Nr. 263.

Stoffen nie getroffen wird, zu der Ansicht gebracht, dass im Gehirn ähnliche physiologische Vorgänge stattfinden, wie in den grünen Pflanzentheilen.

Wir können es uns nicht anders vorstellen, als dass Veränderungen in unserer geistigen Thätigkeit veranlasst sind durch stoffliche Veränderungen des Organs, mit dessen Zerstörung jede geistige Thätigkeit vernichtet ist. Dass aber diese stofflichen Veränderungen derselben Art sein müssen, wie wir sie bei der Muskelthätigkeit antreffen, das anzunehmen liegen bis jetzt keine triftigen Gründe vor.

Theoretische Erwägungen führen durchaus nicht dahin, dass sie eine Vergleichbarkeit beider Organe annehmbar machen. Die mechanische Leistung des Muskels, für die man stets eine bestimmte Grösse setzen kann, muss ihren Ursprung immer einer anderen Kraft, der chemischen Anziehung, umgesetzter Wärme u. s. w. verdanken; sie kann auch jederzeit in eine andere Form der Bewegung umgewandelt, in Wärme u. s. w. wieder zurückverwandelt werden. Bei der Thätigkeit der Nerven und des Gehirns nöthigt keine Spur einer mechanischen Leistung zur Annahme von Umsetzungen ähnlicher Art, wie sie im Muskel vorkommen. Wir können Gedanken, deren vollkommene Unvergleichlichkeit mit räumlichen Vorstellungen die Philosophen schon lange ausgesprochen haben, nicht ansehen als ein Aequivalent mechanischer Arbeit, wir können sie nicht wie mechanische Arbeit wieder in Wärme umwandeln.

Auch die chemische Zusammensetzung und die mikroskopische Structur des Gehirns ist von der des Muskels so grundverschieden, dass sich kaum erwarten lässt, dass in beiden ähnliche oder gleiche stoffliche Veränderungen die Unterlage der Thätigkeit sind. — Ferner ist die Function des Muskels immer nur die eine, die Zusammenziehung, und je grösser seine Masse ist, um so höher ist seine Leistungsfähigkeit. Die Thätigkeit des Gehirns dagegen ist eine recht mannigfache, die von der Massenhaftigkeit des Organs nicht abhängt. Das Gehirn kann grosse Verluste erleiden, ohne dass seine Thätigkeit dadurch erheblich beschränkt erscheint, während auf der anderen Seite Zerstörung einer winzigen Hirnpartie die allergröbsten psychischen Störungen hervorruft. Ein kleines Thier mit entsprechend kleiner Gehirnmasse leistet psychisch dasselbe, was ein vielmal grösseres, ihm nahverwandtes mit seinem vielmal grösseren Gehirn leistet, während ihre Muskelkraft der Masse ihrer Muskeln entspricht.

Die Veränderung an thätigen Organen, die sich am leichtesten nachweisen lässt und an keinem Organ bezweifelt wird, ist am Gehirn durchaus zweifelhaft. Die Beobachtungen des blossgelegten Gehirns gesunder und narkotisirter Thiere von Durham und Binz haben bezüglich des Blutreichthums durchaus nicht übereinstimmende Resultate ergeben. Auch Versuche mit dem Marey'schen Explorateur an trepanirten Thieren und Menschen mit Schädeldefecten haben nichts Sicheres festgestellt. Ebenso wenig ist durch den Mosso'schen Plethysmographen die Frage entschieden worden. Zwar soll nach Mosso und Giacomini jede Körperbewegung, wie jede Geistesthätigkeit, verändernd auf das Volum und die Pulsation des Gehirns einwirken und nach Frank bei geistiger Thätigkeit eine Erhebung der Pulscurven am Gehirn zu beobachten sein, aber 'der Letztere bezweifelt selbst, ob diese Erscheinung auf die geistige Thätigkeit zu beziehen ist, und v. Basch, der mit Mosso's Instrument arbeitet, findet bei Geistesthätigkeit im Gegensatz zu Mosso keine Veränderung des Armsvolums, jedenfalls keine Verminderung. Die Beobachtung, dass im Schlaf das Volum des Arms abnehme, erklärt sich aus der Unthätigkeit des Arms und der verminderten Contractilität der grossen Gefässstämme im Innern der Körpers und die Vermehrung ihrer Aufnahmefähigkeit für Blut während des Schlafs. Sie könnte sonst aber auch nur dafür sprechen, dass das Gehirn im Schlaf, also in der Ruhe, blutreicher wäre als bei Thätigkeit. Ferner sind auch die Pulscurven von Thannhoffer, nach denen eine Einwirkung der Hirnthätigkeit auf den Puls unzweifelhaft sein soll, nicht beweisend, sie zeigen nur, dass andere Einflüsse, Athmen, Sprechen, Bewegungen, darauf einen so grossen Einfluss üben, dass die geringe Wirkung der Hirnthätigkeit dadurch ganz verdeckt würde. — Bei durch Curare aufgehobener Muskelthätigkeit haben Couty und Charpentier den Einfluss von Sinnesreizen bei Thieren untersucht, sie fanden aber ganz regellose Veränderungen. — Kurz, alle Versuche, die die grössere Blutfülle des thätigen Gehirns beweisen sollen, sind missglückt und ohne Beweiskraft.

Ebenso verhält es sich mit den Versuchen, die eine Vermehrung der Wärme oder elektrische Veränderungen in dem thätigen Gehirn und Nerven wollen gefunden haben. Während Schiff, Valentin und Bernard vermittelst feiner thermoelektrischer Instrumente eine Wärmeentwicklung in den thätigen Nerven glauben nachgewiesen zu haben, konnten diese Heidenhain und Helmoltz, die nicht blos mit ausgezeichnet feinen Instrumenten untersuchten, sondern sich auch auf diesem Gebiet der Forschung gerade einer ganz besonderen Uebung rühmen dürfen, nicht finden. Auch die von Schiff thermoelektrisch wahrgenommene Erwärmung des thätigen Gehirns wird von Heidenhain bestritten, da das mit dem Gehirn verglichene Blut der Aorta wahrscheinlich etwas kälter geworden ist.

Ueber die elektrischen Vorgänge im Hirn herrscht noch tiefes Dunkel. Caton, der elektrische Ströme im Gehirn der Thiere nachgewiesen hat und der ein Schwanken derselben bei psychischer Thätigkeit will beobachtet haben, warnt selbst davor, aus so schwierig anzustellenden und oft misslingenden Experimenten schon jetzt bestimmte Schlüsse zu ziehen.

Betrachtet man die meist leicht nachzuweisenden und ganz unbestrittenen Veränderungen, welche die Thätigkeit anderer Organe, namentlich die der Muskeln auf Wärmebildung, Herzthätigkeit und Athembewegung hervorbringt, so stellt sich auch hier ein starker Gegensatz gegenüber der Gehirnthätigkeit heraus. Man begegnet zwar öfter der Angabe, dass geistige Thätigkeit die allgemeine Körpertemperatur erhöht habe; sie beruht aber auf ganz vereinzelten, nicht methodisch angestellten zufälligen Beobachtungen, die der Cautelen entbehren, welche solche Messungen verlangen. Ich selbst habe an je 3 aufeinander folgenden Tagen des Morgens früh, nüchtern, genau zu derselben Zeit Temperaturbestimmungen in der Achselhöhle gemacht, indem ich an 3 Tagen 2 bis 3 Stunden lebhaft geistig beschäftigt war und an 3 anderen ebenso lang halbschlafend im Sessel sass; das Thermometer lag stundenlang in der Achselhöhle. Die höchsten Temperaturen waren an den Ruhetagen 35,70, 35,70, 35,80°, an den Tagen mit geistiger Thätigkeit 35,8, 35,8, 36,0°. Die kleine Erhöhung der letzten Zahlen könnte für eine Wärmeentwicklung bei geistiger Thätigkeit sprechen; viel wahrscheinlicher ist es mir, dass der trägen Muskelruhe im Halbschlaf gegenüber doch immer in den anderen Versuchen in Haltung und den wenigen nothwendigen Bewegungen Grund genug für eine so geringe Temperaturerhöhung liege.

In gleicher Weise dürfen wohl auch die Angaben von Rumpf[1]) und von Gley[2]) beurtheilt werden, von denen der erste angiebt, dass bei Abends von 9—12 Uhr angestrengt geistig thätigen Leuten der zu dieser Zeit zu erwartende Temperaturabfall nicht eintrete, und der andere berichtet, dass er beim Lesen im Bett eine geringe Erhöhung der Temperatur im Mastdarm gefunden habe. Noch weniger Bedeutung hat die Beobachtung starker Temperaturherabsetzung bei Geisteskranken. In all diesen Bestimmungen sind weder Muskel-

---

1) Rumpf, Unters. über Wärmeregulation. Pflüger's Arch. 33. 1884.
2) Gley, Einfl. d. geist. Arbeit u. s. w. Jahresber. üb. Th.-Chem. 1885. 373.

thätigkeit noch Grösse der Wärmeabgabe, die auf die Körpertemperatur von erheblichstem Einfluss sind, ausreichend berücksichtigt. Im Allgemeinen bemerkt man durchaus nicht, dass geistig unthätige Menschen, Blödsinnige und Microcephalen, eine geringere Körpertemperatur haben, als geistig thätige.

Cl. Bernard (l. c. S. 152) behauptet wohl, mit der Thätigkeit des Gehirns treffe ebenso, wie mit der der Muskeln und der Drüsen immer ein Lebhafterwerden der Circulation zusammen, aber die tägliche Erfahrung widerlegt ihn leicht. Ein geistig thätiger Mensch, und wenn er noch so tief und aufmerksam denkt, macht nie den Eindruck, den ein körperlich nur mässig arbeitender macht. Sein Athem bleibt so ruhig wie der eines Schlafenden, hier und da einmal durch einen tiefen Athemzug in seiner Regelmässigkeit unterbrochen, und auch der Puls bleibt nach einigen Versuchen, die ich darüber angestellt habe, ganz gleich, ob ich halbschlafend oder geistig lebhaft beschäftigt im Sessel sass.

Nur die Affecte können die Athem- und Kreislauforgane lebhaft anregen. Das ist aber ein rein reflectorischer Hergang, der nicht einmal mit voller Gesetzmässigkeit und Regelmässigkeit auftritt und mit Stoffwechselvorgängen nicht zusammenhängt. Er erklärt auch das Vorkommen von Blutfülle und Pulsation, die man zuweilen an mit Schädeldefecten behafteten Personen bei geistiger Erregung bemerkt hat. Mit dem Stoffwechsel des Gehirns haben sie nichts zu thun.

Bei der Thätigkeit des Gehirns hat man unverdrossen an der Ansicht festgehalten, die man für den thätigen Muskel aufgegeben hat, dass dabei das Organ selbst verbraucht werde, und da das Gehirn vorzugsweise aus Eiweissstoffen besteht, so hat man eine Vermehrung der Harnstoffausscheidung bei geistiger Thätigkeit für selbstverständlich gehalten und sie auch gefunden.

So fand in der ersten Zeit der Harnstoffuntersuchungen Hammond bei geistiger Anstrengung die Menge des gelassenen Harns, den Harnstoff (von 38,1 auf 48,6 Grm.), des Kochsalzes, der Phosphorsäure und der Schwefelsäure vermehrt, aber in Versuchen, die ihrer ungemein grossen, sonst nirgends vorkommenden Gleichmässigkeit wegen, zumal noch bei nicht hergestelltem N-Gleichgewicht, den Verdacht erregen müssen, dass sie fehlerhaft oder Kunstproducte sind, die kein Vertrauen verdienen.

Acht Versuche, die ich in dieser Richtung in den Morgenstunden von 5 bis 10 Uhr nüchtern angestellt habe (vgl. Nr. 13 S. 97), lassen einen Einfluss der geistigen Thätigkeit auf Harnstoffausscheidung nicht erkennen. Im Mittel wurden ohne geistige Beschäftigung 462 CC.

Harn mit 9,51 Grm. Harnstoff, mit geistiger Thätigkeit 362 CC. mit 9,53 Grm. ausgeschieden.

In Uebereinstimmung mit diesem Ergebniss steht das der Versuche Oppenheim's [1]), dass die Vorgänge im centralen Nervensystem, die wir mit Denken und Fühlen bezeichnen, wohl nicht auf die Bildung und Excretion des Harnstoffs influiren, da es leicht möglich sei, diese Ausscheidung für Tage durch völlig geregelte Nahrungsaufnahme gleich zu machen, während eine Regelmässigkeit und Gleichheit in den Centralorganen nicht herzustellen sei. Es macht nach demselben Forscher keinen Unterschied in der Harnstoffausscheidung, ob die Nacht schlafend oder wachend verbracht wird.

Wegen des hohen Phosphorgehaltes des Gehirns hat man auch sein Augenmerk ganz besonders auf die Phosphorsäureausscheidung gerichtet und man findet Versuche Mosler's als Beweis dafür angeführt, dass geistige Thätigkeit die Bildung von Phosphorsäure vermehre, da er im Abendurin in dem Zeitraum, wohin die geistige Thätigkeit vorzugsweise fiel, sie vermehrt fand. Diese Versuche sind aus der ersten Zeit der Urinuntersuchungen, in denen die Vorsichtsmaassregeln, unter denen zu beobachten war, noch unbekannt waren. Die Versuche beweisen für die Thätigkeit des Gehirns nichts, denn die gefundene Vermehrung würde bei Mosler's Lebensweise auch ohne Geistesthätigkeit aufgetreten sein.

Der reiche Phosphorgehalt des Gehirns hat auch Veranlassung gegeben zu der Vermuthung, dass sein Zerfall das Verhältniss von Harnstoff und Phosphorsäure im Urin berühre, und Zülzer hat den Beweis zu erbringen gesucht, dass die relative Vermehrung der Phosphorsäure auf vermehrten Zerfall der Gehirn- und Nervensubstanz zurückzuführen sei. Die Bedenken, welche dagegen vorzubringen sind, sind etwa folgende:

Es giebt verschiedene Veranlassungen, welche die Ausscheidung von Harnstoff und Phosphorsäure erheblich verschieben, der Säftestrom (Wassertrinken), körperliche Anstrengung, gestörte Thätigkeit der Nieren (im Fieber), welche in Zülzer's Untersuchungen nicht ausgeschlossen sind. Ferner wird ein grosser und unbestimmter Theil Phosphorsäure durch den Darm ausgeschieden, eine Ausscheidung, die unter verschiedenen Bedingungen jedenfalls sehr verschieden ausfällt und Schlüsse aus der Ausscheidung durch den Urin sehr unsicher macht. Weiter giebt es eine Anzahl unter den Versuchen Zülzer's, wo nicht eine Vermehrung der Phosphorsäure, sondern

---

1) Beitr. zur Physiol. u. Pathol. d. Harnstoffs.

eine Verminderung des Harnstoffs das relative Uebergewicht der ersteren hervorbringt. Dazu kommt, dass die ganze Masse des Gehirns und seines Gesammtaschegehalts gegenüber der Körpermasse und der Gesammtausscheidung der Phosphorsäure so gering ist, dass der Stoffzerfall, um das relative Verhältniss im Harn merklich zu ändern, ein so exorbitanter sein müsste, wie er unmöglich ist, und dass dem Gehirn gegenüber es viel reichere Reservoirs der Phosphorsäure, die Knochen, giebt, aus denen, selbst wenn man die Verhältnisse des Blutreichthums und der Intensität der Circulation in Anschlag bringt, eine reichere Abscheidung viel eher wahrscheinlich wird. Schliesslich ist auch noch das Gehirn gerade dasjenige Organ, wie sich aus Hungerversuchen zeigt, welches am allerhartnäckigsten seinen Phosphorgehalt festhält.

Erwägt man diese Bedenken genau, wie ich das an anderer Stelle (vgl. Nr. 13, S. 115) gethan habe, so wird man die aus dem Zerfall nervöser Gebilde abgeleitete Vermehrung der Phosphorsäureausscheidung durch den Urin nicht nur für höchst unwahrscheinlich, sondern für geradezu unmöglich halten müssen.

Einen neuen Beweis für den hervorragenden Antheil der Knochen an der Phosphorsäureausscheidung im Harn füge ich hier noch an, der bei meiner ersten Besprechung dieses Gegenstands noch nicht bekannt war. In dem Bericht von Munk über die an Cetti in Berlin angestellten Hungerversuche [1] wird angegeben, dass die Phosphorsäureausfuhr beim Hungern eine absolute und relative Zunahme erfahren habe, da die Phosphorsäure zum ausgeschiedenen N in den 10 Hungertagen sich wie 1 : 4 verhalten habe, während es bei Zerfall von Muskeln u. s. w. ein Verhältniss von 1 : 7 hätte geben müssen. Bei dem zähen Festhalten des Gehirns an seinem Phosphor kann nur an die Knochen als die Quelle dieser Vermehrung gedacht werden. Dieser Quelle entsprechend musste auch eine vermehrte Ausscheidung von Kalk und Magnesia auftreten und diese wurde auch in einem Verhältniss nachgewiesen, dass beim Hungern ein nicht unbeträchtliches Abschmelzen von Knochensubstanz stattfinden muss.

Auch die neueren Ausführungen Zülzer's [2] scheinen mir neue Beweise für die Begründung seiner Lehre nicht beizubringen, so dass ein näheres Eingehen darauf hier wohl unterbleiben kann.

Ein paar Phosphorsäurebestimmungen, die ich selbst gemacht habe (Nr. 13, S. 99), haben durchaus keinen Anhalt dafür ergeben,

---

1) Berl. klin. Wochenschr. 1887. Nr. 24.
2) Zülzer, Unters. über d. Semiologie des Harns. Berlin 1884.

dass bei geistiger Thätigkeit eine vermehrte Phosphorsäureausfuhr stattfinde.

Ausser einem nichts beweisenden Versuch über den Einfluss der Geistesthätigkeit auf die CO_2-Ausscheidung von Lieb̈ermeister liegen in dieser Richtung Versuche nicht vor. Man hat aber durch verschiedene Versuche die O-Bedürftigkeit des Gehirns als eine besonders lebhafte darzustellen gesucht.

Nach Flemming[1] entsteht nach Compression beider Carotiden am oberen Theil des Halses sehr bald völlige Bewusst- und Gefühllosigkeit, die mit dem Aufhören des Drucks auch alsbald sich wieder verliert und durch einen Zustand der Gedankenverwirrung in den normalen Zustand übergeht. Ich habe diesen Versuch Flemming's an mir wiederholt und seine Angaben völlig richtig gefunden. Wie bedürftig das Hirn der Blutzufuhr ist, geht ja aus den Ohnmachten bei Blutverlusten hervor, die sich verlieren, sobald durch tiefe Lage und Verdrängen des Bluts aus den Extremitäten dem Kopf wieder Blut zugeführt wird. Dass aber auch das völlig blutleere Hirn entbluteter Frösche seine Reizbarkeit nicht verloren hat, geht aus einer Beobachtung Logendorf's hervor[2], der durch electrischen Reiz bestimmter Stellen solcher blutleeren Gehirne bestimmte Bewegungen auslösen konnte, während Aethernarkose diese Reizbarkeit völlig aufhob.

Die Blut- und O-Zufuhr zum Gehirn spielt also nach dieser Beobachtung keine grosse Rolle.

Aehnliches bekunden auch v. Carle und Musso[3]. Sie fanden an Pulscurven an einem Mann mit Schädeldefect, dass in der vollständigen Narkose eine starke, namentlich arterielle Anämie auftrete, die aber auch beim Wiedereintritt des Bewusstseins und der Empfindung nicht verschwinde, so dass die Anämie und der damit verbundene Mangel an O Zufuhr nicht Schuld sei an der Unthätigkeit des Gehirns und die Wirkung des Chloroforms nicht erkläre.

Uebrigens ist die Unterbrechung des Bewusstseins durch die Unterbrechung der arteriellen Blutzufuhr kein nothwendiger Beweis für die O-Bedürftigkeit des thätigen Gehirns. Wahrscheinlicher als durch die mangelnde O-Zufuhr wird die Gehirnthätigkeit bei mangelnder Circulation durch die CO_2-Anhäufung unterbrochen. Dafür spricht die rasche Vernichtung der Erregbarkeit der Nerven und der

---

1) Canstatt's Jahresber. f. 1855. I. 109.
2) Med. Ctrlbl. 53. 1876.
3) v. Carle und Musso, Ueber das Verhalten des Blutkreislaufs im Gehirn u. s. w. Wien. med. Wochenschr. 1885. Nr. 37.

Centraltheile bei Einwirkung der CO_2 nach Ranke.[1]) Auch in meinen eigenen CO_2-Versuchen waren es die Erscheinungen am Gehirn, die zuerst bedrohlich wurden. Der Muskel, der bei seiner Thätigkeit seinen O-Verbrauch ungemein steigert, bewährt seine Fähigkeit, sich zusammenzuziehen, ohne O-Aufnahme ungemein lange und auch der Nerv bleibt ohne Blut- und O-Zufuhr lange functionsunfähig. Es fehlt somit jeder Grund, nach der Analogie anzunehmen, dass die Gehirnthätigkeit so ungemein abhängig sein soll vom ungebundenen O. Ist der O-Hunger dieses Organs so stark bei seiner Thätigkeit, so müsste dieser O-Verbrauch leicht bemerklich werden und das ist nach meinen Untersuchungen nicht der Fall. — Die Wirkung der gestörten O-Zufuhr zum Gehirn lässt sich auch noch so erklären, dass dadurch, wie auch beim Muskel ein störender Zerfall der Eiweissstoffe eingeleitet wird.

Das Studium des Gesammtstoffwechsels hat also bisher kein Licht verbreitet über die Vorgänge im thätigen Gehirn; die chemischen Untersuchungen des thätigen und ruhenden Organs selbst haben nicht mehr ergeben. An dem Gehirn selbst ist auch nur wenig experimentirt worden und es ist mehr aus der Analogie des Verhaltens der ruhigen und thätigen Nerven und des Rückenmarks auf das Gehirn geschlossen worden. Es befindet sich bezüglich des Gehirns die Untersuchung in grosser Verlegenheit; wie soll untersucht werden, ob das abgetrennte überlebende Gehirn thätig ist oder ruht?

Pflüger[2]) entfernte das Gehirn eines Kaninchens, nachdem es bis zur Entblutung mit einer eiskalten Lösung von schwefelsaurem Natron durchströmt war und schloss aus der rasch auftretenden sauren Reaction der grauen Substanz auf eine ganz besonders leichte Zersetzbarkeit der weissen gegenüber, die als Beweis für den labilen Zustand des lebenden Organs und die Leichtigkeit seiner Umsetzung bei seiner Thätigkeit angeführt wird. Ein so behandeltes Gehirn ist aber sicher vor seinem Tod nicht mehr thätig gewesen und die Erscheinung der Säuerung an dem ruhenden, absterbenden oder abgestorbenen Organ beweist für das lebende und namentlich das thätige Organ nichts. Der Versuch ist nicht vergleichbar dem Muskelversuch, wo der tetanisirte sauer, der ruhende alkalisch ist. Wir haben es bei dem Gehirn nicht mit einem Organ zu thun, das kurz vor seinem Tod und bis zur Untersuchung thätig gewesen ist, sondern mit einem ruhenden.

----

1) Ranke, Lebensbedingungen der Nerven 1868. 97.
2) Pflüger, Ueber physiol. Verbrennung.

Die saure Reaction des Rückenmarks und der Nerven in Folge ihrer Thätigkeit wird behauptet und bestritten.

Franke[1]) nimmt sie in Anspruch für thätige Nerven, sie soll vorhanden sein nach Strychninvergiftung und fehlen nach Curare.

Aehnliches behaupten Heynsius und Ranke. Letzterer[2]) will aber schwache saure Reaction auch selbst nach Curarevergiftung gefunden haben. Er fand aber auch nach Strychnintetanus nicht blos Rückenmark und Nerven sauer, sondern auch Muskeln, Drüsen, Blut und Lymphe, und da wo diese nicht deutlich sauer waren, waren es auch die Nerven nicht. Es verbietet aber jedenfalls eine so allgemeine Säuerung jeden Rückschluss auf das Verhalten des thätigen Nerven. Es ist bei dem Nerven nicht einmal sicher, ob nicht der galvanische Strom selbst zersetzend wirkt; Ranke wenigstens will saure Reaction blos an der electrisch gereizten Stelle des Ischiadicus, oder wenig darunter gefunden, sie aber bei weiter abwärts gelegenen, doch ebenfalls in Thätigkeit versetzten Stellen, vermisst haben.

Wie leicht bei solchen Untersuchungen Täuschungen unterlaufen können, beweist der Umstand, dass zwei so competente Beobachter wie Heidenhain und Liebreich sich von der sauren Reaction des thätigen Rückenmarks und Nervensystems nicht überzeugen konnten und sie bestimmt in Abrede stellen.

Nach Ranke entwickelt das dem Körper entnommene Gehirn CO_2 und nimmt O auf. Zur Erklärung der chemischen Vorgänge bei der Thätigkeit des Gehirns ist diese Thatsache ohne Bedeutung. Ob ein Gehirn, welches 30 Min. auf 45^0 C. erwärmt gewesen ist, wie bei Ranke[3]), noch als überlebend betrachtet werden kann, ist fraglich; als ein thätiges Organ ist es nicht anzusehen; wir haben wenigstens nicht den mindesten Beweis für seine Thätigkeit.

Es ist auch dieser Versuch, eine Analogie der Vorgänge des thätigen Gehirns und des thätigen Muskels wahrscheinlich zu machen, als gescheitert zu betrachten.

Bei der grossen Empfindlichkeit des Gehirns gegen CO_2 ist nicht einmal anzunehmen, dass seine Thätigkeit mit einer CO_2-Entwicklung verbunden ist, denn diese müsste bei dem leicht nachweisbaren Mangel aller Steigerung der Circulation und der Athemthätigkeit bei Geistesthätigkeit alsbald zu einer sehr bedrohlichen Anhäufung von CO_2 im Gehirn führen.

Es ist naheliegend, dass man die Veränderungen, die der Schlaf,

1) Reichert und Du Bois, Arch. 1858. 835.
2) Ranke, Die Lebensbedingungen der Nerven. 1868.
3) l. c. S. 23, Vers. 5, 6 u. 7.

als der Ruhezustand des Gehirns, mit sich bringt, zur Aufklärung der Vorgänge, die bei geistiger Thätigkeit sich abspielen, in Betracht gezogen hat. Da aber die im Schlaf ebenfalls auftretende Herabsetzung der körperlichen Thätigkeit und der Mangel an Nahrungsaufnahme die Vorgänge sehr compliciren und verdunkeln, so ist auch in dieser Richtung die Ausbeute sehr unbedeutend. Indessen will ich auch hier das Bekanntgewordene kurz mittheilen.

Das Absinken der Athemfrequenz, des Pulses und der Temperatur in der Nachtzeit ist eine ausreichend festgestellte Thatsache. Nach Jürgensen und Liebermeister tritt der Abfall der Temperatur aber auch ein, wenn man Nachts wachend ruhig im Bett liegt; und die besseren Beobachter sprechen sich durchweg bestimmt dagegen aus, dass die geistige Ruhe der Grund für diese Herabsetzung sei.

Ueber die Grösse der Ausscheidungen im Schlaf und im Wachen sind die Angaben nicht übereinstimmend. Folge ich meinen eigenen Untersuchungen (vgl. Nr. 1 und 2), so ist die Gesammtausscheidung am Tag in der Regel die grössere, sie überwiegt um so mehr, je mehr Muskelthätigkeit auf den Tag fällt. Bei ruhigem Verhalten kann auch wohl die Summe der Ausscheidung des Nachts einmal grösser sein.

Dasselbe gilt auch für den Verlust durch Urin und insensible Perspiration für sich. Beide sind von einer Menge Zufälligkeiten abhängig, so der Zeit und der Menge der Nahrungsaufnahme, der körperlichen Thätigkeit, der Temperatur, der individuellen Schnelligkeit der Excretion, und sind in ihrer Menge dadurch in der Regel leicht erklärlich.

Auch die Ausscheidungen des Harnstoffs sind im Wesentlichen nur abhängig von der Geschwindigkeit des die Nieren passirenden Säftestroms; ist dieser in Folge der Nahrungsaufnahme u. s. w. am Tag am lebhaftesten, dann überwiegt die tägliche Ausscheidung, ist er in Folge von täglicher Schweisssecretion, später Nahrungsaufnahme u. s. w. Nachts am stärksten, dann die nächtliche. Es ist auch durch Schenk[1] erwiesen, dass Schlaflosigkeit in der Nachtzeit die Harnstoffausscheidung nicht ändert.

Die Harnsäure wird nach meinen Untersuchungen ausnahmslos Nachts in erheblich geringerer Menge ausgeschieden, als am Tag. Damit stimmen auch die Untersuchungen von Schweig und Böcker überein. Da eine Vermehrung der Harnsäure bei Muskelanstrengung

---

1) Arch. f. exp. Path. u. Pharmac. II. 21.

stets eintritt, so ist wohl anzunehmen, dass auch hier die Muskelthätigkeit am Tag die Bildung und Ausfuhr der Harnsäure begünstigt.

Die Ausscheidung des Kochsalzes ist im Wesentlichen von der
Nahrungsaufnahme abhängig und die der Schwefelsäure wird von
der Muskelthätigkeit stark beeinflusst. Die letztere geht aber erheblich langsamer und eine bei Tag durch Muskelanstrengung her-
vorgerufene vermehrte Schwefelsäureanhäufung kommt erst in der
Nachtzeit zur Ausscheidung.

Ganz besonderes Gewicht hat man auch hier auf die Ausscheidung der Phosphorsäure gelegt, die nach meinen Untersuchungen
sich der der Schwefelsäure gleich verhält. Uebereinstimmung herrscht
auch hier in den verschiedenen Angaben nicht und ich führe als
Beweis dafür, wie wenig noch diese Untersuchungen im Stand sind,
über die Vorgänge im thätigen Gehirn Aufschluss zu geben, eine
neuere Arbeit von Mairet über die Ausscheidung von Phosphorsäure [1] an. Danach ist im Schlaf die an Alkali ($PO_5{}^a$), sowie die
an Erden ($PO_5{}^b$) gebundene Phosphorsäure stets vermindert. Muskelarbeit vermehrt die Ausscheidung der $PO_5{}^a$ um so mehr, je weniger
reichlich die Nahrung ist; geistige Arbeit dagegen vermindert stets
die $PO_5{}^a$ und die Ausscheidung des N, so das Mairet eine Herabsetzung des Gesammtstoffwechsels als die wesentliche Wirkung geistiger Thätigkeit ansieht; nur die Ausscheidung der $PO_5{}^b$ werde
durch 7stündige geistige Thätigkeit von 0,50 auf 0,52 (!) und durch
10stündige auf 0,58 gesteigert.

Am meisten Aufklärung wäre wohl von Untersuchungen des
Athemprocesses zu erwarten gewesen; das vorliegende Material ist
aber noch ein dürftiges. Ed. Smith [2] bestimmte als geringste Zahl
für die im Schlaf in 1 Minute geathmete Luftmenge zu 5312 CC.;
während im wachen Zustand sitzend 8525 und liegend 7200 CC.
geathmet würden. Die geringe Intensität des Athemprocesses wird
bestätigt durch die geringen CO_2-Mengen, welche Scharling beim
schlafenden Menschen fand. Liebermeister beobachtete während
tiefen Schlafes 12,3 und 12,7 Grm. CO_2 für ½ Stunde und wachend
im Liegen bei derselben Person 15,6 und 14,7 Grm.

Gegen Scharling's Versuche machte bereits Böcker den ganz
berechtigten Einwand, man könne nicht Mitternacht mit der Zeit
nach dem Mittagsmahl vergleichen, und wenn man die Erhöhung,
welche die CO_2-Ausfuhr in Folge der Nahrungsaufnahme erfahre, in

---

1) Jahresber. üb. d. Fortschr. d. Th.-Chem. 1884. 420.
2) Canstatt's Jahresber. 1857. I. 77.

Abzug bringe, so sei sie im Schlafe so gross, wie am Mittag. Es muss diesem Einwand der noch zugefügt werden, dass der Tonus der Muskeln im Schlaf jedenfalls stärker herabgesetzt ist als im Wachen in liegender Stellung.

Die von Pettenkofer und Voit vor einiger Zeit behauptete Aufspeicherung von O während des Schlafes als Vorrath oder als Ersatz für den Verbrauch im wachen Zustand, der mit einem gewissen Enthusiasmus als eine Erklärung der körperlichen Vorgänge bei geistiger Thätigkeit aufgenommen und verbreitet wurde, ist von ihren Urhebern als irrthümlich zurückgenommen.

Es liegt aber dieselbe Vorstellung, dass die Verarmung des Gehirns an O durch seine Thätigkeit die Ursache des Schlafes oder des Ruhezustandes des Gehirns werde, auch der heute noch vielfach als richtig betrachteten Theorie des Schlafs von Pflüger zu Grund. Nach ihm hat die Erregbarkeit ihren nächsten Grund im intermoleculären Sauerstoff und sie erlischt, wenn dieser zur Bildung von CO_2 verbraucht ist. „Der Verbrauch chemischer Spannkräfte,“ sagt er[1]), „in der grauen Substanz ist während des wachen Zustandes so gross, dass die während derselben Zeit mögliche Aufsaugung von O durch die lebendigen Gehirnmolecüle nicht gleichen Schritt hält, so dass die graue Substanz durch das Wachsein mehr verliert, als gewinnt. Demnach muss also die CO_2-Bildung stetig abnehmen.“ Der Schlaf tritt also ein, „wenn die gesunkene CO_2-Bildung allein nicht mehr ausreicht, um die nothwendige Grösse der lebenden Kraft zu liefern, welche zur Erhaltung des wachen Zustandes erfordert wird.“ Während des Schlafs gewinnt das Gehirn seinen Vorrath an intermoleculärem O wieder, während zugleich die lebenden Molecüle ihren Verlust an brennbarer Materie, C und H ersetzen.“ Die hieraus sich ergebende grosse Abhängigkeit des Gehirns vom O sucht Pflüger durch die Thatsache zu erweisen, dass Frösche nach langem Aufenthalt in reinem N, als todt oder scheintodt herausgenommen, sich wieder belebten und dass bei ihnen nach Stunden die Functionen des Rückenmarks durch O-Zufuhr wieder hergestellt wurden, die des Gehirns aber nicht mehr.

Demgegenüber führe ich eine Beobachtung Vulpian's an[2]), der den Aortenbulbus von Fröschen unterband und das Gehirn $4\frac{1}{2}$ Stunden ohne Blutzufuhr liess. Es fehlten alle willkürlichen Bewegungen, auf Zehendruck erfolgten keine Reflexe, auf elektrische

---

1) Pflüger's Arch. X. 368.
2) Canstatt's Jahresber. 1864. I. 230.

Reize wurde nicht reagirt und das Herz schlug noch. Nach Lösung der Ligatur dauerte es eine Stunde bis zur ersten Athembewegung, nach 2 Stunden waren sie noch selten und nach 17 Stunden war das Thier in ganz normalem Zustand. Vulpian führt diesen Versuch als Beweis dafür an, wie tief die Thätigkeit des Centralnervensystems gesunken sein könne, ohne dass die Möglichkeit der Wiederherstellung durch neue Blutzufuhr aufgehoben sei.

Ich habe bereits erwähnt, dass der Mangel jeder Erregung der Circulations- und der Athemorgane bei geistiger Thätigkeit mit Bestimmtheit gegen die O-Bedürftigkeit des arbeitenden Gehirns spricht.

Aus Untersuchungen von Böck und Bauer[1]) geht hervor, dass während der Morphiumnarkose dann eine erhebliche Herabsetzung der Energie des Athmens und des Stoffwechsels sich bemerklich macht, wenn sie Muskelruhe hervorruft und dass dabei eine Aufspeicherung von O keineswegs stattfindet.

Ich übergehe hier, als allzuschwach experimentell begründet, die Theorie, dass in den Nerven und in dem Gehirn sich in Folge der Thätigkeit Verbrauchstoffe bildeten, wie die Milchsäure z. B. und dass deren Anhäufung die Ursache der Ermüdung und somit des Schlafes seien, um auf meine eigenen Untersuchungen überzugehen.

Von den zunächst an mir selbst vorgenommenen Versuchen wurden je zwei an einem Tage so angestellt, dass die Control- oder Normalversuche dem eigentlichen Versuch kurz vorausgingen oder alsbald folgten. In diesen bemühte ich mich, bei geschlossenen Augen möglichst wenig zu denken und einzuschlafen. Dabei gingen allerdings mancherlei Gedanken und Bilder, wie sie von selbst kommen, vorüber und es gelang mir nur hier und da die Verwirrung der Gedanken, wie sie dem Einschlafen vorausgeht, auf kurze Zeit hervorzubringen. Von diesen Versuchen wurden 218 und 223 mit dem neuen, alle übrigen mit dem alten Apparat angestellt.

Zu den Versuchen mit geistiger Arbeit wurde fast ausschliesslich (mit Ausnahme von 217 und 224) der neue Apparat verwandt, der eine etwas längere Versuchszeit als der alte gestattet. Hierzu ist nach den Protokollen noch zu bemerken: 209. wissenschaftliche Lectüre; das Buch wird während des Lesens durch das Stativ gestützt, mit der Hand gehalten. Aufmerksamkeit getheilt. — 211. wissenschaftliche Lectüre mit mehr Aufmerksamkeit als in 209. — 214 mit ziemlicher Aufmerksamkeit gelesen. — 215 auf pultartiger

---

1) Böck u. Bauer, Ueber den Einfluss einiger Arzneimittel u. s. w. Ztschr. f. Biol. X. 1874. 336.

am Stativ angebrachter Unterlage ein zwar vorher schon durchdachtes, aber während des Versuchs frisch gefasstes Resumé über Versuche geschrieben. Aufmerksamkeit gut. Schreiben wegen gezwungener Stellung etwas unbequem, so dass der Arm ermüdete. — 217. Fortsetzung dieses Schriftstücks. Arm am Schluss des Versuchs etwas ermüdet. — 219. Ausrechnen einfacher Gleichungen, worin ich nicht geübt war. Aufmerksamkeit gut. Arm nicht merklich ermüdet. — 221. Auflösen algebraischer Gleichungen, leichter mathematischer Beweis, beides mir nicht geläufige Beschäftigungen, mit Aufmerksamkeit. Keine Ermüdung des Arms. — 224. Ausrechnen leichter Gleichungen mit Aufmerksamkeit, falsches Resultat. — 225. Leichte geometrische Beweise mit Aufzeichnung der Figuren. Aufmerksamkeit gut. Keine merkliche Ermüdung des Arms. Wegen eines kleinen Fehlers in dem Abmessen der ausgeathmeten Luft wurde in diesem Versuch die Menge derselben nach dem N-Gehalt der eingeathmeten bestimmt.

In den Versuchen 223 und 226 wurde der rechte Arm in derselben Weise, wie in den correspondirenden 224 und 225 aufgelegt und in ähnlicher Weise, jedenfalls nicht stärkere, Schreibbewegungen gemacht. In allen diesen Versuchen wurde Versuchsdauer und Zahl der Athemzüge durch Assistenz bestimmt.

Die in Tabelle 47 mitgetheilten Zahlen dieser Versuche ergeben im Einzelnen wie in ihrem Mittel das ganz bestimmte Resultat, dass CO_2-Ausscheidung und O-Aufnahme bei geistiger Thätigkeit deutlich vermehrt sind und ich war Anfangs, als ich mit den Versuchen noch beschäftigt war, der Meinung, es hier blos mit einem Einfluss der geistigen Thätigkeit zu thun und alle störenden Einflüsse beseitigt zu haben. Ich dachte nicht, dass die kleinen Unbequemlichkeiten in der Haltung des Kopfes beim Lesen, das Festhalten des Buchs, das Umschlagen der Seiten, die kleinen Bewegungen beim Schreiben von einem weit erheblicheren Einfluss sein könnten, als die geistige Arbeit selbst, bis die geringe Müdigkeit im rechten Arm bei den Schreibversuchen, welche dazu nöthigte, zeitweise die Stellung des Arms zu ändern, mich aufmerksam machte. Die Klemme auf der Nase und die Pfosten des Stativs, welche das Sehen hinderten, die Athemröhre im Mund, welche die freie Bewegung störte, brachten eine gezwungene Stellung zu Wege, die bei den Schreibversuchen etwas grösseren Aufwand an Muskelkraft erforderte, als in den Leseversuchen.

Dass es sich hier in der That um eine Zunahme der Oxydationsvorgänge und nicht etwa die Folgen einer gesteigerten Lungen-

Tabelle 47.

Nr.	Ein-geathmete Luft CC.	Aus-geathmete Luft CC.	Die eingeathmete Luft besteht aus Procent O	N	CO₂	CO₂ ausgeathmet CC.	O aufgenommen CC.	O absorbirt %	Respirat. Quotient CO₂/O	N im Körper CC.	Zahl der Athemzüge	Tiefe der Athemzüge	Versuchsdauer M. S.
210	7163	7158	17,02	79,78	3,20	229	283	18,8	809	−48	9,1	791	8,10
212	5890	5875	16,29	79,98	3,73	219	277	22,4	790	−43	6,9	854	10,44
213	6591	6576	16,68	79,65	3,67	241	284	20,6	845	−27	6,8	838	9,50
216	6110	6079	16,44	79,89	3,67	223	281	21,9	794	−26	6,7	906	11,34
218	5832	5781	16,67	79,88	3,45	199	258	21,1	771	− 8	5,5	1069	16,30
220	6128	6045	16,17	80,13	3,70	224	306	23,9	732	0	5,9	1040	11,12
222	5733	5675	16,33	79,88	3,79	215	275	22,9	782	0	6,0	961	12,24
Mittel a	6207	6170	16,49	79,89	3,60	221	280	21,5	789	−21	6,7	937	11,30
209	6910	6895	16,54	79,69	3,77	260	308	21,3	844	−31	5,4	1294	13,40
211	6331	6338	16,39	79,74	3,87	245	288	21,7	851	−49	5,1	1239	16,15
214	5949	5924	15,99	79,99	4,02	238	299	24,0	796	−35	4,5	1331	17,00
215	7139	7128	16,48	79,79	3,73	266	321	21,5	829	−44	5,2	1379	15,04
217	6480	6417	16,47	79,79	3,74	240	301	22,2	797	2	5,4	1209	11,12
219	7246	7177	16,39	79,95	3,66	263	342	22,5	769	− 9	5,6	1276	13,57
221	6562	6486	16,41	79,78	3,78	245	309	22,5	793	13	5,4	1208	16,12
Mittel b	6660	6623	16,39	79,82	3,79	251	309	22,2	811	−22	5,2	1276	14,45
223	5980	5958	16,47	79,60	3,93	234	273	20,8	868	−12	4,9	1231	15,50
226	7042	6991	16,86	79,53	3,61	252	296	21,1	850	7	7,2	982	9,54
Mittel c	6514	6474	16,66	79,56	3,77	243	284	20,9	856	− 2	6,0	1106	12,52
224	6324	6246	16,42	79,75	3,83	239	299	22,6	800	18	5,4	1179	11,00
225	6791	6745	16,66	79,58	3,76	254	299	21,0	850	0	5,4	1249	17,06
Mittel d	6557	6495	16,54	79,66	3,79	246	299	21,8	825	9	5,4	1214	14,03

ventilation handelt, dafür bürgt die völlig gleiche Zunahme, welche CO_2 und O erfahren haben. Sieht man die einzelnen Versuche genauer an, so wird man auch leicht finden, dass in den drei ersten Parallelversuchen (den Leseversuchen) die Zunahme viel unerheblicher ist, als in den letzten vier, den Schreibversuchen, die etwas mehr Muskelthätigkeit veranlassten, und auch in den Leseversuchen ist die Zunahme in dem ersten, in dem ausdrücklich bemerkt ist, dass das Buch mit der Hand gehalten wurde, am stärksten wegen der etwas grösseren Muskelleistung.

Zur Beseitigung der Zweifel sind die Versuche 223 bis 226 unternommen. Sie lehren deutlich, dass die mit der geistigen Thätigkeit verbundenen mechanischen Leistungen auch ohne geistige Thätigkeit die Oxydationsvorgänge in derselben Weise heben. Wenn in zweien dieser Versuche der mit geistiger Thätigkeit (223 und 224) noch einen geringen Vorsprung in den Zahlen für O hat, so wird dieser durch die N-Correctur noch um 7 bis 8 CC. verkleinert, und mag es wohl vorgekommen sein, dass in den Controlversuchen in dem Bemühen, einzuschlafen, die Schreibbewegungen nicht mit der nöthigen Energie gemacht wurden, wie es ja überhaupt sehr schwierig ist, solche unregelmässige Bewegungen in genau gleicher Weise zu wiederholen.

Es könnte den Versuchen der Vorwurf gemacht werden, dass die Beunruhigung, welche der Versuch selbst machen musste, den Unterschied zwischen geistiger Thätigkeit und Ruhe zu unerheblich machte. Ich kann nun wohl versichern, dass ich durch Assistenz mir die auf den Versuch zu verwendende Aufmerksamkeit soweit ersparte, dass ich öfter nahe am Einschlafen war; ich habe aber doch an einer anderen Versuchsperson, die an geistige Arbeit gewöhnt, wohl im Stande war, ihre Gedanken für eine bestimmte Zeit auf einen bestimmten Gegenstand zu concentriren, die ferner mit der Beaufsichtigung des Versuchs gar nichts zu thun hatte, die Versuche wiederholt.

Die Versuche sind in derselben Art angestellt, wie bei mir; mit der Geistesthätigkeit wurde bereits einige Minuten vor dem Versuch begonnen. Es wurde Homer, Xenophon, Caesar gelesen und in den Controlversuchen dahin gestrebt, einzuschlafen. Das Buch stand auf dem Stativ vor dem Lesenden; es musste nur hier und da eine Seite umgeschlagen werden. Die Versuchsperson versichert, mit Aufmerksamkeit bei der Sache gewesen zu sein. Bis zu 239 sind die Versuche stehend gemacht und in 238 ist etwas gebückte Stellung bemerkt, ohne dass dieselbe lästig gefallen wäre. Von 240 an wurde gesessen. Der Controlversuch zu 240 fehlt. Mit beiden Apparaten wurde regelmässig abgewechselt. Die Versuche mit geraden Zahlen sind mit, die ungeraden ohne geistige Thätigkeit.

Das Resultat dieser in Tab. 48 mitgetheilten Versuche ist dasselbe, wie das der vorhergehenden. In den drei ersten Versuchen ist die Vermehrung der CO_2-Ausscheidung und der O-Aufnahme bei geistiger Thätigkeit deutlich. Am stärksten ausgesprochen ist sie hier in dem Versuch 238 gegenüber 239; es ist das der Versuch, in dem allein in dem Protocoll von einer gebückten Stellung die Rede ist. Der Grund der Vermehrung von CO_2 und O liegt auch in diesen Versuchen zweifellos in der gezwungenen Stellung, die des Lesens wegen eingenommen werden musste. In den beiden letzten Versuchen wurde durch eine andere Einrichtung im Sitzen das Lesen bequemer gemacht und hier fällt auch der Unterschied weg.

Wenn auch die starken Schwankungen in der N-Differenz, welche diese Versuche aus Mangel an Uebung zeigen, ausgeglichen werden, so wird dadurch doch an dem Resultat nichts geändert.

Tabelle 48.

Nr.	Eingeathmete Luft CC.	Ausgeathmete Luft O	\(O \)	Die ausgeathmete Luft besteht aus Procent: N	CO_2	CO_2 ausgeathmet CC.	O aufgenommen CC.	O absorbirt °/o	Respirat. Quotient CO_2/O	N im Körper CC.	Zahl der Athemzüge	Tiefe der Athemzüge	Versuchsdauer M. S.
234	6962	6865	15,94	79,86	4,20	288	364	25,0	791	—22	5,6	1240	14,15
236	7555	7522	16,30	79,47	4,23	318	357	22,6	891	—6	4,8	1586	13,26
238	7650	7555	15,33	80,00	4,67	353	445	27,8	793	3	5,1	1491	9,33
240	7260	7248	16,11	79,53	4,36	316	353	23,1	895	—25	5,5	1329	14,06
242	6857	6844	16,40	79,58	4,02	275	314	21,8	875	—27	6,2	1097	16,00
244	6186	6179	16,30	79,62	4,08	243	289	23,0	841	—39	5,3	1154	11,12
Mittel	7078	7035	16,06	79,68	4,26	299	354	23,8	844	—12	5,4	1316	13,05
235	6384	6321	15,73	79,97	4,30	272	343	25,6	793	—8	4,6	1373	9,28
237	6756	6736	16,26	79,65	4,09	257	320	22,6	800	—26	4,2	1611	9,18
239	7910	7936	16,85	79,33	3,82	303	320	19,5	905	—52	4,6	1724	11,20
241	5723	5692	15,57	79,99	4,44	253	313	26,1	808	1	3,4	1659	11,36
243	7724	7769	17,04	79,13	3,83	297	294	18,2	1010	—41	5,0	1557	12,54
Mittel	6899	6891	16,29	79,61	4,10	280	318	22,0	880	—29	4,4	1585	10,55
251	8300	8276	17,48	79,21	3,31	274	292	16,8	938	6	8,5	972	—
255	6660	6609	16,85	79,49	3,66	242	281	20,2	861	11	6,6	1034	—
257	7407	7364	16,96	79,57	3,47	256	303	19,6	845	—4	7,1	1042	—
258	6750	6682	16,47	79,82	3,71	248	314	22,2	790	2	6,2	1124	—
Mittel	7279	7233	16,94	79,52	3,54	255	297	19,5	858	4	7,1	1042	—
252	9268	9173	16,67	79,56	3,77	346	412	21,2	840	28	7,7	1201	—
254	8801	8767	17,08	79,36	3,56	312	347	19,8	905	0	9,0	878	—
256	8000	7918	16,50	79,65	3,85	305	370	22,1	825	18	7,6	1053	—
259	9069	8997	16,62	79,82	3,56	320	405	21,3	790	—12	8,3	1689	—
Mittel	8784	8714	16,72	79,60	3,68	321	383	21,0	838	8	8,1	1055	—

In den letzten 8 Versuchen der Tabelle 48 sind noch Untersuchungen über die Beeinflussung des Athemprocesses durch die Körperhaltung mitgetheilt. Die ersten 4 dieser Versuche sind bei bequemer Körperstellung gemacht, wobei beide Arme auf dem Stativ zum Halten des Athemrohrs aufgelegt waren. Zu den letzten 4 bemerken die Protocolle: 252. In etwas gebückter Haltung, etwa wie beim Lesen; die Arme, nicht aufgelegt, wechselten ab im Halten des Athemrohrs, wobei während der ganzen Dauer des Versuchs der Arm etwa 6 mal bis zum Mund gehoben wurde. — 254. In unbequemer gebückter Stellung mit gebogenem Rücken, so dass gegen Ende des Versuchs Müdigkeit in den Rückenmuskeln gespürt wurde. Die Arme wie vorher. — 256. Unbequeme Stellung mit etwas hintenüber gebeugtem Kopf; Rückenmuskeln schliesslich etwas ermüdet, Arme wie vorher. — 259. Sehr unbequeme Stellung mit gebogenem Rücken und etwas hinten übergebeugtem Kopf; starkes Müdigkeitsgefühl gegen Ende des Versuchs und daher einige Male kurzes Strecken des Rückens. Das Müdigkeitsgefühl dauert noch etwas über den Versuch hinaus.

Ohne Weiteres und ausnahmslos bekunden diese Versuche, wie unbequeme und gezwungene Stellung ohne sonstige Bewegung die CO_2-Ausscheidung und die O-Aufnahme um ein Erhebliches steigert. Die Steigerung ist hier viel stärker, der grösseren Unbequemlichkeit der Stellung entsprechend, als in meinen Lese- und Schreibversuchen, in denen auch diese Unbequemlichkeit weit weniger empfunden wurde.

Somit liefern meine Untersuchungen das ganz unerwartete Resultat, dass geistige Thätigkeit direct auf den allgemeinen Stoffwechsel keinen Einfluss übt und dass die moleculären Vorgänge im Gehirn, die ihr zu Grunde liegen, entweder keine Oxydationsprocesse (oder Spaltprocesse) sind, oder dass sie so gering sind, dass sie für unsere Untersuchungsmethoden nicht messbar sind.

Es kann diesen Versuchen gegenüber geltend gemacht werden, die geistige Thätigkeit sei eine zu unerhebliche und die Menge der erregten Nervengebilde eine zu geringe gewesen, als dass ein wesentlicher Erfolg sich hätte einstellen können.

Hiergegen ist zu bemerken, dass man im täglichen Leben doch gewohnt ist, die in den Versuchen angegebenen Beschäftigungen einem einfachen Sichgehenlassen gegenüber als geistige Thätigkeit anzusehen und dass ganz kurze Thätigkeit sehr geringer Muskelmassen ausreichend ist, einen deutlichen Einfluss auf die Stoffwechselvorgänge auszuüben.

In neuester Zeit wird die Richtigkeit des Ergebnisses meiner Untersuchung vollkommen bestätigt durch eine Arbeit Löwy's[1]. Er findet im Schlaf O-Aufnahme und CO_2-Ausscheidung nur höchst unbedeutend herabgesetzt und kommt zu dem Schluss, dass der Schlaf an sich keinen specifischen Einfluss auf die Oxydationsvorgänge im Körper übt. Der Unterschied zwischen Schlaf und Wachen wird überhaupt um so sicherer wegfallen, je mehr im Wachen jede Muskelthätigkeit wegfällt. Fehlt aber im Schlaf bei Anwendung dieser Vorsicht jede Herabminderung der CO_2-Ausscheidung und der O-Aufnahme, dann darf ruhig behauptet werden, dass die Gehirnthätigkeit sie überhaupt nicht beeinflusst.

Dasselbe lässt sich von der Thätigkeit der Nerven, wenigstens

---

1) Löwy, Ueber d. Einfl. einiger Schlafmittel u. s. w. Berl. klin. Wochenschr. 1891. Nr. 18.

der sensiblen sagen. Wenn meine Untersuchungen über den Einfluss des Lichts bei ausgeschlossener Muskelthätigkeit keine Wirkung auf den Stoffwechsel erkennen liessen, so konnte man sich wohl vorstellen, dass das gereizte Gebiet des Opticus zu klein sei, um einen deutlichen Ausschlag zu geben. Diese Vorstellung muss aber wegfallen bei den Abkühlungsversuchen. Denn hier wurde eine gewaltige Zahl von Nervenfäden, die auf langen Bahnen ihre Erregung zum Gehirn und Rückenmark tragen mussten, erregt. Und auch hier fehlt jede Aenderung in dem Gaswechsel. Dass eine Erregung der motorischen Fasern sich anders verhalten sollte, lässt sich nicht wohl annehmen, und es ist aus den mitgetheilten Untersuchungen nur zu folgern: dass auch die Thätigkeit der Nerven nicht mit Oxydationsvorgängen (Spaltungen) verknüpft ist, wie sie bei jeder Muskelthätigkeit auftreten.

Mit diesem unerwarteten Ergebniss im Einklang stehen in neuester Zeit von Bowditch[1]) auf ganz anderem Wege erlangte Resultate über die Nerventhätigkeit, an welche dieser Forscher folgende Betrachtung knüpft: „Die Erfahrung, dass der Nerv, ohne zu ermüden, viele Stunden hindurch gereizt werden kann, lässt die Vorstellung aufkommen, dass die Erregung sich ohne jeglichen Verbrauch an Stoff fortpflanzen könne. Zu der Annahme, dass das Fortschreiten der Erregung nur auf einer Verschiebung der Nervenmasse ohne irgend welche Zerlegung derselben beruhe, passen die Messungen Rolleston's. Mit einem äusserst empfindlichen Calorimeter konnte er keine Steigerung der Temperatur des Nerven, welcher anhaltend tetanisirt war, nachweisen, wohl aber eine solche, wenn der Nerv abstarb." „Aber wenn auch die Bewegung zu ihrem Fortschreiten durch den Nerv eines Kraftaufwandes bedürfte, welcher aus der Nervenmasse selbst bestritten werden müsste, so würde dieser doch von einer unmessbaren Grösse sein."

Sechszehntes Capitel.

Das normale Athmen des Menschen.

(Vgl. Nr. 20.)

Es hat seine Schwierigkeit, bei einem so leicht veränderlichen und so rasch wechselnden Vorgang wie das Athmen, feststehende

---

1) Bowditch, Ueber den Nachweis der Unermüdlichkeit des Säugethiernerven. Arch. f. Anat. u. Phys. von Du Bois-Reymond. 1890. 505.

Werthe zu gewinnen, von denen aus ein richtiger Vergleich und eine
richtige Beurtheilung der dabei auftretenden Veränderungen möglich
gemacht wird. Damit soll nicht gesagt sein, dass dem Athemprocess
selbst etwas Willkürliches und Ungesetzmässiges anhafte. Die mitgetheilten Untersuchungen beweisen viel eher das Gegentheil, nämlich, dass den Schwankungen des Athemprocesses ganz bestimmte
Ursachen zu Grunde liegen und dass gewisse Einflüsse dem Grad
ihrer Stärke entsprechend auch immer in derselben Weise und Stärke
das Athmen verändern. Das Ueble und Ungewisse ist dabei nur
das, dass man die Stärke dieser Einflüsse, die oft ohne unsern Willen
und ohne dass wir Kenntniss davon haben, in unserem Körper wirken, nicht abschätzen kann. Wenn einmal unsere Verdauung sich
etwas verzögert, oder aus irgend einem Grund unsere Muskulatur
etwas mehr oder weniger erschlafft oder gespannt ist, so wird sofort
unser Athemprocess dadurch beeinflusst, ohne dass die Ursache hier-
von ohne weiteres zu Tag läge. Trotzdem ist aber die Wirkung
so kleiner und leicht übersehener Einflüsse so scharf, dass man mit
aller Bestimmtheit aus den Veränderungen des Athemprocesses auf sie
zurückschliessen darf.

Die vorausgegangenen Untersuchungen haben gezeigt, dass eine
Anzahl von Einflüssen, denen man seither eine Einwirkung auf den
Athemprocess allgemein zuschrieb, wie z. B. äussere Kälte, geistige
Thätigkeit, eine solche Wirkung durchaus nicht üben, dass dagegen
die Thätigkeit der contractilen Gewebe, Verdauungsarbeit, die Art
der genossenen Nahrung und die Höhe der Lungenventilation, sowie
allenfalls der veränderte Druck der geathmeten Luftarten die einzigen
Factoren sind, welche mit grosser Bestimmtheit ihren Ausdruck in
den Grössen finden, welche unsern Athemprocess zusammensetzen,
und dass diese Factoren vollkommen ausgeschlossen werden müssen,
wenn wir für diese Grössen Zahlen finden wollen, die als Normen
angesehen werden dürfen. Das habe ich im Laufe der Untersuchungen in seinem ganzen Umfang natürlich erst nach und nach erfahren, und darum können die als Norm hier aufgeführten Versuche
durchaus nicht alle als Muster dienen. Sind in ihnen auch die
störenden Factoren im Wesentlichen ausgeschieden, so ist das doch
bei vielen, wie sich zeigen wird, noch nicht mit der nöthigen Pein-
lichkeit geschehen. Ich führe diese Versuche aber, 80 an der Zahl,
in Tab. 49 sämmtlich auf; es sind die Versuche, welche als Normal-
und Controlversuche der vorausgegangenen Untersuchungen benutzt
wurden.

Tabelle 49.

Reihe	Nummer und Jahr	Ein- geathmete Luft CC.	Aus- CC.	Die ausgeathmete Luft besteht aus Procent O	N	CO₂	CO₂ ausgeathmet CC.	O aufgenommen CC.	O absorbirt %	Verhältnis d. auf-gen O zu O d. CO₂ = 1000:	N im Körper CC.	Zahl der Athemzüge	Tiefe der Athemzüge	Versuchs-dauer M.S.
	1866													
1 {	1	7791	7731	15,66	79,79	4,55	352	420	25,8	840	— 8	6,4	1214	3,35
	2	7598	7581	16,06	79,56	4,38	332	372	23,4	890	—24	5,8	1339	6,10
	3	8046	8050	16,33	79,15	4,52	364	371	21,6	980	—10	—	—	7,56
	9	7290	7243	16,33	79,57	4,10	297	344	22,5	863	0	5,4	1349	9,15
	10	7959	7926	16,49	79,44	4,07	322	360	21,5	894	— 4	5,8	1366	8,35
	11	7555	7513	16,48	79,38	4,14	311	345	21,8	902	8	5,3	1417	9,00
	12	7108	7070	16,42	79,43	4,15	293	328	22,0	894	13	6,1	1170	9,33
	13	7145	7101	16,55	79,63	3,82	271	322	21,5	842	14	6,3	1142	9,45
	1867													
	25	7158	7105	16,03	79,74	4,23	301	361	24,1	833	— 7	6,0	1193	9,00
	46	7572	7496	15,65	79,82	4,53	340	413	26,0	823	3	5,7	1328	9,55
	47	7656	7598	16,28	79,65	4,07	309	367	22,9	844	0	7,5	1021	9,55
	60	7450	7386	16,66	79,58	3,76	277	330	21,1	841	11	7,8	955	9,50
	Maxim.	8046	8050	16,66	79,52	4,55	364	420	26,0	980	—14	7,8	1417	9,55
	Minim.	7108	7070	15,65	79,15	3,76	271	322	21,1	821	—24	5,3	955	3,35
	Medium	7527	7483	16,24	79,56	4,19	314	361	22,8	869	— 1	6,2	1227	8,50
	1871													
2 {	64	7202	7135	16,83	79,41	3,76	268	308	20,4	871	27	—	—	7,56
	65	7218	7107	16,82	79,50	3,68	261	316	20,9	828	54	6,9	1046	9,15
	70	7757	7728	17,07	79,38	3,55	274	306	18,5	897	— 3	7,4	1048	9,25
	Medium	7392	7324	16,91	79,43	3,66	268	310	19,9	865	26	7,1	1047	8,52
3 {	68	7002	6971	17,01	79,49	3,50	244	281	19,1	868	— 7	7,1	983	9,50
	69	7075	7059	16,67	79,61	3,72	263	305	20,5	863	—26	6,7	1054	9,50
	Medium	7038	7015	16,84	79,55	3,61	253	293	19,8	865	—16	6,9	1019	9,50
	1874													
	103	8435	8400	17,24	79,46	3,30	277	319	18,0	869	— 7	8,3	1016	8,02
	104	8743	8699	17,44	79,57	2,99	260	314	17,1	827	—10	7,9	1107	7,15
4 {	111	7428	7402	17,28	79,52	3,20	237	277	17,7	857	—14	7,4	1004	9,00
	1875													
	117	7213	7139	17,09	79,60	3,31	236	291	19,7	813	18	5,5	1311	8,45
	Medium	7955	7910	17,26	79,54	3,20	252	300	18,1	841	— 3	7,3	1109	8,15
	1876													
	142	7524	7468	16,88	79,68	3,44	257	316	20,0	812	— 3	7,2	1051	9,30
5 {	151	7865	7834	17,50	79,50	3,00	235	277	16,7	849	—11	7,4	1071	9,07
	186	7471	7400	17,41	79,53	3,06	226	277	17,7	819	21	7,9	941	9,04
	Medium	7620	7567	17,26	79,57	3,17	239	290	18,1	827	3	7,5	1021	9,12
	1877													
	210	7163	7158	17,02	79,78	3,20	229	283	18,8	812	—48	9,1	791	8,10
	212	5890	5875	16,29	79,98	3,73	219	277	22,4	791	—43	6,9	854	10,44
	213	6591	6576	16,68	79,65	3,67	241	284	20,6	850	—27	6,8	938	9,50
6 {	216	6110	6079	16,44	79,89	3,67	222	281	22,0	794	—26	6,7	906	11,34
	220	6128	6045	16,17	80,13	3,70	224	306	23,8	730	0	5,9	1040	11,12
	222	5733	5675	16,33	79,88	3,79	215	275	22,9	783	0	6,0	961	12,24
	Maxim.	7163	7158	17,02	80,13	3,79	241	306	23,8	850	— 0	9,1	1040	12,24
	Minim.	5733	5675	16,17	79,65	3,20	215	275	18,8	730	—48	5,9	791	8,10
	Medium	6269	6235	16,49	79,88	3,63	225	284	21,7	793	—24	6,9	915	10,39
	1878													
7 {	255	6660	6609	16,85	79,49	3,66	242	281	20,1	859	11	6,6	1031	9,36
	258	6750	6682	16,47	79,82	3,71	248	314	22,2	791	2	6,2	1124	9,22
	Medium	6705	6646	16,66	79,65	3,68	245	297	21,1	825	6	6,4	1027	9,27

14*

Reihe	Nummer und Jahr	Ein-geathmete Luft CC.	Aus-geathmete Luft CC.	O	N	CO₂	CO₂ ausgeathmet CC.	O aufgenommen CC.	O absorbirt %	Verhältniss d. aufgen. O zu O d. CO₂ = 1000:	N im Körper verblieben CC.	Zahl	Tiefe der Athemzüge	Versuchs-dauer M. S.
8	251	8300	8276	17,48	79,21	3,31	274	292	16,8	937	6	8,5	972	8,40
	257	7407	7364	16,96	79,57	3,47	256	303	19,6	844	− 4	7,1	1042	9,00
	Medium	7853	7820	17,22	79,39	3,39	265	297	18,2	890	1	7,8	1007	8,50
9	261	5899	5846	16,35	79,73	3,91	229	279	22,6	819	2	5,6	1044	9,00
	270	6313	6265	16,58	79,77	3,65	229	284	21,5	805	− 8	5,8	1093	10,13
	272	6382	6367	16,84	79,39	3,77	240	265	19,8	906	− 8	6,0	1065	9,51
	289	6753	6699	16,73	79,63	3,64	244	294	20,8	832	4	6,2	1096	9,25
	Medium	6337	6294	16,63	79,63	3,74	235	280	21,2	840	− 3	5,9	1074	9,52
10	263	6562	6518	16,97	79,55	3,48	227	269	19,6	844	2	6,7	978	12,41
	264	7412	7366	16,92	79,62	3,46	254	307	19,7	828	− 6	6,6	1117	10,15
	268	6111	6068	16,87	79,55	3,58	217	256	20,0	847	2	6,9	888	12,30
	286	6646	6623	17,05	79,50	3,45	228	263	18,9	869	−13	6,0	1108	12,30
	Medium	6683	6644	16,95	79,55	3,49	231	274	19,5	847	− 4	6,5	1023	12,00
	1880													
11	303	8782	8745	17,42	79,34	3,24	283	317	17,2	894	6	8,0	1097	6,52
	306	8592	8549	17,50	79,34	3,16	270	304	16,9	886	9	7,2	1195	7,14
	307	8421	8422	17,34	79,33	3,33	280	304	17,2	923	−24	7,6	1115	7,25
	310	9556	9526	17,68	79,12	3,20	305	318	15,8	959	17	6,9	1379	6,57
	313	9511	9482	17,52	79,20	3,28	311	332	16,7	939	18	7,2	1321	6,40
	314	8993	8945	17,20	79,43	3,37	301	345	18,3	872	4	8,1	1111	7,10
	316	8843	8806	17,44	79,21	3,35	295	317	17,1	931	15	7,5	1184	7,22
	318	9295	9261	17,51	79,25	3,24	300	325	16,7	921	9	9,3	996	6,45
	320	8758	8705	17,30	79,22	3,48	304	329	17,9	921	27	8,3	1052	7,27
	322	9140	9053	17,03	79,34	3,63	329	373	19,5	880	42	7,9	1156	7,20
	Maxim.	9556	9526	17,68	79,43	3,63	329	373	19,5	959	42	9,3	1379	7,27
	Minim.	8421	8422	17,03	79,12	3,16	270	304	15,8	886	−24	6,9	996	6,40
	Medium	8989	8949	17,39	79,28	3,33	298	326	17,3	913	12	7,8	1161	7,07
12	304	10022	10020	17,76	79,16	3,08	309	321	15,3	964	−10	7,8	1287	7,27
	305	8929	8912	17,42	79,31	3,27	291	319	17,0	916	−10	6,5	1371	8,36
	308	9284	9254	17,82	79,17	3,01	279	296	15,2	940	3	7,1	1299	8,32
	309	10296	10317	17,79	79,17	3,04	314	322	14,9	974	−29	7,6	1306	7,54
	311	9818	9815	17,81	79,13	3,06	300	309	15,0	973	6	6,6	1481	8,36
	312	9599	9569	17,44	79,32	3,24	310	342	17,0	906	− 2	7,5	1281	8,26
	Medium	9658	9648	17,67	79,21	3,12	301	318	15,7	945	− 9	7,2	1337	8,15
13	324	8698	8672	17,45	79,29	3,35	291	309	17,0	911	8	8,0	1087	7,45
	330	7748	7748	17,27	79,30	3,43	266	296	18,1	898	21	7,6	1020	8,30
	332	7806	7720	17,46	79,28	3,26	252	287	17,5	875	51	7,2	1088	8,30
	333	8530	8411	17,62	78,59	3,49	296	287	16,0	1029	28	7,5	1130	7,57
	334	8837	8817	17,57	79,13	3,30	291	302	16,3	902	9	7,8	1129	7,40
	335	8825	8832	17,60	79,10	3,30	292	295	16,0	990	−10	7,6	1156	7,36
	337	8358	8358	17,33	79,37	3,30	275	309	17,6	893	− 3	7,4	1133	8,15
	339	8166	8169	17,41	79,19	3,40	278	288	16,8	963	−14	6,3	1304	8,28
	340	8505	8516	17,29	79,15	3,56	303	309	17,3	980	−17	6,6	1286	8,10
	343	8283	8259	17,52	79,18	3,30	273	288	16,6	916	− 9	6,4	1286	8,23
	346	8154	8145	17,45	79,23	3,29	268	284	16,6	942	− 7	6,4	1275	8,36
	349	8372	8363	17,63	79,11	3,26	273	279	15,9	976	2	7,4	1134	8,16
	Maxim.	8837	8832	17,63	79,37	3,56	303	309	18,1	1029	51	8,0	1304	8,36
	Minim.	7799	7720	17,27	78,59	3,26	252	279	15,9	875	−17	6,3	1020	7,36
	Medium	8364	8341	17,47	79,18	3,35	277	294	16,8	945	5	7,2	1169	8,10
	1881													
14	356	7269	7246	17,17	79,43	3,40	246	279	18,3	886	− 9	5,9	1227	9,27
	357	7014	6981	17,16	79,52	3,32	233	271	18,4	854	− 7	5,5	1304	9,40
	Medium	7141	7113	17,16	79,48	3,36	239	275	18,3	870	− 8	5,7	1269	9,33

Reihe	Nummer und Jahr	Ein-geathmete Luft CC.	Aus-geathmete Luft CC.	Die eingeathmete Luft besteht aus Procent			CO_2 ausgeathmet CC.	O aufgenommen CC.	O absorbirt %	Verhältniss d. aufgen. O zu O d. CO_2 = 1000:	N im Körper verblieben CC.	Zahl der Athemzüge	Tiefe der Athemzüge	Versuchsdauer M.S.
				O	N	CO_2								
15	1882													
	381	9365	9363	17,70	79,06	3,24	303	305	15,6	996	0	6,4	1457	7,00
	384	8459	8444	17,30	79,33	3,37	285	311	17,5	914	—11	6,0	1410	7,10
	386	7559	7545	17,14	79,23	3,63	274	291	18,4	943	— 3	5,5	1386	8,48
	Medium	8461	8451	17,38	79,21	3,41	287	302	17,1	951	— 5	6,0	1418	7,40
16	1883													
	395	7914	7884	17,38	79,50	3,12	246	288	17,4	855	—12	7,4	1074	7,36
	396	7040	7001	17,13	79,48	3,39	237	276	18,7	863	2	6,2	1134	9,40
	397	8142	8125	17,51	79,16	3,33	271	283	16,6	958	7	6,2	1305	8,20
	402	7205	7172	17,23	79,32	3,45	247	273	18,1	904	7	6,1	1180	9,30
	411	6864	6829	17,36	79,38	3,26	223	253	17,6	881	6	6,4	1079	9,26
	Maxim.	8144	8125	17,51	79,50	3,45	271	288	18,7	958	7	7,4	1305	9,40
	Minim.	6864	6829	17,13	79,16	3,12	223	253	16,6	855	—12	6,1	1074	7,36
	Medium	7433	7402	17,32	79,37	3,31	245	275	17,7	892	2	6,4	1154	8,54
17	445	6235	6184	16,71	79,70	3,58	221	272	20,8	812	—	5,6	1113	10
	447	5890	5868	16,97	79,35	3,68	216	239	19,3	904	—	4,9	1194	10,8
	452	6113	6089	17,08	79,36	3,56	217	241	18,8	900	—	5,4	1128	10,20
	476	6401	6375	17,22	79,37	3,41	217	243	18,8	893	—	5,8	1112	9,23
	Mittel	6158	6129	17,00	79,44	3,56	218	249	19,4	876	—	5,4	1137	10
18	446	6373	6346	17,18	79,40	3,42	217	245	18,3	886	—	5,0	1283	9,40
	448	5985	5949	16,83	79,52	3,65	217	253	20,2	858	—	5,1	1071	10,40
	453	6267	6251	17,28	79,25	3,47	217	233	17,7	930	—	5,4	1166	11,10
	477	5951	5922	17,08	79,44	3,48	206	236	19,0	873	—	4,8	1238	9,34
	Mittel	6144	6117	17,09	79,40	3,50	214	242	18,8	884	—	5,1	1189	10,16

Vielleicht wäre es besser gewesen, das Athmen während des Schlafs, als des Zustandes, der die grösste Muskelruhe bietet, als Norm gelten zu lassen. Indessen ist ja auch im Schlaf die Thätigkeit der unwillkürlichen contractilen Gebilde nicht ausgeschlossen, und sind nach Mosso's bereits erwähnten Untersuchungen die Schwankungen in der Lungenventilation während des Schlafes so gross, dass kurze Versuche dadurch erheblich mussten beeinflusst werden. Deshalb erhoffte ich immer noch von Versuchen am wachen Menschen mit möglichst erschlaffter Muskulatur und in einer der Verdauung möglichst entrückten Zeit das zuverlässigste Resultat und es wird sich auch, wie ich glaube, zeigen lassen, dass eine vorsichtige Betrachtung und umsichtige Zusammenstellung der gebotenen Versuche zu Mittelzahlen führt, denen man vertrauen darf.

Der bequemeren Uebersicht wegen habe ich die Mittel der sämmtlichen Versuchsreihen in Tabelle 50 ihrer Ventilationsgrösse gemäss zusammengestellt. Die beiden ersten Reihen 17 und 18 entstammen meinen spätesten Untersuchungen aus 1885 (Mittel d und e Tab. 21) aus älteren Lebensjahren, welche besonderer Besprechung

Tabelle 50.

Reihe	Eingeathmete Luft CC.	Die eingeathmete Luft besteht aus Procent			CO_2 ausgeschieden CC.	O aufgenommen CC.	N im Körper CC.	O corrigirt	Zahl der Athemzüge	Tiefe der Athemzüge
		O	N	CO_2						
17	6158	17,00	79,44	3,56	218	249	0	—	5,4	1137
18	6144	17,09	79,41	3,50	214	242	0	—	5,1	1129
6	6269	16,49	79,88	3,63	225	284	—24	290	6,9	915
9	6337	16,63	79,63	3,74	235	280	— 3	281	5,9	1074
10	6683	16,95	79,55	3,49	231	274	— 4	275	6,5	1023
7	6705	16,66	79.65	3,68	245	297	+ 6	296	6,4	1127
Mittel 1	6500	16,68	79,68	3,63	234	284	— 6	285	6,4	1034
3	7038	16,84	79,55	3,61	253	293	—16	297	6,9	1019
14	7141	17,16	79,48	3,36	239	275	— 8	277	5,7	1265
2	7392	16,91	79,43	3,66	268	310	+26	304	7,1	1047
16	7433	17,32	79,37	3,31	245	275	+ 2	275	6,4	1154
(1	7527	16,24	79,56	4,19	314	361	— 1	361	6,2	1227)
5	7620	17,26	79,57	3,17	239	290	+ 3	289	7,5	1021
8	7853	17,22	79,39	3,39	265	297	+ 1	297	7,8	1007
4	7955	17,26	79,54	3,20	252	300	— 3	301	7,3	1109
Mittel 2	7500	17,14	79,48	3,39	252	291	0	291	7,0	1089
13	8364	17,47	79,18	3,35	277	294	+ 5	293	7,2	1169
15	8461	17,38	79,21	3,41	287	302	— 5	303	6,0	1418
(11	8989	17,39	79,29	3,33	298	326	+12	323	7,8	1161)
(12	9658	17,67	79,21	3,12	301	318	— 9	320	7,2	1337)
Mittel 3	8400	17,42	79,20	3,38	282	298	0	298	6,4	1293

bedürfen. Unter den übrigen Versuchsreihen fallen durch die verhältnissmässige Höhe ihrer Werthe ohne Weiteres die Reihen 1, 11 und 12 auf.

Die Versuche, welche die Reihe 1 bilden, sind zu verschiedenen Tageszeiten angestellt, viele von ihnen fallen in die Verdauungszeit; sie sind ferner zu einer Zeit angestellt, wo mir der Einfluss kleiner Muskelbewegungen noch unbekannt war und diese noch nicht so streng, wie später, vermieden wurden. Das macht die hohen Zahlen dieser Reihe erklärlich. Auch in den Reihen 11 und 12 hat insofern eine Unregelmässigkeit stattgefunden, als hier (vgl. Elemente zur Berechnung) ein Sitz eingenommen wurde, der einige Anforderung an die Muskelthätigkeit stellte. Diese Reihen sind also bei Berechnung einer Norm auszuschliessen.

Diejenigen, welche den an eine Norm zu stellenden Anforderungen jedenfalls am nächsten kommen, das sind die, welche die geringsten Werthe aufweisen, die unter sich nur wenig differirenden Versuchsreihen 6, 7, 9 und 10. Die sämmtlichen Versuche dieser

Reihen sind früh morgens nüchtern angestellt und zweifellos ist in ihnen die Muskelthätigkeit nahezu Null gewesen.

Sieht man in den übrigen Versuchsreihen davon ab, dass vielleicht in einigen, die in den Vormittagsstunden angestellt waren, die Verdauung sich noch in minimaler Grösse bemerklich macht (wie etwa in 13 und 15), oder dass auch wohl hier und da eine kleine Unregelmässigkeit in der Muskelthätigkeit vorgekommen ist (wie in den frühesten Versuchen), so wird es kaum zweifelhaft sein, dass die Ventilationsgrösse allein die Ursache des Unterschieds der Verschiedenheit der grösseren Mittel 1, 2 und 3 in Tab. 50 ist. Denn die O-Aufnahme wächst in ihnen in viel geringerem Maass als die CO_2-Ausathmung, und beide entsprechen etwa der Ventilationsgrösse.

Die Ventilationsgrösse ist aber eine Zufälligkeit, die jedenfalls durch die Untersuchungsmethode veranlasst wird. Geht der Apparat einmal ein klein wenig schwerer, als das andere Mal, was der Empfindung völlig entgeht, so wird dadurch sofort die Lungenventilation etwas geändert und in diesem Umstand ist im Wesentlichen der Grund der im Uebrigen nicht sehr grossen Abweichungen in den einzelnen Versuchsreihen zu finden.

Danach dürften für mich folgende Werthe als Norm gelten für 1 Minute:

Athemgrösse   6500 CC.
Ausgeathmete CO_2 234 CC.
Aufgenommener O   285 CC.
Zahl der Athemzüge   6,4
Tiefe eines Athemzugs   1034 CC.
Zusammensetzung der ausgeathmeten Luft: Procent O 16,68
                                        "   N 79,68
                                        " CO_2 3,63

Die Versuche, aus denen diese Zahlen entnommen sind, entstammen dem Jahre 1878. Damals war ich 50 Jahre alt und noch viel muskelkräftiger als 7 Jahre später, als die Versuche von Reihe 17 und 18 angestellt wurden. Die Zahlen, welche letztere für CO_2 und O ergeben, sind erheblich tiefer als diese Normalzahlen und können aus der Ventilationsgrösse nicht erklärt werden. Die Versuche sind früh morgens nüchtern angestellt, wie auch die der Norm und ich kann den Grund ihrer Abweichung nur in den zunehmenden Jahren und der in ihnen liegenden grösseren Erschlaffung der contractilen Gebilde finden.

Meinen Bestrebungen, Normalzahlen für den Athemprocess anderer Personen festzustellen, bereitete die Ungeschicklichkeit, mit der die meisten Menschen sich bei allen Dingen, die das Athmen betreffen, benehmen, nicht geringe Schwierigkeit. Schon die Aufmerksamkeit, die auf die Athemthätigkeit gelenkt wird und mehr noch der blosse Gedanke an die Möglichkeit einer Störung oder Beschränkung des Athmens rufen eine Hast und Uebereilung hervor, die unnatürlich ist, sobald die Versuchspersonen in den Apparat athmen, selbst dann, wenn sie vorher belehrt und aufmerksam gemacht wurden. Man begegnet diesem Uebelstand am besten, wie ich erfahren habe, dadurch, dass man während des Versuchs in einem passend aufgestellten Buch, so dass keine Unbequemlichkeit in der Haltung entsteht, lesen lässt. Indessen sind doch auch die durch forcirtes Athmen entstellten und verschobenen Versuche nicht ganz werthlos, sie können sehr wohl mit einem auf gleiche Ventilationshöhe berechneten Athmen anderer Personen verglichen werden.

In der Tabelle 51, in welcher die hierher gehörigen Versuche mitgetheilt sind, habe ich bei der Berechnung von Mittelzahlen die offenbar durch forcirtes Athmen beeinflussten Versuche ausgeschlossen (die dabei benutzten sind mit ⁰ bezeichnet); unter die Mittel habe

Tabelle 51.

Nr.	Eingeathmete Luft CC.	Ausgeathmete CC.	Die ausgeathmete Luft besteht aus Procent O	N	CO_2	CO_2 ausgeathmet CC.	O aufgenommen CC.	N im Körper	N-Correctur für O	Zahl der Athemzüge	Tiefe der Athemzüge	Versuchs-dauer M.S.	Reihe
°77	7982	8049	18,51	79,15	2,34	188	183	−61	198	21	380	8,12	
°78	8659	8704	18,77	79,04	2,19	191	180	−37	189	21	411	7,56	
°80	8725	8743	18,75	79,24	2,01	176	188	−31	196	31	282	8,10	19
Mittel	8455	8499	18,68	79,14	2,18	185	184	−43	194	24	358	—	
	8450	8419	17,41	79,34	3,24	273	—	—	304	—	—	—	
°239	7910	7936	16,85	79,33	3,82	303	320	−42	330	4,6	1724	11,20	
°243	7724	7769	17,04	79,13	3,83	297	294	−41	304	5,0	1554	12,54	
Mittel	7816	7852	16,94	79,23	3,83	300	—	−41	317	4,8	1639	—	
°237	6756	6736	16,26	79,65	4,09	275	320	−26	326	4,2	1611	9,18	20
°235	6384	6321	15,73	79,97	4,30	272	343	−8	345	4,6	1373	9,28	
°241	5723	5692	15,57	79.99	4,44	253	313	−29	320	3,4	1659	11,36	
Mittel	6288	6250	15,85	79,87	4,28	267	325	−21	330	4,1	1548	—	
	6300	6248	16,58	79,71	3,68	230	—	—	282	—	—	—	
245	15907	15960	18,75	79,82	2,43	388	340	−5	341	33,7	486	4,6	
247	6956	6980	17,26	79,32	3,42	239	253	−37	262	18,8	370	9,6	
°246	5671	5762	16,81	79,66	3,53	203	219	−107	246	15,6	363	9,20	
°248	5349	5336	16,54	79,66	3,80	203	239	−22	244	12,3	433	12,8	21
°250	5007	4951	16,40	79,64	3,96	196	237	+15	233	11,3	444	13,18	
°249	4951	4940	16,43	79,76	3,81	188	225	−26	231	12,2	405	12,35	
Mittel	5244	5247	16,54	79,68	3,78	197	230	−35	239	12,8	411	—	
	5250	5187	15,96	80,01	4,03	209	—	—	272	—	—	—	

Nr.	Ein-geathmete Luft CC.	Aus-geathmete Luft CC.	Die ausgeathmete Luft besteht aus Procent O	N	CO₂	CO₂ ausgeathmet CC	O aufgenommen CC.	N im Körper	N-Correctur für O	Zahl der Athemzüge	Tiefe der Athemzüge	Dauer des Versuchs M.S.	Reihe
328	16023	16425	18,86	78,36	2,78	457	260	−204	311	16,3	984	3,30	
359	11427	11559	18,44	78,88	2,68	310	262	− 85	283	14	823	6,3	
360	9125	9094	18,19	79,01	2,80	254	258	+ 27	251	14,5	631	7,32	
358	8728	8538	17,92	79,05	3,03	259	299	+151	261	17,5	487	7,45	
362	7750	7747	17,75	79,05	3,20	248	248	+ 2	248	13,6	571	8,24	22
°377	5572	5535	16,72	79,72	3,56	197	242	− 8	244	14,4	387	11,36	
°363	5460	5413	16,95	79,49	3,56	192	226	+ 15	222	12,5	436	12,8	
°376	5014	5020	16,70	79,60	3,70	186	212	− 33	220	12,8	331	13,10	
Mittel	5329	5323	16,79	79,60	3,61	192	227	− 9	229	13,2	385	—	
	5350	5288	16,04	79,97	3,99	211	—		273	—	—	—	
361	5891	5411	16,45	79,81	3,74	202	344	+339	254	11,9	459	11,51	
378	7254	7235	16,27	79,71	4,02	291	343	− 33	252	13,5	536	9,36	
379	5728	5717	15,95	80,12	3,93	225	288	− 52	301	11,1	517	12	23
380	5545	5452	14,87	80,18	4,95	270	351	+ 11	348	8,1	686	12,15	
Mittel	6176	6135	15,70	80,00	4,30	262	327	− 25	334	10,9	580	—	
364	7671	7664	17,75	79,13	3,12	239	247	0	247	13,4	571	8,20	
°365	6731	6660	17,59	79,33	3,08	205	238	+ 37	229	14,0	553	9,45	
°370	6179	6149	17,12	79,45	3,43	211	242	− 1	442	13,2	469	10,42	
°367	6002	5960	17,17	79,59	3,24	193	234	+ 1	234	16,5	363	10,57	24
°366	5985	5982	17,24	79,50	3,26	195	223	− 25	229	15,5	386	10,54	
°368	5872	5868	16,94	79,55	3,51	206	237	− 26	243	13,9	423	11,6	
°369	5303	5262	16,85	79,81	3,34	176	224	− 8	226	13,6	389	12,6	
Mittel	6012	5980	17,15	79,54	3,32	198	233	− 4	234	14,4	430	—	
	6000	5935	16,48	79,92	3,61	214	—		279	—	—	—	
371	6025	5996	17,98	79,18	2,84	171	184	+ 16	180	19,9	303	10,15	
°372	4357	4350	17,10	79,52	3,38	147	169	− 16	173	16,8	259	12,28	
°373	4261	4263	16,84	79,67	3,49	149	175	− 27	163	14,4	297	12,18	25
°275	4254	4255	17,06	79,36	3,58	152	165	− 14	169	11,8	360	14,24	
°274	3845	3837	16,78	79,55	3,67	141	161	− 13	165	11,2	344	16,10	
	4179	4176	16,95	79,52	3,53	147	167	− 17	171	13,5	315	—	
	4200	4127	14,97	81,47	4,56	188	—		261	—	—	—	
°394	6806	6795	16,91	79,61	3,48	236	277	− 29	284	15,3	453	8,31	
°392	6593	6560	16,61	79,73	3,66	240	291	− 18	295	14,2	464	8,52	
°390	6587	6588	17,26	79,25	3,49	230	243	− 14	247	13,2	500	8,48	26
°391	6218	6217	16,74	79,51	3,75	233	262	− 28	269	10,9	571	9,22	
°393	6100	6054	16,99	79,64	3,37	204	250	+ 2	250	14,9	409	9,28	
Mittel	6461	6443	16,90	79,63	3,55	229	265	− 17	269	13,7	480	—	

ich jedesmal die Zahlen gesetzt, welche meinem eigenen Athmen bei der gleichen Ventilationsgrösse zukommen würden. Da ferner in diesen Versuchen der N-Unterschied bei mangelhafter Uebung im Athmen oft erheblich ist, so ist allenthalben die N-Correctur ausgeführt.

Die Versuchsreihe (19) ist an einem ca. 35 K. schweren 13 jährigen Mädchen früh nüchtern, in ruhigem Stehen vorgenommen. Die drei unter sich ziemlich übereinstimmenden Versuche dieser Reihe tragen den Character des forcirten Athmens deutlich an sich. Sie bleiben

aber in ihren Werthen an sich schon und mehr noch verglichen mit
meinem eigenen gleich forcirten Athmen sehr zurück; das Kind
braucht entschieden weniger O und liefert weniger CO_2 als der er-
wachsene Mann; berechnet man aber die Werthe pro Kilo, so erscheint der Stoffwechsel des Kindes doch entschieden als der lebhaftere.

In Reihe 20 ist die Versuchsperson ein 31jähriger, 167 Cm.
langer Mann, von 72 K. Gewicht. Die Versuche sind früh nüchtern,
235 und 237 stehend, die anderen in möglichst ruhigem Sitz angestellt. In der Tabelle sind zwei Mittel je aus den höher und aus
den weniger ventilirten Versuchen gezogen. Aus beiden geht hervor,
dass bei dieser Versuchsperson die Lungenventilation der meinigen
etwa gleich ist, dass aber CO_2 und O bei ihr merklich höher stehen;
auf das Gewicht berechnet entstehen aber ganz dieselben Zahlen,
wie bei mir. Vergleicht man die beiden Mittel, so steigt die CO_2
für 1000 CC. Mehrventilation um 20 CC., bei der O-Aufnahme zeigt
sich aber eine kleine Abnahme, die wahrscheinlich darin ihren Grund
findet, dass die beiden höher ventilirten Versuche 239 und 243 im
Sitzen, 235 und 237 aber im Stehen ausgeführt sind, und darin, dass
in Versuch 243 in der O-Aufnahme der CO_2 gegenüber sich eine
Unregelmässigkeit bemerklich macht, die wahrscheinlich ihren Grund
in einem geringen Fehler der O-Bestimmung hat (in diesem Versuch
steht der O-Gehalt der ausgeathmeten Luft deutlich höher, als in
allen übrigen). Werden daher die beiden im Sitzen angestellten und
darum vergleichbaren Versuche 239 und 241 gegenüber gestellt, so
findet sich hier eine durch die Ventilation bedingte O-Zunahme, die
der meinigen annähernd gleich ist.

In der 21. Reihe ist das Athmen eines 13jährigen, 38 K. schweren
Jungen untersucht, früh nüchtern, sitzend. Versuch 245 stellt ein
sehr forcirtes Athmen dar. In allen übrigen Versuchen wurde aus
einem bequem aufgestellten Buch, wenn auch mit geringer Aufmerksamkeit, so doch mit dem beabsichtigten Erfolg, gelesen. Das
aus 4 gut übereinstimmenden Versuchen gezogene Mittel lässt erkennen, dass Lungenventilation, CO_2 und O merklich geringere Werthe
zeigen, als bei mir, dass aber auf 1 K. Körpergewicht berechnet die
Werthe bei dem Knaben viel höher stehen, als bei mir. Wird dieses
Mittel mit dem forcirten Athmen des Versuchs 245 verglichen, so
erhält man für 1000 CC. Mehrventilation eine Zunahme von 18 CC.
CO_2 und 10 CC. O, und bei dem Vergleich mit dem Versuch 247,
der nur eine geringe Ventilationssteigerung zeigt, für die CO_2 25 CC.
und für O 13 CC. Die Zahlen stimmen mit den meinigen ziemlich

gut überein, zumal wenn man annimmt, dass sie nur Einzelbeobachtungen entnommen sind.

Die 22. Reihe wurde an einem 19—20jährigen, 47 K. schweren, etwas chlorotischen Mädchen vorgenommen, Versuch 328 sitzend, 2 Stunden nach dem Frühstück, 358, 359 und 360 4 Stunden nach dem Frühstück; in 362 und 363 (sonst ebenso) wurde mit Unterbrechung und in 376 und 377 anhaltend gelesen. Die 5 ersten dieser Versuche sind den 3 letzten gegenüber offenbar etwas forcirt und darum zur Berechnung des Mittels nicht benutzt. Bei merklich geringerer Ventilation mit beschleunigten und wenig tiefen Athemzügen scheidet diese Versuchsperson erheblich weniger CO_2 aus und nimmt weniger O auf als ich. Auf 1 K. berechnet ist aber auch bei ihr der Stoffwechsel etwas reger als bei mir. Vergleicht man das Mittel mit dem stärkst ventilirten Versuch 328, so ist der Zuwachs für 1000 CC. Luft an CO_2 25 CC. und an O 8 CC. Da Versuch 328 aber ein ganzes Jahr früher fällt und etwas näher dem Frühstück liegt, als die übrigen, so ist ein Vergleich mit dem aus den 5 Versuchen mit forcirtem Athmen gezogenen Mittel vorzuziehen und dieser ergiebt für die CO_2 22 CC. und für den O 8 CC., Zahlen, die den meinigen sich sehr nähern.

Als Versuchsperson der 23. Reihe fungirte die der 19. Reihe, 4 Jahre älter. Bei etwas herabgesetzter Ventilationsgrösse sind hier die Werthe höher als bei mir und bekunden, namentlich auf das Körpergewicht berechnet, einen erheblich regeren Stoffwechsel des Jünglings, dessen Muskelsystem sehr entwickelt war und dessen Kraftfülle jedenfalls eine Entspannung der Muskeln nicht zuliess, wie sie bei älteren Leuten üblich ist. Alle Versuche an dem 17jährigen, 55 K. schweren Jüngling sind 3 Stunden nach dem Frühstück und 361 früh nüchtern angestellt; in sämmtlichen wurde sitzend aus einem bequem aufgestellten Buch gelesen.

In Versuchsreihe 24 wurde das Athmen eines 58 K. schweren, 24jährigen Mädchens (der Versuchsperson der 19. Reihe, 10 Jahre später) 4 Stunden nach sehr unbedeutendem Frühstück ruhig sitzend und lesend untersucht. Wird hier der Versuch 364, bei dem ein sehr unerheblich forcirtes Athmen statthatte, ausgeschlossen, so stimmen die Versuche gut überein und es geht aus ihrem Mittel hervor, dass das Athmen des erwachsenen Mädchens verglichen mit dem meinigen bei etwas geringerer Ventilation mit viel häufigeren, aber wenig ergiebigen Athemzügen weniger CO_2 bildet und weniger O aufnimmt und dass auch auf 1 Kilo Gewicht berechnet sein Stoffwechsel schwächer ist, als bei mir. Der Vergleich des Mittels mit dem etwas forcirten Athmen des Versuchs 364 lässt erkennen, dass die CO_2 um 24, der O um 8 CC. für 1000 CC. mehr geathmete Luft zunimmt.

Ein Vergleich dieser Reihe mit dem forcirten Athmen derselben Person in der Reihe 19 lässt sich anstellen, wenn man eine Berechnung derselben auf die gleiche Ventilationshöhe von 8450 CC. vornimmt. Es ergeben sich dann folgende Werthe:

	in Reihe 19	Reihe 24	bei mir
für O-Aufnahme	193	247	304
für CO_2-Ausscheidung . .	185	258	273

Die Versuchsperson der Reihe 25 ist ein 10jähriges, 25,4 K. schweres Mädchen. Alle Versuche 5 Stunden nach dem Frühstück, dabei ruhig gesessen und gelesen. Bei der Bildung des Mittels ist Versuch 371 als etwas forcirt nicht mitgerechnet. Die erheblich geringeren Werthe, welche beim Athmen des Kindes auftreten, sind ohne Weiteres deutlich und doch sind auf das Gewicht berechnet die Zersetzungsvorgänge bei ihm viel erheblicher als beim Erwachsenen. Benutzt man den einen Versuch 371 zur Ermittelung des Einflusses der Ventilation, so erhält man für 1000 CC. mehr geathmete Luft 5 CC. O und 13 CC. CO_2.

Reihe 26 betrifft ein 17jähriges, 51 bis 52 K. schweres, leicht chlorotisches Mädchen, 2 bis 3 Stunden nach dem Frühstück, ruhig sitzend und lesend. Es bleiben bei ihm bei einer Ventilationsgrösse, die der meinigen gleichkommt, doch CO_2-Ausscheidung und O-Aufnahme der meinigen gegenüber etwas zurück; auf das Gewicht bezogen sind sie aber hier abermals höher als bei mir.

In Tabelle 52 sind die Werthe für die verschiedenen Versuchspersonen übersichtlich zusammengestellt, sowie auch die durch vermehrte Lungenventilation erzeugten Aenderungen und die gleichem Gewicht zukommenden Zahlen.

Eine Besprechung der älteren hierher gehörigen Litteratur (die in Nr. 20 aufgeführt ist) übergehe ich hier. Sind diese Untersuchungen auch grösstentheils für die Umstände, unter denen sie angestellt sind, ganz richtig und stimmen unter Berücksichtigung dieser Umstände mit den meinigen ganz wohl überein, wie z. B. die umfangreichen CO_2-Bestimmungen Scharling's[1]), so sind doch diejenigen unter ihnen, die längere Versuchszeiten bieten, durch die Verschiedenheit der Muskelthätigkeit (wie z. B. die Bestimmungen

---

1) Ann. d. Chem. u. Pharm. v. Wöhler u. Liebig. 44. 1843. 214.

Tabelle 52.

Versuchsreihe	25	21	22	26	23	24	6, 7, 9 u. 10	20	17 u. 18
Geschlecht der Versuchsperson	weibl.	männl.	weibl.	weibl.	männl.	weibl.	männl.	männl.	männl.
Alter	10 J.	13 J.	20 J.	17 J.	17 J.	24 J.	50 J.	31 J.	57 J.
Gewicht	25 K.	38 K.	47 K.	51—52 K.	55 K.	58 K.	62 K.	72 K.	62 K.
Luft eingeathm. CC.	4199	5244	5329	6461	6176	6000	6500	6288	6157
O aufgenommen CC.	172	239	229	269	334	234	284	330	245
CO_2 ausgeathm. CC.	147	197	192	229	262	198	234	267	216
% O der ausgeathmeten Luft	16,94	1654	16,79	16,90	15,70	17,15	16,68	15,85	17,04
% CO_2 der ausgeathmeten Luft	3,53	3,78	3,61	3,55	4.30	3,31	3,63	4,28	3,53
% N der ausgeathmeten Luft	79,53	79,68	79,60	79,63	80,00	79,54	79,69	79,87	79,43
Zahl der Athemzüge	13,5	12,8	13,2	13,7	10,9	14,5	6,4	4,1	5,3
Tiefe der Athemzüge	315	411	385	480	580	430	1034	1548	1133
Respirat. Quotient	855	824	838	848	783	847	824	809	881

Für je 1000 CC. mehr geathmete Luft

O-Aufnahme CC. +	5	9	8	—	—	8	10	—	—
CO_2-Aussch. CC. +	13	18	22	—	—	24	20	—	—

Für 1 Kilo Körpergewicht

Luft eingeathm. CC.	168	138	113	124	112	103	105	87	99
O aufgenommen CC.	6,9	6,3	4,9	5,2	6,1	4,0	4,6	4,6	3,9
CO_2 ausgesch. CC.	5,9	5,2	4,1	4,3	4,8	3,4	3,8	3,7	3,5

des O-Verbrauchs von Lavoisier und Seguin) und diejenigen mit kürzeren Versuchszeiten (wie die Messungen der CO_2-Ausscheidung von Andral und Gavarret[1]) durch die verschiedene Lungenventilation so stark beeinflusst, dass sie als Normalversuche, in dem von mir gemeinten Sinn, nicht zu verwenden sind.

Unter den neueren Versuchen über die Respiration des Menschen sind zu erwähnen Lewin's „Respirationsversuche am schlafenden Menschen"[2]. Er erhielt im Pettenkofer'schen Respirationsapparat für einen schlafenden, 76 K. schweren Arbeiter für 1 Minute eine O-Aufnahme von 264, 354, 281, 350, 296, im Mittel 309 CC. In meinen Untersuchungen verbrauchte die 72 K. schwere Versuchsperson im Wachen 330 CC. O. Die beiden Resultate lassen sich also wohl vereinigen, wenn man erwägt, dass die Muskelerschlaffung des im Schlaf liegenden Menschen doch sicher wohl etwas vollständiger ist, als die des sitzenden wachen.

Berdez[3] erhielt als O-Verbrauch des ruhig liegenden, wachen-

---

1) Andral und Gavarret, Untersuch. über die durch die Lunge ausgeathmete CO_2-Menge, übers. von Spengler. 1844.

2) Ztschr. f. Biol. 17. 1881. 71.

3) Berdez, Beitr. z. Kenntniss d. Einwirkung d. Weingeistes, ref. von Zuntz. Fortschr. d. Med. 5. 1887. 1.

den Menschen in Versuchen von 10 bis 15 Min. Dauer im Mittel bei einer Lungenventilation von 5516 CC. für 1 Minute 274 CC., eine Zahl, die von der meinigen kaum abweicht. Dagegen giebt Henrijean [1]) den O-Verbrauch eines 66 K. schweren, 22jährigen Mannes zu nur 233 CC. (201—266 CC.) an in völlig nüchternem Zustand. Ueber die Untersuchungsmethode ist nur angegeben, dass durch eine dem Mund genau angepasste Röhre in einen begrenzten Raum geathmet wurde, dessen Luft in gleicher Zusammensetzung gehalten wurde, indem die gebildete CO_2 absorbirt und der verbrauchte O ersetzt wurde. Es erscheint aber sehr fraglich, ob hier in der Schnelligkeit, wie sie abgeschieden wurde, die CO_2 absorbirt werden konnte. Wahrscheinlich ist hier CO_2-haltige Luft geathmet und dadurch der O-Verbrauch herabgesetzt worden. Ob der Athemraum ursprünglich mit atmosphärischer Luft oder mit reinem O gefüllt war, ist nicht gesagt und es kann darum auch, wenn letzteres der Fall war, ein erheblicher Fehler durch die Veränderung der Residualluft hervorgebracht worden sein.

Die wesentlichsten Angaben für dieses Capitel sind den verschiedenen Arbeiten Löwy's zu entnehmen. In einer grösseren Anzahl von Bestimmungen an jungen, 60 bis 67 K. schweren, in möglichst ruhiger Lage verharrenden, in nüchternem Zustand befindlichen Männern fand er [2]) eine Lungenventilation von 5192 (3419 bis 6002), CO_2-Ausscheidung von 180 (117 bis 205) und O-Aufnahme von 219 CC. (137 bis 278 CC.), und in einer zweiten Versuchsreihe 4124, 190 und 219 CC., resp. 4955, 183 und 243 CC. für dieselben Functionen. Das sind erheblich geringere Zahlen, als ich sie gefunden habe, die durch den Unterschied in der Lungenventilation sicher nicht zu erklären sind und auf einer geringeren Energie der Oxydationsvorgänge beruhen, für die ich nur die Erklärung habe, dass die Ruhe in der liegenden Stellung eine grössere war, als im Sitzen oder Stehen.

Auch in weiteren Untersuchungen Löwy's [3]) ist der O-Verbrauch des liegenden Menschen erheblich geringer als bei mir, zu nur 210 und 257 CC. angegeben.

Die bedeutendste der hier in Betracht kommenden Arbeiten Löwy's sind dessen Untersuchungen über den Einfluss der Abkühlung auf den Gaswechsel des Menschen [4]). Hier sind an 16 erwachsenen

---

1) Bull. de l'acad. Belg. 1883. 113.
2) Löwy, Ueber d. Einfl. salin. Abführmittel. Pflüger's Arch. Bd, 43. 515.
3) Löwy, Ueber den Einfluss einiger Schlafmittel u. s. w. Berliner klin. Wochenschr. 1891. Nr. 8.   4) Pflüger's Arch. Bd. 46. 189. 1889.

männlichen Personen ausserhalb der Verdauungszeit, bei möglichst ruhigem Verhalten Versuche in der Art angestellt, dass die Athemproben erst genommen wurden, wenn nach längerem Athmen am Apparat der Athem ruhig und regelmässig geworden war und etwaigen Beeinflussungen durch den Apparat entrückt war. Die O-Aufnahme variirte in diesen Versuchen pro Kilo und Minute zwischen 5,36 CC. (bei einem sehr muskulösen, fettarmen, 25jährigen Mann von 57 K. Gewicht) und 3,1 CC. (bei einem 117 K. schweren, 34jährigen, sehr fetten Mann). Die CO_2-Ausathmung schwankte zwischen 5,0 und 2,8 CC.

Die Maxima dieser Zahlen bleiben hinter den meinigen zurück und ihre Minima werden von den meinigen nicht erreicht. Das hat aber seinen guten Grund in der Beschaffenheit der Versuchspersonen. Die höchsten Werthe finden sich in meinen Versuchen bei erheblich jüngeren und leichteren Personen, als sie in Löwy's Untersuchungen dienten, und die niedrigsten bei Löwy sind an so schweren und fetten Personen gewonnen, wie sie bei mir nicht zur Beobachtung kamen. Im Uebrigen stimmen unsere Zahlen, wenn die Verhältnisse richtig gewürdigt werden, ganz gut überein, und es kommt auch Löwy zu dem Schluss, dass die kräftigsten und muskulösesten Personen einen grösseren O-Verbrauch als schwächere haben, dass magere mehr O verzehren als fette und ältere weniger als jüngere. Ich glaube hiernach auch diese Versuche Löwy's als eine Bestätigung der meinigen ansehen zu dürfen; es bestehen wenigstens zwischen beiden unlösbare Differenzen der Art nicht, dass dadurch meine Zahlen erschüttert würden.

Eine Bestätigung finde ich auch noch in den an Cetti angestellten Hungerversuchen.[1] Denn am 3. bis 6. Hungertag verbrauchte derselbe pro Kilo 4,65 und am 9. bis 11. 4,73 CC. O. Das sind Zahlen, wie sie einem Mann seines Alters und seiner Constitution nach meinen Untersuchungen zukommen. Das Hungern an sich verändert in dieser Zeit, wenn man die Verdauungs- und Absonderungsthätigkeit in Anschlag bringt, die Oxydationsvorgänge nicht.

Ich halte mich deshalb für berechtigt, aus meinen Untersuchungen, soweit das aus einer so mässigen Zahl geschehen kann, folgende Schlüsse zu ziehen:

1. Je leichter und jünger die Versuchspersonen sind, um so mehr athmen sie im Verhältniss zu ihrem Gewicht Luft. Bei älteren

---

[1] Bericht über die Ergebnisse des an Cetti ausgeführten Hungerversuchs von Zuntz und Lehmann. Berl. klin. Wochenschr. 1887. 24.

Personen und beim männlichen Geschlecht ist im Allgemeinen die Zahl der Athemzüge geringer und ihre Tiefe grösser als bei jüngeren und beim weiblichen Geschlecht.

2. CO_2-Ausscheidung und O-Aufnahme wachsen in geringerem Verhältniss als das Körpergewicht; ein leichterer Körper bildet also verhältnissmässig mehr CO_2 und verbraucht mehr O als ein schwerer.

3. Unter sonst annähernd gleichen Umständen bildet das männliche Geschlecht etwas mehr CO_2 und verbraucht etwas mehr O als das weibliche.

4. In den Jahren der Entwicklung und des Wachsthums ist CO_2-Bildung und O-Verbrauch grösser, als unter sonst annähernd gleichen Umständen beim Erwachsenen. Zwischen reifem und beginnendem höheren Alter (31 und 50 Jahre) besteht kein Unterschied; CO_2 und O nehmen aber in höheren Jahren merklich ab (57 Jahre).

5. Muskelkräftige Personen verbrauchen mehr O und liefern mehr CO_2 als unter sonst annähernd gleichen Verhältnissen schwache. Bei ersteren ist auch die ausgeathmete Luft reicher an CO_2 und ärmer an O, als bei letzteren.

6. Der respiratorische Quotient ist bei muskelkräftigen Personen wahrscheinlich kleiner als bei schwachen.

7. Die willkürliche oder zufällige Steigerung der Lungenventilation wirkt bei Erwachsenen qualitativ und quantitativ gerade so, wie bei mir; bei merklich jüngeren und leichteren Personen ist die dadurch veranlasste Steigerung der CO_2-Ausfuhr und der O-Aufnahme aber merklich geringer.

Siebenzehntes Capitel.

Das Athmen kranker Menschen.

(Vgl. Nr. 17.)

Die wenigen Versuche über das Athmen kranker Menschen, welche die Tabelle 53 enthält, können nicht beanspruchen, als eine wesentliche Aufklärung eines bis jetzt noch ganz dunklen Gebiets zu gelten. Sie bestehen aus vereinzelten Beobachtungen an Menschen, deren Athem so gestört war, dass die Athemnoth unverkennbar war.

Tabelle 53.

Nr.	Eingeathmete Luft CC.	Die ausgeathmete Luft besteht aus Procent O	N	CO₂	CO₂ ausgeathmet CC.	O aufgenommen CC.	Respiratorischer Quotient	Zahl der Athemzüge	Tiefe der Athemzüge	Versuchs-Dauer M. S.	Versuchsperson
406	12411	18,69	78,79	2,52	314	273	1150	21	594	5,8	
407	11694	18,52	78,85	2,63	308	279	1104	19,7	577	5,28	
408	10655	18,26	78,93	2,81	300	283	1060	20	538	6,2	
409	13636	18,80	78,85	2,35	321	288	1115	20,5	662	4,50	Frau L.
Mittel	12099	18,56	78,85	2,58	311	281	1107	20,3	593	—	
	—	—	—	2,86	346	340	1018	—	—	—	
405	9750	18,06	79,06	2,88	281	283	993	18,6	522	6,36	
	—	—	—	—	299	316	946	—	—	—	
228	11884	17,80	79,17	3,03	360	378	952	21,4	556	4,24	
232	11579	17,43	78,96	3,61	418	403	1037	16,7	691	4	Lähl
Mittel	11731	17,61	79,07	3,32	389	390	997	19	623	—	
	—	—	—	2,97	339	336	1009	—	—	—	
480	9697	17,97	79,20	2,83	274	293	904	18,2	533	3,21	Bramboch
	—	—	—	—	298	316	943	—	—	—	
166	7846	18,23	79,70	2,07	164	229	716	17	465	3,30	Jüngst
	—	—	—	3,34	261	297	879	—	—	—	
387	10770	17,94	79,31	2,75	296	332	891	17,8	616	3,56	
388	9590	17,47	79,53	3,00	286	344	831	15,4	620	4,24	
389	11215	17,58	79,38	3,04	340	387	878	14,5	774	4,21	Dunker
Mittel	10525	17,66	79,41	2,93	307	354	867	15,9	670	—	
	—	—	—	2,99	314	324	969	—	—	—	
207	9557	17,97	79,52	2,51	239	295	810	20	460	4,50	
	—	—	—	—	295	314	940	—	—	—	
165	16125	18,50	77,94	3,56	578	337	—	20,7	788	4,25	Frau F.
167	14698	18,50	78,03	3,47	512	292	—	20,4	720	5,6	
Mittel	15411	18,50	77,98	3,52	545	310	—	—	—	—	
230	7490	17,22	79,70	3,08	231	290	797	17,1	437	1,45	
233	8278	17,19	79,49	3,32	273	319	856	13	635	4,36	
229	8315	16,67	79,96	3,37	277	388	714	17,4	479	6,6	Nickel
231	9331	16,91	79,83	3,26	269	350	769	17,8	467	5,6	
Mittel	8100	17,00	79,74	3,26	262	337	777	16,3	504	—	
	—	—	—	—	266	300	887	—	—	—	
280	13200	18,20	79,64	2,16	283	379	747	26,6	497	3,30	Hölzer
	—	—	—	—	368	351	—	—	—	—	
283	18787	17,91	78,74	3,35	638	561	1137	21,1	890	3,36	
	—	—	—	—	480	407	1179	—	—	—	
253	13190	16,88	80,14	2,98	384	563	682	20,6	641	3,33	
299	13403	16,81	79,65	3,54	464	545	851	18,0	745	4,30	Geörg
	—	—	—	—	372	353	1054	—	—	—	
300	15640	9,73	86,98	3,29	512	472	—	17,4	898	3,29	

Das Athmen am Apparat hat bei allen diesen Personen zu einem mehr oder weniger forcirten Athmen mit beschleunigten und ziemlich flachen Athemzügen Veranlassung gegeben. Da es nun an einer hinlänglich sicheren normalen Grundlage zum Vergleich für die verschiedenen Beziehungen des Gewichts, des Geschlechts, der Körperconstitution u. s. w. noch fehlt, so habe ich in der Tabelle die Werthe für CO_2 und für O, welche meinem eigenen Athmen bei der betreffenden Ventilation würden zugekommen sein, wie leicht ersichtlich ist, eingefügt.

Die Versuche 405 bis 409 sind an Frau L., einer 48jährigen, 78 K. schweren Frau mit starkem Fettpolster, etwa 3 Stunden nach der letzten unerheblichen Mahlzeit im Sitzen angestellt. Die Frau litt an geringem Grad von Fettdegeneration des Herzens. Ihr Puls ist zwar noch regelmässig, aber schwach, 80 im Sitzen; bei einigermassen erheblicher Bewegung tritt Athemnoth ein, namentlich in letzter Zeit nach einem etwas forcirten Gang. Abends zeigt sich etwas Oedem an den Knöcheln. In den Versuchen 407 bis 409 war der Puls dadurch auf 67 bis 72 herabgesetzt, dass etwa 1 Stunde vorher Digitalis und Eisen genommen waren. Das Athmen ist in diesen Versuchen stark forcirt. Mit meinem eignen verglichen bleibt auch in dem am wenigsten forcirten Versuch 405 sowohl CO_2 als auch O trotz des erheblich höheren Körpergewichts bei der Untersuchungsperson deutlich zurück, die CO_2 um 18, der O erheblich mehr, um 33 CC., das mag durch die gering entwickelte Muskulatur der fettreichen Frau zu erklären sein. Vergleicht man das Mittel der Versuche mit stärker forcirtem Athmen 406 bis 409 mit dem geringer ventilirten Versuch 405, so hat der O-Verbrauch durch die Ventilationssteigerung gar nicht und die CO_2-Ausscheidung statt, wie zu erwarten war, um 48 CC., nur um 30 CC. zugenommen. Auch wenn man die 4 Versuche 406 bis 409 unter sich vergleicht, so sieht man ja wohl, dass mit der Zunahme der Ventilation auch die CO_2-Ausfuhr wächst, sie wächst aber bei weitem nicht in dem zu erwartenden Maass (bei 408 und 409 z. B. nur um 21 CC. statt um 60 CC.).

Das sind offenbare Unregelmässigkeiten, wie sie bei gesunden Personen sich nicht zeigten und die etwa die Folgerung erlauben, dass die Oxydationsprocesse bei der Versuchsperson im Verhältniss zu ihrem Gewicht überhaupt gering waren, dass der CO_2-Vorrath des Blutes und der Säfte geringer war, als bei völlig gesunden Leuten und dass deshalb die Ausfuhrvermehrung mit steigender Ventilation immer geringer wurde und dass auch die Aufnahmefähigkeit des Bluts für O viel geringer ist, als unter normalen Verhältnissen.

Zu den Versuchen 228 und 232 diente ein sehr muskelkräftiger 48jähriger Maurer (Lähl), von etwa 75 K. Gewicht. Er litt an Fettentartung des Herzens und demgemäss an sehr unregelmässigem, aussetzenden Puls, Oedema pedum und so starken Athembeschwerden, dass er mit seinen Bewegungen sehr vorsichtig war. Die Athemversuche sind mehrere Stunden nach der letzten Mahlzeit, sitzend und ohne nennenswerthen Beschwerde angestellt. Zwischen 228 und 232 hat der Mann Einathmungen comprimirter Luft und Ausathmungen in verdünnte gebraucht und dadurch seinen Zustand wesentlich erleichtert. Hierdurch wird vielleicht der Unterschied in den beiden Versuchen erklärt.

Dem Gewicht und der muskulösen Beschaffenheit des Mannes entsprechend steht seine CO_2-Ausathmung und seine O-Aufnahme beträchtlich höher als bei mir, namentlich in Versuch 232; wahrscheinlich würde auch ohne das Herzleiden dies Verhalten noch deutlicher sein. In den respiratorischen Quotienten der beiden Versuche, in den ziemlich forcirt geathmet ist, liegt nichts Auffallendes.

Versuch 480 stellt das mässig forcirte Athmen eines 58jährigen, mässig muskelkräftigen, nicht fetten, 72 K. schweren Mannes (Bramboch) dar, der in Folge einer Ueberanstrengung des Herzens bei anhaltendem starkem Lauf an unregelmässiger Herzthätigkeit und an einem Luftmangel litt, der zur äussersten Einschränkung aller Bewegungen zwang, der den Schlaf raubte und dem Mann das Leben leid machte. Obwohl der Versuch nur wenige Minuten dauerte und die Einathmungen aus freier Luft gemacht wurden, war er dem Kranken doch belästigend. Das Athmen ist nur wenig forcirt. CO_2 und O bleiben trotz des schweren Gewichts des Mannes hinter meinen Zahlen beide in ziemlich gleichem Maasse zurück. Im Ganzen aber erscheint für den peinlichen Zustand, in dem der Mann lebte, die Veränderung seines Athmens nicht sehr erheblich.

In Versuch 166 ist das Athmen eines kleinen 55jährigen, muskelschwachen, etwa 48 K. wiegenden Mannes (Jüngst), der, an Lungenemphysem leidend, mässige Athemnoth verspürte, untersucht. Seine Athemnoth war immerhin so stark, dass er genöthigt war, mit seinen Bewegungen sparsam zu sein. Sein Athem ist nur wenig forcirt. Sein O-Verbrauch ist für einen Mann, entsprechend allerdings seiner auffallenden Muskelschwäche, stark vermindert und seine CO_2-Ausscheidung verhältnissmässig noch mehr.

Die Versuche 387 bis 389 stammen von einem 72jährigen, sehr grossen, starkknochigen mageren Mann (Dunker), von ca. 80 K. Er litt bei sehr starrem Thorax an bedeutendem Emphysem und grossem Luftmangel. Auch in den Versuchen, in denen offenbar stark forcirt geathmet ist, wurde Luftmangel verspürt. Der Mann gebrauchte mit wesentlicher Erleichterung Einathmungen comprimirter und Ausathmungen in verdünnte Luft. Sein O-Verbrauch ist seinem Gewicht entsprechend erheblich höher als bei mir, die CO_2-Ausscheidung bleibt aber offenbar zurück, wodurch der respiratorische Quotient verkleinert wird. Im Verlauf der Behandlung steigern sich in Versuch 389 bei tiefer werdenden Athemzügen O Aufnahme sowie CO_2-Ausscheidung erheblich, letztere bleibt aber immer auch hier noch meinem Athem gegenüber benachtheiligt und gehemmt. Diese Verminderung der CO_2-Ausfuhr der O-Aufnahme gegenüber spricht sich also in den Versuchen an den beiden Emphysematikern aus.

Die Versuchsperson von 207 ist eine 48jährige magere, etwa 53 K. schwere Frau (Frau F.) mit Lungentuberculose in beginnender Erweichung. Fieber unbedeutend; kaum merkliche Athemnoth. Dem Gewicht und der schwachen Muskulatur entsprechend ist die O-Aufnahme etwas vermindert; die CO_2-Ausscheidung bleibt bei dem mässig forcirten Athmen stärker als der O zurück und verkleinert den respiratorischen Quotienten.

Zu den Versuchen 227 bis 233 diente ein 50jähriger, langer, hagerer Mann, von 69 K. Gewicht, an chronischer Lungentuberculose leidend, ohne erhebliches Fieber, mit sehr starker Athemnoth, die zu möglichster Beschränkung aller Muskelthätigkeit Veranlassung wurde. Das mässig forcirte Athmen des Mannes lässt entsprechend seiner beträchtlichen Muskelmasse einen grösseren O-Verbrauch erkennen, als er bei mir bei gleich hoher Ventilation auftreten würde. Auch hier steht, wie der respiratorische Quotient zeigt, die CO_2-Ausscheidung der O-Aufnahme gegenüber zurück. In Versuch 227 gab der Mann sich Mühe, möglichst forcirt zu athmen und erhöhte dadurch seinen O-Verbrauch und seine CO_2-Ausscheidung sehr viel stärker, als das unter gesunden Verhältnissen üblich sein würde; aber auch hier bleibt die CO_2-Ausscheidung hinter der O-Aufnahme zurück.

Bei der Versuchsperson von 280 (Hölzer), einem mageren, ca. 65 K. schweren, 54jährigen Mann mit fortgeschrittener Tuberculose (Fieber, Nachtschweisse, Cavernen) und mässiger Athemnoth zeigt das stark forcirte Athmen bei einer dem Körpergewicht etwa entsprechenden Vermehrung der O-Aufnahme eine verhältnissmässig starke Herabsetzung der CO_2-Ausscheidung.

Die letzte Versuchsperson (Geörg) zeigt einen ihrem hohen Körpergewicht entsprechenden hohen, von der Ventilationsgrösse aber sehr unabhängigen O-Verbrauch; auch die Zahlen für die CO_2-Ausfuhr fügen sich schlecht der Ventilationsgrösse. Die körperlichen Zustände, unter denen diese Untersuchungen angestellt wurden, waren allerdings sehr verschieden. Der 25jährige stattliche Mann erkrankte ziemlich plötzlich im Februar an Tubercul. pulm. et laryng. In Versuch 253, den 24. Mai, hatte der Zustand nach etwa zweimonatlicher Behandlung sich ziemlich gebessert, das Fieber hatte sich vermindert und die Nachtschweisse hatten nachgelassen, nur das Gewicht (79 K.) war noch nicht im Zunehmen. Bei dem zweiten Versuch (283, den 9. Juli) hatte die Besserung erheblich zugenommen und das Gewicht war auf 86,6 K. gestiegen, Fieber fehlte. In Versuch 299, den 3. August, betrug das Gewicht 90,2 K., nachdem vom 28. Juli an Stickstoffinhalationen (13—14% O) waren angewandt worden. Es tragen hier das zunehmende Körpergewicht, das wachsende Wohlbefinden u. s. w. Bedingungen für O-Verbrauch und CO_2-Bildung in die Untersuchung hinein, deren Wirkung in Ermangelung weiteren Materials schwer abzuschätzen ist.

In dem Versuch 300, der unmittelbar auf 299 folgte, athmete der Mann eine Luft von 12,7 O, 87,2 N und 0,1 CO_2 ein, die bei mir (vgl. S. 111, Tab. 34, S. 123) durchaus keine Veränderung des Athmens würde veranlasst haben. Bei der Versuchsperson Geörg aber zeigt der Vergleich der beiden Versuche 299 und 300 sofort, dass die O-Armuth der eingeathmeten Luft die Ventilation gesteigert und den O-Verbrauch deutlich herabgesetzt hat; denn der geringe CO_2-Gehalt der eingeathmeten Luft ist ohne jede messbare Wirkung.

In den Versuchen 165 und 167 athmete die Versuchsperson, Frau F., eine Luft ein, welche 1,6% CO_2 hielt. Die Wirkung der CO_2 tritt hier deutlich in der starken Erhöhung der Lungenventilation, in der starken Vertiefung der Athemzüge und in der Herabsetzung des O-Verbrauchs ein. Nach ungefährer Schätzung ist die Wirkung der CO_2 bei der kranken Frau in allen Richtungen, namentlich aber auf die Tiefe der Athemzüge entschieden stärker, als sie bei mir gewesen sein würde.

Ich halte diese Versuche noch nicht für geeignet, daraus bestimmte Schlüsse zu ziehen, es geht aber aus ihnen so viel hervor, dass bei krankhaften Zuständen Unregelmässigkeiten und Abweichungen in den verschiedenen Richtungen des Athemprocesses vorkommen, die, wie es scheint, mehr die CO_2-Ausathmung als die O-Aufnahme betreffen. Sie zeigen aber auch z. B. an dem Fall Lähl, dass die krankhaften Störungen und die Athemnoth mitunter schon sehr erhebliche sein können, ohne dass das Athmen stark verändert ist.

In allen diesen Versuchen tritt bei beschleunigten und wenig tiefen Athemzügen ein mehr oder weniger forcirtes Athmen auf, welches wohl schon als eine krankhafte Erscheinung aufzufassen ist, da die Versuchspersonen alle genügend instruirt wurden. Manche der Versuche (z. B. Frau L.) machen den Eindruck, als ob bezüg-

lich der Abhängigkeit der CO_2-Ausscheidung von der Lungenventilation andere Zahlen gültig seien, als sie bei mir gefunden wurden,
und bei der O-Aufnahme begegnet man Abweichungen, die ihre Erklärung in Unregelmässigkeiten der Muskelthätigkeit oder in veränderter Aufnahmefähigkeit des Blutes und der Säfte für O finden
müssen. Der lufthungerige Mensch beschränkt in erster Linie seine
Muskelthätigkeit und setzt dadurch sein O-Bedürfniss herab.

Die wenigen älteren Untersuchungen, welche über dieses Gebiet
vorliegen, sind wegen der mangelhaften Berücksichtigung der Muskelthätigkeit und der Lungenventilation schwer verwerthbar. Hannover,
der 1845 mit Scharling's Apparat arbeitete, fand in der CO_2-Aus-
scheidung Gesunder und Kranker in stundenlangen Versuchen keine
wesentlichen und charakteristischen Unterschiede; und Möller[1] fand
bei einem Manne während eines starken pleuritischen Exsudats in
6 Stunden für 1 K. Körpergewicht 2,89 und gesund nach Entleerung
des Exsudats 2,92 Grm. CO_2, also so gut wie keinen Unterschied.
Auch Pettenkofer und Voit[2] geben an, dass O-Verbrauch und
CO_2-Ausscheidung des Leukämikers und des Gesunden gleich seien.
Angaben, wie die von Grehant und Quinquaud[3], dass bei einer
mit hochgradigem pleuritischen Exsudat behafteten Frau die CO_2-
Abgabe an 50 Lit. Luft in 8 Min. 40 Sec. nur 0,396 Grm. und nach
der Thoracocenthese und darauf folgender Resorption in 7 Min. 30 Sec.
2,27 Grm. betragen habe, dürfen wohl bestimmt als falsch bezeichnet
werden.

Ohne Zweifel wird ein grosser Theil der krankhaften Veränderungen des Athemprocesses erst zum Ausdruck kommen, wenn
stärkere Zumuthungen an ihn gestellt werden und es werden bei
körperlicher Anstrengung, bei forcirtem Athmen u. s. w. sich Abweichungen einstellen, die bei Muskelruhe und bei ganz ruhigem
Athmen völlig verborgen bleiben.

Darum müssen richtig und methodisch angestellte Untersuchungen in dieser Richtung ihr Augenmerk auf diese Beziehungen
richten. Die Leistungsfähigkeit des Athemorgans und des Herzens,
die Schnelligkeit des O-Ersatzes, die Aufnahmefähigkeit des Bluts
für O, der Reichthum der Körpersäfte an CO_2, die Geschwindigkeit

---

1) Möller, CO_2-Ausscheidung des Menschen bei verkleinerter Lungenober-
fläche. Ztschr. f. Biol. 141. 542.

2) Pettenkofer und Voit, Ueber den Stoffverbrauch bei einem leukäm.
Mann. Ztschr. f. Biol. 5. 319.

3) Grehant und Quinquaud, Rech. physiol. et pathol. sur la resp. —
Jahresber. über d. Fortschr. d. Thier-Chem. pro 1883. S. 271.

ihrer Ausscheidung, die Reizbarkeit des Athemcentrums u. s. w. werden sich ermitteln lassen durch gehörig variirte Versuche, die den Athemprocess nach allen Seiten: mit, ohne und nach Muskelthätigkeit, forcirt und sparsam, unter verändertem Druck und mit veränderter Einathmungsluft betrachten.

Achtzehntes Capitel.

Die Regulation der Athemthätigkeit.

(Vgl. Nr. 22.)

Alle die Vorgänge, welche in unserem Körper mit einer vermehrten Bildung von CO_2 verbunden sind, steigern die Athemthätigkeit; da aber gleichzeitig mit dieser vermehrten Bildung auch ein vermehrter O-Verbrauch einhergeht, so bleibt es zweifelhaft, ob das O-Bedürfniss oder die CO_2-Vermehrung zu dieser vermehrten Thätigkeit die Anregung gegeben haben. Auch dann, wenn man die Ausscheidung der gebildeten CO_2 hindert und dadurch den Vorrath der gelösten CO_2 in den Körpersäften vermehrt, offenbart sich ein vermehrtes Athembedürfniss, welches schliesslich, wenn man willkürlich den Athem anhält, auch gegen unseren Willen wieder zu athmen nöthigt, und zwar in dem unterbrochenen Rythmus, so dass also z. B. eine Einathmung unwillkürlich erfolgt, wenn mit einer Ausathmung die Athmung suspendirt wurde, selbst in dem Fall, dass die Ausathmung nur oberflächlich war. Die Zeitdauer, während der das Athmen angehalten werden kann, variirt nicht unerheblich, je nachdem eine Ausathmung oder eine Einathmung vorausging, je nach der Tiefe derselben oder nach der Beschaffenheit des vorausgegangenen Athmens. So hat eine Reihe von Versuchen über die Dauer des Athemhaltens bei mir selbst folgende Zeiten gegeben:

A) wenn gewöhnliches Athmen vorausging

1.	nach	gewöhnlicher	Ausathmung	27 Sec.
2.	=	=	Einathmung	42 =
3.	=	tiefster	Ausathmung	23 =
4.	=	=	Einathmung	59 =

B) wenn forcirtes Athmen vorausging

5.	nach	gewöhnlicher	Ausathmung	59 =
6.	=	=	Einathmung	66 =
7.	=	tiefster	Ausathmung	52 =
8.	=	=	Einathmung	115 =

Auch solche Versuche können die Frage über die Ursache der wiederbeginnenden Athemzüge nicht entscheiden, denn wenn z. B.

der Lungenraum bei Beginn des Athemhaltens sehr gross war, so
kann daran der zur CO_2-Abdunstung verfügbare Raum ebensowohl
schuld sein, als sein grösserer O-Vorrath, und wenn ein vorausge-
gangenes forcirtes Athmen zu längerem Athemhalten befähigt, so
kann die Ursache davon so gut in der CO_2-Befreiung der Säfte, als
in der O-Bereicherung derselben liegen. Da aber die O-Bereicherung
in diesem Fall verhältnissmässig doch viel kleiner ist, als die CO_2-
Verarmung, so spricht die Wahrscheinlichkeit mehr zu Gunsten der
letzteren als der Ursache der Athembewegung. Wenn man auch
noch versucht, aus den oben für die Dauer des Athemhaltens mitgetheilten Zahlen die in den Säften aufgehäufte CO_2 oder den consumirten O zu berechnen, so stösst man auf so viel Möglichkeiten
und Unsicherheiten, dass auch so nichts zu entscheiden ist. Alle
Versuche mit Anhalten des Athems verliefen indess ohne die geringste Pulsbeschleunigung und das scheint mir gegen eine erhebliche O-Verarmung dabei zu sprechen.

Dass die CO_2 einen Reiz für die Athemthätigkeit bildet, wird
durch die früher mitgetheilten Untersuchungen bewiesen, denn CO_2-
Einathmung steigert die Ventilation und macht die Athemzüge in
dem Grad tiefer und energischer, als der CO_2-Gehalt der geathmeten
Luft und damit die CO_2-Bereicherung der Säfte zunimmt, und schon
geringe Dosen aufgenommener CO_2 machen die grosse Empfindlichkeit unseres Körpers in der Beziehung deutlich.

Auf der anderen Seite haben die Versuche gezeigt, dass die
Athmung den O in so grossem Uebermaass zuführt, dass er wenig
ausgenutzt in grossen Mengen, die zum Athmen noch völlig tauglich
sind, den Körper wieder verlässt, dass eine erhebliche Verminderung
der O-Zufuhr eintreten kann, ehe der Körper O-Mangel empfindet
und dass namentlich eine sehr mässige Vermehrung der Lungenventilation erst eintritt, wenn die O-Zufuhr sehr tief gesunken ist.
Eine partielle O-Verarmung kommt, wie die Versuche mit Muskelthätigkeit gezeigt haben, leicht vor. Um sie zu beseitigen, würde
aber eine Verstärkung der Athemthätigkeit ein durchaus unwirk-
sames Verfahren sein; hier kann nur die reichliche Zufuhr des mehr
als ausreichend in den Lungen gebotenen O durch die vermehrte
Circulation helfen. Die Anregung der Herzthätigkeit wird also bei
der Verarmung der Gewebe an O das Zweckentsprechende und
darum auch wohl die Folge davon sein.

Diese Betrachtungen müssen schon mit ziemlicher Bestimmtheit
dahin führen, die CO_2 als die wesentliche Leiterin unserer Athembewegungen anzusehen, wobei nicht ausgeschlossen sein soll, dass

auch Sauerstoffmangel und andere Einflüsse sie beeinflussen können. Die vorwiegende Bedeutung der CO_2 in dieser Richtung wird aber noch durch verschiedene Ergebnisse der vorausgegangenen Untersuchungen meines Erachtens mit aller Bestimmtheit klar gelegt. Nicht blos die grossen Mengen CO_2, welche durch lebhafte Muskelthätigkeit erzeugt werden, sondern bereits eine ganz geringe Vermehrung ihrer Production durch eine winzige Muskelleistung oder eine kleine Anregung der Verdauungsthätigkeit wird sofort Veranlassung zu einer regeren Thätigkeit der Athemorgane, die nicht die geringste Anhäufung dieses Gases duldet unter Umständen, wo an O-Mangel nicht im Entferntesten zu denken ist. Ein Beispiel, wie es klarer für die Wirksamkeit der CO_2 wohl kaum zu liefern ist, enthalten die Versuche über die Wirksamkeit der verschiedenen Nahrungsstoffe. Hier (vgl. S. 33 ff. sowie Tab. 8) liefert bei einem O-Verbrauch, der bei noch fortdauernder Verdauungsarbeit den der Ventilationsgrösse entsprechenden etwas, aber gleichmässig hoch, übertrifft, also bei gleichem O-Verbrauch der Zucker, seiner chemischen Zusammensetzung entsprechend, verhältnissmässig mehr CO_2, als das Fett; die Lungenventilation ist demgemäss aber auch nach dem Zuckergenuss merklich höher, als nach dem Fettgenuss. — Ich führe hier weiter noch an das Sinken der Ventilationsgrösse nach forcirtem Athmen; die Entfernung der CO_2 aus den Körpersäften hat hier sofort eine Verminderung des Athembedürfnisses zur Folge. Diese könnte zwar auch durch die O-Bereicherung, die das forcirte Athmen im Gefolge hat, verursacht sein; aber diese O-Bereicherung ist, wenn man den für vermehrte Muskelthätigkeit dabei verbrauchten O in Abrechnung bringt, gering der CO_2-Verarmung gegenüber und deshalb als wirkungslos zu betrachten, weil die Versuche mit O-reicher Einathmungsluft bei viel erheblicherer Sättigung mit O keine Spur einer Herabsetzung der Athemthätigkeit entdecken liessen.

Die geschilderte Sachlage nöthigt meines Erachtens unbedingt zu der Ansicht, dass die CO_2-Bildung der gewöhnliche und wesentliche Regulator der Athembewegungen sei; und wenn auch dem O-Mangel dabei eine gewisse Rolle vorbehalten bleibt, so muss für gewöhnlich und für normale Verhältnisse doch ein in dieser Richtung wirksam werdender O-Mangel ausgeschlossen werden.

Durch Untersuchungen von Geppert und Zuntz[1]) ist erwiesen, dass weder der O-Gehalt des arteriellen Bluts bei Muskelthätigkeit

---

1) Geppert und Zuntz, Ueber die Regulation der Athmung. Pflüger's Arch. 42. 1888. 229.

sinkt, noch auch sein CO_2-Gehalt steigt. Damit steht also fest, dass die in den Muskeln erzeugte CO_2 nicht in das arterielle Gebiet gelangt und ausgeschieden wird, ehe der Blutstrom sie dahin führen konnte. Der Reiz, den die von den Muskeln gebildete CO_2 auf die Athemorgane ausübt, muss also von den Muskeln an bis zu den Capillarien des kleinen Kreislaufs seine Wirksamkeit entfaltet und eine Steigerung der Lungenthätigkeit hervorgerufen haben, welche die CO_2 entfernte, ehe sie in die Arterien übergehen konnte. Die Uebertragung dieses Reizes auf das Athemcentrum kann natürlich nur auf nervösen Bahnen geschehen.

Ob das die einzige Art ist, wie die Athembewegungen durch die CO_2 beeinflusst werden, darf wohl mit Recht bezweifelt werden. Denn wenn die Abdunstung der CO_2 gehemmt wird, oder CO_2 von aussen in die Lungen gelangt, dann muss sie nothwendig in die Arterien und durch das Capillarsystem in die Parenchymsäfte gelangen und auch mit dem Athemcentrum in directe Berührung kommen, und es ist jedenfalls denkbar, dass auch auf diese Weise Athembewegungen veranlasst und regulirt werden können.

Um einen Vergleich der Wirksamkeit der in den Geweben erzeugten und der von aussen aufgenommenen CO_2 zu ermöglichen, führe ich aus meinen Versuchen ein Beispiel in Zahlen an:

1. Unter normalen Verhältnissen und möglichster Muskelruhe werden in 6 Athemzügen und einer Lungenventilation von 6000 CC. in 1 Minute 218 CC. CO_2 ausgeschieden; das ist die ganze CO_2-Menge, die in 1 Min. gebildet wird, die in das venöse Blut gelangend von den Geweben an bis zum Capillarsystem des kleinen Kreislaufs den Reiz entfaltet, wodurch die Athembewegungen auf der genannten Höhe gehalten werden.

2. Bei einer mässigen Muskelthätigkeit werden 593 CC. CO_2 in 10 Athemzügen bei einer Lungenventilation von 16 000 CC. in 1 Min. ausgeschieden. Man hat auch hier allen Grund, anzunehmen, dass die ausgeschiedene CO-Menge genau der gebildeten entspricht. Die grössere Menge CO_2, welche hier die venöse Blutbahn durchläuft, bildet den grösseren Reiz, der auf die centripetalen Nerven der Venen wirkend, die Athemthätigkeit auf 16 000 CC. steigert. In diesen beiden Fällen ist am Ende jedes Athemzugs, wie am Ende des Versuchs von der gebildeten CO_2 nichts mehr im Blut enthalten, denn der CO_2-Gehalt des arteriellen Bluts wird in diesen Fällen nachweislich nicht geändert.

3. Eine Lungenventilation von 16 000 CC. in 10 Athemzügen kann auch hervorgebracht werden, wenn eine Luft von 5,4% CO_2

eingeathmet wird. Dabei werden 875 CC. ein- und 965 CC. ausgeathmet. Der Körper giebt hier in 1 Min. 90 CC. CO_2 ab. Da eine
solche CO_2-Einathmung auf die Bildung der CO_2 nicht hemmend
wirkt und die in einer Minute nach 1. gebildete CO_2-Menge 218 CC.
beträgt, so bleiben 128 CC. davon in jeder Minute im Körper zurück,
so dass er am Ende des 3 Min. 20 Sec. dauernden Versuchs 427 CC.
an CO_2 mehr enthalten muss, als am Beginn. Diese Menge ist wahrscheinlich noch zu gering veranschlagt, denn es ist dabei nicht Rücksicht genommen auf die Steigerung der CO_2-Production, welche die
stärkere Thätigkeit der Athemmuskeln im Gefolge haben musste;
sie ist aber den obigen Zahlen gegenüber so gross, dass man zu der
Ansicht kommen könnte, es bedürfe weit grösserer Mengen ins Blut
aufgenommener CO_2, als sie bei Muskelthätigkeit wirksam werden
kann, um die entsprechende Ventilationsgrösse zu erreichen und dass
also vielleicht die durch Muskelthätigkeit erzeugte CO_2 gar nicht
die Veranlassung zu der gesteigerten Athemthätigkeit gegeben habe.
Denn bei 1. würde von einem Athemzug zum andern in den betreffenden Venen eine Ansammlung von 36 CC. CO_2 stattfinden, bei
2. von 59 und bei 3. würde im Mittel das Blut einen Vorrath von
213 CC. CO_2 während des ganzen Versuchs beherbergen. Während
in den beiden ersten Fällen aber blos das venöse Blut eine Bereicherung an CO_2 erfährt, vertheilen sich die 213 CC. im dritten
auf das ganze Blut, so dass auf das venöse System davon nur
106 CC. kommen. Nun muss aber die in den Lungen aufgenommene
CO_2 das ganze Capillarsystem passiren und muss zweifellos nach
Maassstab des darin herrschenden CO_2-Drucks alle Parenchyme durch-
tränken und sättigen. Die Analysen Bert's haben gezeigt, welch
hohen Gehalt von CO_2 die Gewebe bei CO_2-Vergiftung enthalten,
und wenn man sich vorstellt, dass z. B. mein etwa 60 K. wiegender
Körper 660 CC. CO_2 aufnehmen muss, um seinen CO_2-Gehalt um
nur 1 Vol.-% zu steigern, so wird man zu der Ueberzeugung kommen müssen, dass der bei weitem grössere Theil der aufgenommenen
CO_2 in den Geweben, und zwar wirkungslos, liegen bleibt, um erst
später nach geschehener Wiederaufsaugung in den Venen seine Wirksamkeit auf die Athmung zu entfalten.

So erscheint es durchaus natürlich, dass die ins arterielle System
aufgenommenen, im ganzen Körrer sich verbreitenden CO_2-Mengen
eine sehr viel geringere Wirksamkeit entfalten, als die darin entwickelten; es ist viel wahrscheinlicher und auch zweckmässiger,
wenn die wenigen etwa bei einer geringeren Muskelthätigkeit entwickelten Cubikcentimeter CO_2 im Blut einer oder einiger kleinen

Venen, das sie deutlich veränidern können, eine Wirkung entfalten, als wenn solche unerheblichen Mengen, der gesammten Blutmenge beigemengt, erst zu dem Athemcentrum gelangen müssten, um wirksam zu werden. Dass aber in der Thát der CO_2-Gehalt des Blutes auf die zelligen Gebilde der Capillarwandungen einen wahrnehmbaren Einfluss ausübt, also wohl auch auf die Nervenendigungen, beweisen Versuche Severini's, der je nach der Einwirkung von CO_2 oder O verschiedene Gestaltveränderungen der Wandkerne wahrgenommen hat.

Zu ganz anderen Vorstellungen, als sie eben hier entwickelt wurden, gelangten Geppert und Zuntz durch ihre Untersuchungen.[1] Sie behaupten, die vermehrte CO_2-Bildung bei Muskelthätigkeit sei nicht im Stande, die dabei auftretende Vermehrung der Athemthätigkeit zu erklären; es müssen dabei andere Substanzen gebildet werden, welche in das Blut übergehen und das Athemcentrum direct reizen.

Um die nervöse Verbindung eines thätigen Muskels mit dem Athemcentrum aufzuheben, durchschnitten sie das Rückenmark an der 9. Rippe bei tracheotomirten Kaninchen und bestimmten bei ihnen CO_2-Ausathmung und O-Aufnahme in der Ruhe und bei tetanisirtem Hinterschenkel. Da auch bei so präparirten Thieren Athemgrösse, CO_2 und O durch den Tetanus erhöht wurden, so schlossen sie, dass die Steigerung der Athemthätigkeit unabhängig sei von der nervösen Verbindung der thätigen Muskeln mit dem Athemcentrum. Der Beweis für eine völlig unterbrochene Leitung der centripetalen Gefässnerven zum Athemcentrum ist aber nicht erbracht.

Denn die Gefässnerven gehen zwar mit den Bewegungs- und Empfindungsnerven in einem gemeinschaftlichen Stamm zusammen, sie treten aber meist mit höher gelegenen Rückenmarkswurzeln aus oder ein und unterhalten durch den Sympathicus jedenfalls Verbindungen mit viel höher gelegenen Partien des Rückenmarks. So stammen Gefässnerven, welche in den Ischiadicus eintreten, aus Fasern des Bauchsympathicus, und Durchschneidung derselben bringt Erhöhung, Reizung, Verminderung der Temperatur in den unteren Extremitäten hervor, Erscheinungen, welche aufhören, sobald der Ischiadicus durchschnitten ist.

Es sind sogar durch Ostrumoff und Heidenhain viel höher hinaufgehende Verbindungen der Gefässnerven der unteren Extremität nachgewiesen. Denn sie erhielten nach Durchschneidung

---

1) Geppert und Zuntz, Ueber die Regulation der Athembewegung, l. c.

des Rückenmarks an der oberen Grenze des Lendenmarks durch Reizung der Vorderextremitäten Temperatursteigerung in den Hinterfüssen.[1]) Selbst wenn Huizinga[2]) bei Fröschen das Rückenmark an der Stelle hinter dem Eintritt der Brachialnerven zerstörte, vermochte er noch durch Reizung der Vorderpfoten reflectorische Gefässverengerung an der Schwimmhaut der Hinterfüsse hervorzurufen. Gehen schon die Gefässe des Unterschenkels so hoch liegende Verbindungen ein, so ist das noch mehr von den Gefässen des Oberschenkels zu erwarten. Die Untersuchungen über Temperaturveränderungen nach Durchschneidung und Reizung der Sympathicusfasern des Ischiadicus sind zwischen den Zehen der Hinterfüsse angestellt, sie geben also über das Verhalten der betreffenden Gefässnerven des Oberschenkels keinen Aufschluss, diese müssen aber sicher höher oben im Rückenmark, als die des Unterschenkels entspringen.

Hierzu kommt nun noch, dass die Lage des Athemcentrums durchaus nicht unzweifelhaft feststeht. Es fehlt nicht an Stimmen, die aus dem Umstand, dass die Stelle in der Medulla, welche in der Regel dafür in Anspruch genommen wird, fast blos Nervenfasern und nur spärliche Ganglien enthält, schliessen, dass diese Stelle wohl die wichtigsten Leitungen enthalte, aber unfähig sei, ein selbstthätiges Organ zu sein.

Langendorff und Nitschmann haben bei jungen, namentlich mit Strychnin schwach vergifteten Thieren bei durchschnittenem Rückenmark Athembewegungen hervorgebracht durch Anblasen, Kneifen der Pfoten und des Schwanzes, Electrisiren des Ischiadicus, ein Beweis, dass entweder unterhalb des Schnittes noch selbstständige Centra liegen, oder dass die Verbindungen der unterhalb des Schnittes gelegenen Stellen mit dem Athemcentrum nicht oder nicht vollständig unterbrochen sind. Ja man hat sogar bei Thieren mit hoher Rückenmarksdurchschneidung und bei völlig enthaupteten, namentlich wenn sie mit Strychnin leicht vergiftet waren, nach dem Aussetzen der künstlichen Athmung ganz von selbst eine ganze Reihe regelmässiger Athembewegungen entstehen sehen.[3]) Ferner hat Christiani[4]) im Innern der Sehhügel eine Stelle entdeckt, deren stärkere Reizung Stillstand des Zwerchfells, deren schwächere Vertiefung und Beschleunigung der Athemzüge bewirkt. Auch in der Substanz der

---

1) Aubert in Hermann's Physiologie. Bd. 4. 1. S. 450.
2) Ibid. S. 451.
3) Rosenthal in Hermann's Physiologie. Bd. 4. 2. S. 249.
4) Ibid. S. 283.

vorderen Vierhügel fand er ein exspiratorisches und in den hinteren
Vierhügeln (Martin und Booker) ein inspiratorisches Centrum.

Bei dieser Sachlage glaube ich nicht, dass die Versuche von
Geppert und Zuntz unanfechtbar bewiesen haben, dass in ihnen
der nervöse Zusammenhang zwischen den Venen der tetanisirten
Muskeln und dem Athemcentrum aufgehoben gewesen ist.

Unter diesen Versuchen bedürfen diejenigen, als die wichtigsten,
einer besonderen Betrachtung, bei denen das Rückenmark hoch oben
am 7. Halswirbel durchtrennt war, denn in ihnen ist eine Unterbrechung der Bahnen der Gefässnerven doch am wahrscheinlichsten.
In diesen Versuchen nun erfolgt die Steigerung der Athemthätigkeit
und mit ihr die der CO_2-Ausscheidung weder so energisch, noch so
rasch mit dem Eintritt des Tetanus, sie erfolgt nicht so vollständig
und dauert daher viel länger über den Tetanus hinaus in der Ruhe
fort, als bei tiefer Rückenmarksdurchschneidung, oder gar unter
normalem Verhalten. Es dauert erst eine Zeit lang, bis nach Eintritt des Tetanus die Erhöhung der Athemthätigkeit sich zeigt und
diese Erhöhung ist weder so bedeutend, als in den anderen Versuchen, noch steht sie im richtigen Verhältniss zu der CO_2 - Production; denn der Procentgehalt der ausgeathmeten Luft an CO_2 wird
viel höher als normal und bekundet einen höheren CO_2 - Reichthum
der Körpersäfte. In Versuch 8 (l. c. S. 213) ist in dem Zeitraum
von der 2.—7. Minute nach dem Tetanus die CO_2-Ausscheidung und
die Steigerung der Athemthätigkeit viel erheblicher, als während
desselben. In Versuch 9 (S. 214) wiederholt diese Erscheinung sich
noch stärker; hier sind von der 4.—11. Minute nach dem Tetanus
die beiden viel höher, als während desselben; ja sogar in der
35.—43. Minute danach ist dies Verhalten, wenn auch schwächer,
noch bemerkbar. In diesen beiden Versuchen war das Rückenmark
am 7. Halswirbel durchschnitten.

Geppert und Zuntz erklären dies Verhalten durch die bei
hoher Rückenmarkdurchschneidung mit gleichzeitiger Trennung des
Halssympathicus und des Vagus sehr gestörte Circulation und Respiration, welche letztere blos durch das Zwerchfell besorgt werde.
Mir scheint, dass die Steigerung der Ventilation in diesen Versuchen
deshalb so gering ausfällt, so spät eintritt und so lange dauert, weil
die Nervenleitung fast aller Venen zum Athemcentrum hier wirklich
aufgehoben ist; die CO_2 kann nicht in ihrer gewöhnlichen raschen
und exacten Weise ihre Wirkung auf das Athemcentrum durch die
Vermittelung der Venennerven entfalten, sie muss es auf anderem
Wege thun, sie muss erst in die Arterien gelangen, die Gewebe

imprägniren und dann entweder sehr abgeschwächt die Nervenendigungen der noch übrigen empfindlichen Venen, oder das Athemcentrum direct reizen. In den Körperflüssigkeiten aber bleibt eine
grosse Menge CO_2 aufgespeichert, die nach und nach in dem Maasse,
als sie von der geschwächten Circulation wieder nach der Resorption
in Curs gebracht wird, zur Wirkung gelangt und ausgeschieden wird.

Dass in diesen Versuchen die Insufficienz der Athemmuskeln
nicht die ungenügende Ventilation verschuldet, geht aus Versuch 9
hervor. Die am Ende dieses Versuchs eingeathmete, nicht erhebliche Menge CO_2 steigert die Athemthätigkeit höher, als sie während
des Tetanus und während der Nachwirkung desselben stand. Die
Athemorgane waren also doch einer höheren Leistung fähig. In dem
folgenden Versuch 10 freilich bleibt eine viel grössere Menge eingeathmeter CO_2 wirkungslos; ein Zeichen, dass in solch complicirte
Versuche auch der Grad der Erregbarkeit des Athemcentrums grosse
Fehler hineintragen kann.

Meiner Erklärung stehen nun die Blutgasanalysen von Geppert
und Zuntz entgegen, denn diese ergeben ganz unzweifelhaft, dass
während der Muskelthätigkeit der CO_2-Gehalt des arteriellen Bluts
nicht gesteigert ist.

Die Analysen sind angestellt am Blut von Kaninchen, deren
Rückenmark am 8. Rückenwirbel durchschnitten war. Aus den Ver-
suchen geht hervor, dass Kaninchen mit etwas tieferer Durchschneidung noch wohl im Stande waren, alle gebildete CO_2 aus dem
Körper regelrecht zu entfernen, ohne dass es zu einer CO_2-Auf-
speicherung kam; es darf wohl angenommen werden, dass auch die
Durchschneidung etwas höher die Leitung der Venennerven zum
Centrum noch nicht wesentlich beeinträchtigt hat. Es kann indessen
nicht im Mindesten zweifelhaft sein, dass in allen den Fällen eine
Vermehrung des CO_2-Gehalts des Arterienbluts gefunden werden
muss, in denen, wie bei hoher Rückenmarksdurchschneidung, eine
Zurückhaltung und Ansammlung von CO_2 im Körper nachweislich
stattfindet. Denn wenn in viele Minuten dauernden Perioden nach
einer Muskelleistung die CO_2-Ausscheidung erheblich erhöht ist, dann
kann es eine andere Erklärung für ein solches Verhalten gar nicht
geben, als dass diese CO_2 während der Muskelthätigkeit gebildet
wurde und im Körper bis zu ihrer nachträglichen Ausscheidung gelegen hat. Dass trotz einer solchen Anhäufung von CO_2 im Körper
das arterielle Blut davon nicht einmal sehr reich zu werden braucht,
geht aus meinen früheren Ausführungen hervor, wonach alle Parenchymsäfte CO_2 aufnehmen müssen.

Als weiteren Beweis dafür, dass der Reiz, der, bei Muskelthätigkeit gebildet, die vermehrte Athemthätigkeit veranlasst, in die
Blutbahn gelangen müsse, um wirksam zu werden, führen G. und Z.
noch Versuche an, bei denen während des Tetanus die Zufuhr des
arteriellen Blutes durch Compression der Aorta abgeschnitten war.
Hierbei blieb die Steigerung der Athemthätigkeit aus und zeigte
sich erst, wenn nach Aufhören des Tetanus die Circulation wieder
freigegeben war.   Hierbei ist aber doch wohl anzunehmen, dass die
wegen O-Mangel wahrscheinlich in vermindertem Maass gebildete
CO_2 im Parenchym unverändert und wirkungslos liegen bleibt und
eine Wirkung erst dann entfaltet, wenn sie mit der befreiten Circulation in den Venen fliesst.   Dieser Auffassung entspricht es auch
vollständig, dass in der Mehrzahl dieser Versuche die Vermehrung
der Ventilation der Freigabe der Circulation so rasch folgt, dass
eine Verbreitung der zurückgehaltenen CO_2 in den allgemeinen Kreislauf wohl noch kaum gedacht werden kann.

Nachdem G. und Z. so glaubten, nachgewiesen zu haben, dass
das Blut der Träger des Athemreizes sei und dass dieser, um wirksam
zu werden, zum Athemcentrum selbst gelangen müsse, da sie eine
Uebertragung auf nervösen Bahnen für unmöglich hielten, so kamen
sie nothwendig zu dem Schluss, da sie den CO_2-Gehalt des arteriellen
Bluts durch Muskelthätigkeit nicht vermehrt fanden und sie auch
Mangel an O ausschliessen konnten, es müsse irgend ein anderer
bei der Muskelthätigkeit gebildeter Körper im Blut den Athemreiz
bilden.

Dass dieser hypothetische Stoff durch den Urin nicht ausgeschieden wird, hat Löwy[1]) bereits bewiesen.   Er fand nämlich,
dass Harn tetanisirter Thiere anderen injicirt auf deren Athemthätigkeit gar keine Wirkung äussert; eine solche Wirkung blieb auch
dann aus, wenn die Nierengefässe tetanisirter Thiere unterbunden
wurden, um die Ausscheidung der bei Tetanus gebildeten Stoffe
durch die Nieren zu verhindern.   Der athemerregende Reiz- und
Auswurfstoff muss also, wie die CO_2, durch die Athmung entfernt
werden, das lässt sich auch bei solchem Stoff nicht anders denken,
wenn überhaupt die Erregung der Athemthätigkeit einen Zweck
haben soll.

Bei einer geringen Muskelthätigkeit erhöhte sich meine in der
Ruhe 236 CC. betragende CO_2-Ausscheidung auf 262 CC. und meine

---

1) Löwy, Beitr. zur Kenntniss der bei Muskelthätigkeit gebildeten Athemreize. Pflüger's Arch. 52. 1888. 281.

Lungenventilation stieg dabei von 6700 auf 7545 CC. Diese Steigerung der CO_2 um 26 CC. oder 0,051 Grm. in der Minute konnte meine Gesammtblutmasse nur um etwa 0,007 Grm. bereichern, da in der Minute 8 Athemzüge gemacht wurden, von denen jeder den vorhandenen Ueberschuss wieder ausführte. Ein so geringes Quantum auf die ganze Blutmasse (ca. 6000 CC.) vertheilt, wenn man nicht gar von der ganzen Säftemasse reden will, würde den CO_2-Gehalt des Bluts um ein Millionstheil erhöhen. Und doch ist die Wirkung dieser winzigen Menge auf die Ventilation schon eine so merkliche, dass eine noch geringere schon wirksam sein müsste. Sollte in der That ein Stoff, der vom Körper producirt ohne wesentliche Gefahr für denselben in erheblicher Anhäufung darin verweilen kann, in solcher Verdünnung auf das Athemcentrum noch eine Wirkung äussern?

Ich habe hiermit nur zeigen wollen, dass ein im Gesammtblut gelöster und vertheilter Stoff, wenn er eine Wirkung entfalten soll, doch immerhin in Mengen müsste gebildet werden, welche der der CO_2 etwa gleich kämen, und solche Mengen hätten bei unseren Untersuchungen der ausgeathmeten Luft nicht entgehen können.

Von der Ansicht, dass die CO_2 der in den Lungen eingeschlossenen Luft an der Athemregulirung betheiligt sei, darf nach den Versuchen von Gad u. A. wohl abgesehen werden. Denn es wird durch diese dargethan, dass die kleinen Bronchien und Lungenbläschen gegen die CO_2 ganz unempfindlich sind und dass ein lebhafter inspiratorischer Reiz von den grossen Bronchien aus erst dann ausgelöst wird, wenn die CO_2 sehr concentrirt einwirkt, in einer Concentration, wie sie in meinen Versuchen niemals vorgekommen ist.

Das sind die Gründe, die mich dazu bestimmen, an der Ansicht festzuhalten, dass die CO_2 unsere Athembewegungen regulirt, dass sie vom Ort ihrer Bildung (den contractilen Geweben) an bis zum kleinen Kreislauf ihre Wirksamkeit entfaltet und dass diese durch nervöse Verbindungen mit dem Athemcentrum vermittelt wird.

Damit soll nun keineswegs gesagt sein, dass es gar keine weiteren Factoren gäbe, die auf die Athembewegungen von Einfluss sein könnten. Ich habe selbst früher darauf aufmerksam gemacht, dass sowohl psychische, wie somatische Reize eine Aenderung in unserem Athemmodus herbeizuführen vermögen. Das sind aber, wie z. B. die Anregung der Lungenthätigkeit durch plötzliche Kältewirkung, vorübergehende und in ihrer Grösse oft zufällige Veränderungen, die mit dem Stoffwechsel des Körpers nichts zu thun haben und, so weit

sich übersehen lässt, durch compensatorische Aenderungen bald ausgeglichen werden.

Die Frage erfordert nur noch eine kurze Erwägung, ob die CO_2
stets und unter allen Umständen gleich stark wirkt, oder ob nicht
der nervöse Apparat einmal stärker, das andere Mal schwächer
darauf reagirt?

Die vorausgegangenen Untersuchungen haben gelehrt, dass, wenn
nicht zufällige oder absichtliche Veränderungen der Lungenventilation
vorkommen, wenn also unter natürlichen Verhältnissen und ohne
Hindernisse das Athmen vor sich ging, der Procentgehalt der ausgeathmeten Luft an CO_2 im Ganzen ein sehr constanter blieb. Daraus
darf wohl geschlossen werden, dass die Reizbarkeit des nervösen
Apparates sich sehr gleichmässig hielt; denn es wäre zu erwarten
gewesen, dass bei zunehmender Reizbarkeit geringere CO_2-Mengen
eine stärkere Ventilation und damit eine grössere Verarmung der
Säfte an CO_2 hervorriefen und umgekehrt. Es würde dann die ausgeathmete Luft in dem einen Fall einen geringeren, im anderen einen
höheren Procentgehalt an CO_2 aufweisen; denn an einen Wechsel
der Beschaffenheit des Lösungsmittels im Körper als Ursache eines
veränderten CO_2-Gehalts zu denken, liegt, bis jetzt wenigstens, kein
Grund vor.

Eine geringe Steigerung der CO_2-Procentzahl tritt nun fast regelmässig in allen Versuchen auf, die mit einer erhöhten CO_2-Bildung
verbunden sind. Ein solches Verhalten könnte wohl dadurch erklärlich sein, dass vielleicht zur vollständigen CO_2-Ausfuhr die Leistungsfähigkeit der Athemorgane nicht ganz ausreiche und eine
solche Grenze muss es auch zweifellos wohl geben. Die Erscheinung
der CO_2-Bereicherung der Ausathmungsluft tritt aber schon auf, wenn
die Leistungsfähigkeit der Athemorgane noch sehr schwach in Anspruch genommen wird, z. B. während der Verdauung oder bei sehr
mässiger Muskelthätigkeit.

Auffallenderweise kommt nun auch die Erhöhung der CO_2-Pro-
cente in der Ausathmungsluft vor, wenn alsbald nach warmen Bädern
die Körpertemperatur noch im Steigen begriffen ist; der CO_2-Gehalt
sinkt erst wieder und wird normal, wenn nach 20 Minuten oder
später die Temperatur wieder fällt (vgl. S. 175). Im kalten Bad
dagegen nimmt der CO_2-Gehalt etwas ab (Tab. 44) und nach dem
kalten Bad tritt diese Abnahme zu der Zeit am stärksten hervor,
wenn einige Zeit (25 bis 45 Min.) danach die Körpertemperatur am
tiefsten steht. Da nun auch längere Zeit nach Muskelthätigkeit, dann,
wenn die gesteigerte Temperatur abzusinken und etwas unter die

Norm zu sinken pflegt, der CO_2-Gehalt der ausgeathmeten Luft deutlich abnimmt (Tab. 23, S. 74 und 75), so liegt die Vermuthung nicht fern, dass die Steigerung der Temperatur (während der Verdauung, während und kurz nach Muskelthätigkeit, kurz nach warmen Bädern) die Reizbarkeit des Athemapparates etwas herab-, das Absinken derselben etwas heraufstimmt.

Auch die Art der Nahrung bleibt, wie es scheint, nicht ohne Einfluss auf den Procentgehalt der ausgeathmeten Luft an CO_2. Bei Zucker ist er trotz gesteigerter Ventilation merklich höher (3,61%) als bei Fleischnahrung (3,43%) oder gar bei Fettnahrung (3,26%) [vgl. Tab. 8, S. 32]. In dem Spiritusversuch Nr. 113 steht der CO_2-Gehalt so auffallend tief (2,93%), dass wohl der Verdacht entstehen kann, dass Alkohol die Reizbarkeit des nervösen Athemapparats besonders erhöht. Aehnliches lässt sich aus den Versuchen von Berdez[1]) berechnen.

Meine Versuche waren nicht zu dem Zweck angestellt, die Veränderungen der Reizbarkeit des Athemcentrums zu studiren; sie müssten sonst, um diesem Zweck zu dienen, befreit sein von allerlei Zufälligkeiten und müssten namentlich in Bezug auf Hindernisse, die dem Athmen sich in Weg stellen, völlig ausgeglichen sein, denn es haben z. B. die Untersuchungen über Muskelthätigkeit gezeigt, von wie grossem Einfluss auf den CO_2-Gehalt der Ausathmungsluft allein schon die Körperstellung ist. Es ist begreiflich, dass ein gleich starker Reiz bei ungleichen Hindernissen einen ungleichen Erfolg haben muss.

Die besprochenen Veränderungen in dem CO_2-Gehalt sind zwar klein, sie erfolgen aber, wie mir scheint, mit zu viel Regelmässigkeit, als dass sie zufällig sein sollten, und verdienen es, beachtet zu werden.

.1) Fortschr. der Medicin. 1887. 1.

ANHANG.

Elemente zur Berechnung der Versuche

nebst kurzen Bemerkungen der Protocolle.

(Diejenigen Versuche, bei denen nicht ausdrücklich eine andere Person angegeben ist, sind an mir selbst angestellt.)

n. App. bedeutet: neuer Apparat,
a. App. bedeutet: alter Apparat.
E = Einathmungscylinder,
A = Ausathmungscylinder.

Nr.	Datum	Ein- geathmete Luft 0°, 7,60 Mm. CC.	Aus- geathmete Luft 0°, 7,60 Mm. CC.	Die ausgeathmete Luft enthält Procent O	N	CO_2	Zahl der Athemzüge	Dauer des Versuchs M. S.	Bemerkungen
	1865								
1	18. Aug. Vm. 11½ Uhr	27918	27704	15,66	79,79	4,55	23	3,35	Natürliches Athmen, mehrere Stunden nach dem Frühstück.
2	19. = Nm. 3½ =	46852	46752	16,06	79,56	4,38	35	6,10	Desgl. 2½ St. n. d. Essen, unmittelb. nach Genuss 1 Tasse Kaffee.
3	23. = = 3½ =	63835	63860	16,33	79,15	4,52	—	7,56	Ebenso.
4	27. = Vm. 8½ =	50287	50304	16,89	79,01	4,10	30	4,45	Die Röhren des Wasserverschlusses 18 Mm. untergetaucht, 1 Stunde nach dem Frühstück.
5	28. = = 9½ =	62778	62251	16,28	79,75	3,97	81	9,12	Durch eine Röhre von 5 Mm. Durchmesser geathmet, 2 St. nach dem Frühstück.
6	29. = = 11 =	65030	64671	15,70	79,77	4,53	84	9,23	Do. von 4 Mm. Dchm., ¾ St. vorher ein wenig Fleisch genossen.
7	1. Sept. = 9 =	65604	65094	16,15	79,78	4,07	67	10,08	1½ St. nach dem Frühstück, leicht und sparsam geathmet.
8	2. = = 10 =	66422	66968	18,13	78,76	3,11	27	4,02	2½ St. nach dem Frühstück, forcirt geathmet, Schwindel.
9	1. Octob. = 8½ =	67434	66979	16,33	79,57	4,10	50	9,15	1 Stunde nach dem Frühstück, natürlich geathmet.
10	2. = = 8½ =	68317	68032	16,49	79,44	4,07	50	8,35	Ebenso.
11	3. = Nm. 2 =	67997	67621	16,48	79,38	4,14	48	9,00	2 St. nach dem Essen ½ St. geruht, natürlich geathmet.
12	4. = = 3¼ =	67880	67519	16,42	79,43	4,15	58	9,33	Ebenso.
13a	12. = Vm. 9 =	69662	69236	16,55	79,63	3,82	61	9,45	1 Stunde nach dem Frühstück natürlich geathmet.
13b	—	—	—	16,49	79,72	3,79	—	—	—
14	13. = = 9½ =	69694	68904	15,63	79,84	4,53	53	11,25	1½ St. nach dem Frühstück möglichst sparsam geathmet.
	1866								
15	13. Oct. Vm. 10¼ Uhr	62936	63297	18,25	78,64	3,14	20	4,27	2½ St. nach dem Frühstück forcirt geathmet, Schwindel.
16	14. = = 8½ =	69863	70465	18,63	78,25	3,02	24	3,33	½ St. nach dem Frühstück forcirt geathmet, Schwindel.
17	14. = = 9½ =	65939	65167	15,23	79,87	4,90	48	12,20	1½ St. nach d. Frühst. möglichst sparsam geathm., Dyspnoë.
18	15. = Nm. 1½ =	68530	67987	15,37	79,94	4,69	68	12,10	1 Stunde nach dem Essen sparsam geathmet, Beklemmung.
19	15. = = 2¼ =	69017	69690	18,17	78,42	3,41	22	3,30	1¾ Stunde nach dem Essen forcirt geathmet, Schwindel.
20a	25. = = 2 =	68887	67876	15,10	79,92	4,98	63	11,38	1½ Stunde nach dem Essen sparsam geathmet, Beklemmung.
20b	—	—	—	15,11	79,93	4,96	—	—	Dieselbe Luft über glühenden Platinmohr geleitet.
	1867								
21	9. Aug. Nm. 2½ Uhr	69733	68190	15,56	80,89	3,55	79	12,42	Unmittelbar vorher 3 Min. lang sehr forcirt geathmet.
22	23. = = 4 =	50422	49323	15,78	80,80	3,42	55	8,33	Unmittelbar vorher 3½ Min. lang sehr forcirt geathmet.

23	14. =	Vm.	9 =	43875	42863	15,83	80,84	3,33	40	7,40	Desgl.
24	28. =	Nm.	3¼ =	38594	37279	15,01	81,28	3,71	37	7,20	Desgl., kurz zuvor 1 Tasse Kaffee.
25	28. =	=	4½ =	64418	63943	16,03	79,74	4,23	54	9,00	Natürlich geathmet.
26	31. =	=	2½ =	65920	65411	15,39	79,55	5,06	41	6,50	Rasches Heben u. Senken von 5 K. mit d. l. Arm, etwas Schweiss.
27	5. Sept.		?	67774	67388	15,39	79,21	5,40	39	6,57	Ebenso mit l. und r. Arm wechselnd, ohne Schweiss.
28	6. =	Vm.	9¾ =	68363	68145	15,51	79,06	5,43	34	5,23	Ebenso in gleicher Geschwindigkeit 8 K.
29	10. =	Nm.	2¼ =	64980	64549	16,53	79,32	4,15	48	8,27	Nackt gesessen bei 20° C. ohne Frösteln.
30	12. =	=	2½ =	68044	67420	15,63	79,88	4,49	49	8,33	Nackt, bis an die Knie im Wasser von 16°, Stellung unbequem, kein Frost.
31	14. =	=	2½ =	68395	68059	16,98	79,35	3,67	47	6,38	2 Min. vor und während des Versuchs mit Wasser von 16° am ganzen Körper gewaschen.
32	27. =	=	2½ =	73363	72693	15,94	79,68	4,38	—	6,50	5 K. 112 mal 43 Cm. hoch mit dem l. Arm gehoben.
33	28. =	=	2½ =	71078	70608	15,77	79,60	4,63	—	6,57	Ebenso.
34	30. =	=	2½ =	71821	71292	15,94	79,52	4,54	—	5,40	10 K. 64 mal u. 5 K. 17 mal 43 Cm. hoch mit d. l. Arm gehoben.
35	1. Oct.	=	2¼ =	72616	72207	15,90	79,30	4,80	—	4,55	10 K. 79 mal 43 Cm. hoch mit dem l. Arm gehoben.
36	6. =	=	2 =	73882	73476	16,46	79,49	4,05	66	7,37	10 K. 5 Min. lang mit der rechten und 2 Min. 37 Sec. mit der linken Hand gehalten.
37	6. =	=	2½ =	73014	72436	16,18	79,62	4,20	61	8,35	10 K. 5 M. lang mit der l. u. 3 M. 35 S. mit der r. Hand gehalten.
38	9. =	=	2 =	71415	70921	16,14	79,45	4,41	55	8,15	10 K. 5 M. lang mit der l. u. 3 M. 15 S. mit der r. Hand gehalten.
39	14. =	=	2 =	72923	72525	16,44	79,48	4,08	60	7,00	10 K. in der rechten während des ganzen Versuchs und 10 K. in der linken 6½ Min. gehalten.
40	16. =	=	2 =	72348	71846	16,07	79,72	4,21	62	8,40	20 K. (je 10 K. auf jeder Seite) am Nacken hängend.
41	17. =	=	2 =	71721	71482	16,34	79,55	4,11	60	7,53	30 K. (je 15 K. auf jeder Seite) am Nacken hängend.
42	19. =	=	2 =	70770	70503	16,47	79,52	4,01	62	7,25	Ebenso.
43	21. =	=	2½ =	72208	71748	16,46	79,68	3,86	68	8,40	20 K. während und schon 1 Min. vor dem Vers. am Nacken.
44	23. =	=	2 =	73718	73090	16,22	79,84	3,94	69	7,15	40 K. 1½ Min. vor und während des Vers. am Nacken.
45	25. =	=	2 =	72296	71969	16,46	79,43	4,11	75	7,20	Ebenso.
46	6. Nov.	=	1½ =	75091	74337	15,65	79,82	4,53	57	9,55	Natürlich geathmet, kurz nach Tisch unwohl, etwas eingenommener Kopf u. s. w.
47	7. =	=	1¾ =	75922	75345	16,28	79,65	4,07	74	9,55	Natürlich geathmet.
48	11. =	=	1½ =	73559	73211	15,98	79,73	4,29	57	6,10	Mit 50 K. belastet.
49	13. =	=	1¾ =	72936	72407	16,03	79,69	4,28	71	6,13	Ebenso.
50	15. =	=	1½ =	71543	71077	16,28	79,57	4,15	62	8,10	Vor dem Versuch mit 100 K. belastet.
51	2. Dec.	Vm.	10½ =	69378	68748	15,09	79,63	5,28	—	4,10	50 K. 24 mal 40 Cm. hoch gehoben.
52	5. =	Nm.	1½ =	74722	74416	15,87	79,21	4,92	—	3,20	25 K. 50 mal 40 Cm. hoch gehoben.
53	6. =	=	1 =	74719	74388	16,20	79,14	4,66	—	3,00	Ebenso.
54	7. =	Vm.	11 =	74554	74364	16,12	79,37	4,51	—	3,05	Ebenso.

Nr.	Datum	Ein- geathmete Luft 0°, 7,60 Mm. CC.	Aus- geathmete Luft 0°, 7,60 Mm. CC.	Die ausgeathmete Luft enthält Procent O	N	CO_2	Zahl der Athemzüge	Dauer des Versuchs M. S.	Bemerkungen
55	9. Dec. Nm. 1¼ Uhr	74438	74739	16,94	78,73	4,33	50	4,56	Unmittelbar vorher in 3 M. 25 K. 50 mal 40 Cm. hoch gehoben.
56	14. „ Vm. 11½ „	74020	74826	16,90	78,52	4,58	41	4,07	Unmittelbar vorher in 3½ M. 25 K. 63 mal möglichst hoch geh.
57	17. „ „ 11¾ „	72357	72271	17,21	79,08	3,71	57	6,55	4½ Min. nach heftiger Anstrengung (in 3½ Min. 25 K. 66 mal möglichst hoch gehoben).
58	19. „ „ 11¾ „	72878	72502	17,11	79,46	3,43	66	8,00	8½ Min. nach heftiger Anstrengung (ebenso).
	1868								
59	5. März Nm. 1½ „	72975	72184	16,73	79,74	3,55	63	7,57	15 Min. nach heftiger Anstrengung.
60	6. „ „ 1½ „	73255	72633	16,66	79,58	3,76	77	9,50	Natürl. geathmet, bei Tisch viel Wasser getr., sehr schläfrig.
61	12. „ „ 2½ „	74266	73399	16,55	78,83	3,62	81	9,23	29 Min. nach heftiger Anstrengung.
	1871								
62	2. Aug. Nm. 2 „	70548	69996	16,75	79,36	3,89	54	8,15	40 Minuten nach dem Mittagessen.
63	3. „ „ 2 „	67125	66277	16,07	79,60	4,33	60	8,57	30 Minuten nach dem Mittagessen.
64	5. „ Vm. 12½ „	57138	56606	16,83	79,41	3,76	—	7,56	Vor Tisch, seit 5½ Stunden nichts genossen.
65	9. „ „ 11 U. 40 M.	66765	65759	16,82	79,50	3,68	64	9,15	Seit 4 Stunden nichts genossen.
66	12. „ Nm. 1½ Uhr	71238	70677	16,39	79,45	4,16	67	9,13	½ Stunde nach dem Mittagessen, viel Wasser getrunken.
67	15. „ „ 2 „	70619	69992	16,52	79,50	3,98	72	9,08	1 Stunde nach dem Mittagessen.
68	25. „ Vm. 7½ „	68858	68552	17,01	79,49	3,50	70	9,50	1 Stunde nach dem Aufstehen, nüchtern.
69	26. „ „ 7 „	69568	69410	16,67	79,61	3,72	66	9,50	½ Stunde nach dem Aufstehen, nüchtern.
70	28. „ „ 12 „	73042	72774	17,07	79,38	3,55	70	9,25	Vor Tisch, seit 4 Stunden nichts gegessen.
71	29. „ „ 7 „	68898	69276	17,69	78,90	3,41	—	4,40	Nüchtern, 8530 Grm. 36 mal 107 Cm. hoch gehoben.
72	30. „ „ 8 „	71373	71613	17,53	78,98	3,49	—	4,00	¾ St. nach d. Frühst., 8530 Grm. 39 mal 107 Cm. hoch geh.
73	31. „ „ 10 „	73236	73467	17,00	78,92	4,08	—	4,45	2½ St. nach d. Frühst., 8530 Grm. 45 mal 106 Cm. hoch geh.
74	1. Sept. „ 11¼ „	71752	71821	16,85	79,09	4,06	—	4,45	3¾ St. nach d. Frühst., 12030 Grm. 36 mal 106 Cm. hoch geh.
75	2. „ „ 8¾ „	69312	69843	18,57	79,09	2,34	185	8,20	13jähr. Mädchen, 1 Stunde nach dem Frühstück.
76	4. „ „ 8½ „	64685	64650	18,33	79,32	2,35	198	8,15	Dieselbe, 1½ Stunde nach dem Frühstück.
77	5. „ „ 7 „	65457	66002	18,51	79,15	2,34	172	8,12	Dieselbe, ½ Stunde nach dem Aufstehen, nüchtern.
78	6. „ „ 7 „	68698	69079	18,77	79,04	2,19	167	7,56	Dieselbe, ⅓ Stunde nach dem Aufstehen, nüchtern.
79	8. „ „ 8½ „	62519	61681	17,86	79,33	2,81	—	6,17	Dieselbe, 3,53 K. 84 mal 50 Cm. hoch gehoben, ¾ Stunde nach dem Frühstück.

80	16. =	= 8 =	71252	71399	18,75	79,24	2.01	253	8,10	Dieselbe, 1/2 Stunde nach dem Aufstehen, nüchtern.
81	17. =	= 7½ =	70522	70512	17,98	79,33	2,69	—	6,43	Dieselbe, 3/4 Stunde nach dem Aufstehen, nüchtern, 3,53 K. 89 mal 50 Cm. hoch gehoben.
82	7. Oct.	= 9½ =	66264	66101	18,01	79,33	2,66	—	6,20	Dieselbe, 1 St. nach dem Frühstück, 3,53 K. 87 mal 50 Cm. hoch gehoben.
83	11. =	= 8¾ =	70222	69920	18,31	79,33	2,36	198	8,15	Dieselbe, 3/4 Stunde nach dem Frühstück.
84	20. =	= 11¾ =	73605	73653	17,34	79,02	3,64	—	4,23	12,03 K. 36 mal 73 Cm. hoch gehoben und gesenkt an der Rolle.
85	25. =	= 11 =	73740	73875	17,68	78,99	3,33	—	3,45	12,03 K. 41 mal 73 Cm. hoch gehoben und gesenkt an der Rolle.
86	28. =	= 8½ =	73205	73276	17,68	78,77	3,55	—	3,20	12,03 K. 58 mal 43 Cm. hoch gehoben und gesenkt, 1 Stunde nach dem Frühstück.
87	1. Mai	1872 Vm. 6 Uhr	74861	73898	17,30	79,03	3,67	—	3,43	10,15 K. 3 Min. vor dem Versuch und 71 mal 41 Cm. hoch während des Versuchs gehoben und gesenkt, nüchtern.
88	2. =	= 6,15 =	75637	74874	17,69	79,30	3,01	62	8,00	Nüchtern, natürlich geathmet.
89	9. Juli	= 6,25 =	69474	69269	16,78	79,61	3,61	64	9,25	2 St. nach N-reicher Kost } früh 4½ Uhr drei rohe Eier mit etwas Milch. 7½ Uhr Kaffee ohne Zucker mit Fleisch.
90	10. =	= 6,20 =	70768	70108	16,72	79,84	3,44	66	9,30	Ebenso
91	11. =	= 8½ =	71356	70950	17,07	79,57	3,36	64	8,10	1 St. nach N-reicher Kost
92	12. =	= 6½ =	69522	68915	17,12	79,65	3,23	62	8,15	2 St. nach N-reicher Kost
93	12. =	= 11½ =	68032	68024	17,77	79,03	3,20	—	3,15	8,65 K. 57 mal 60 Cm. hoch gehoben (1—2 Min. vor dem Versuch ebenso gehoben).
94	13. =	= 6,25 =	68277	68554	17,69	78,86	3,45	—	3,20	8,65 K. 55 mal 65 Cm. hoch gehoben (1—2 Min. vor dem Versuch ebenso gehoben).
95	13. =	= 11½ =	68348	67920	17,40	79,42	3,18	57	8,35	Seit 4 St. nichts genossen (4½ Uhr Eier, 7½ Kaffee mit Fleisch).
96	22. =	= 6 =	67054	67063	17,24	79,21	3,55	56	7,47	½ St. nach Zuckergenuss } Von 4 Uhr an bis 5½ wurden in etwa 4 Port. 6—8 gehäufte Essl. voll pulv. Zucker mit etwas Wasser und Milch genossen, 7 Uhr Kaffee mit viel Zucker und wenig Butterbrod.
97	23. =	= 6 =	67242	67332	17,34	79,06	3,60	54	7,15	Ebenso
98	24. =	= 11 =	66620	66547	17,71	79,11	3,17	64	7,56	Längere Zeit n. Zuckergenuss
99	25. =	= 5¾ =	66425	66317	17,17	79,15	3,68	58	7,15	¼ St. nach Zuckergenuss
100	25. =	= 10 =	66470	66806	17,78	78,71	3,51	—	3,20	2 Stunden nach Zuckergenuss 8,65 K. 47 Min. 64 Cm. hoch gehoben (1—2 Min. vor dem Versuch ebenso gehoben).
101	26. =	= 6 =	65628	66037	17,89	78,75	3,36	—	3,25	8,65 K. 48 Min. 64 Cm. hoch gehoben, ½ St. nach Zuckerg.
102	27. =	= 8,20 =	67105	66941	17,50	79,21	3,29	73	7,48	1½ St. nach Zuckergenuss (6 Uhr 50 Min. Kaffee mit viel Zucker und etwas Weissbrod).
103	23. Mai	1874 Vm. 7,10 Uhr	67765	67478	17,24	79,46	3,30	67	8,02	Morgens früh nüchtern.
104	2. Juni	= 7 =	63382	63066	17,44	79,57	2,99	56	7,15	Nüchtern.
105	24. =	= 6 =	70929	70461	16,72	80,02	3,26	74	9,50	Nach Buttergenuss.
106	25. =	= 6 =	67149	66395	16,75	79,94	3,31	65	9,12	Desgl.
107	26. =	= 6 =	67397	67018	16,91	79,86	3,22	65	9,03	Desgl.

Nr.	Datum	Ein-geathmete Luft 0°, 7,60 Mm. CC.	Aus-geathmete Luft CC.	Die ausgeathmete Luft enthält Procent O	N	CO_2	Zahl der Athemzüge	Dauer des Versuchs M.S.	Bemerkungen
108	12. Aug. Vm. 6 Uhr	65483	65570	17,42	79,31	3,27	50	7,10	Nach Chinin.
109	21. " " 6 "	67269	67287	17,57	79,41	3,02	45	6,53	Nach Kaffee.
110	30. " " 6 "	66700	66692	17,12	79,72	3,16	64	9,02	Nach Wassergenuss.
111	1. Sept. " 6 "	66855	66617	17,28	79,52	3,20	67	9,00	Nüchtern.
112	2. " " 6¼ "	66004	65606	17,20	79,60	3,20	59	7,45	Nach Kaffee.
113	13. Nov. " 8 "	71535	71300	17,52	79,55	2,93	68	8,08	Nach Spiritus.
114	20. " " 8 "	67772	67674	16,98	79,57	3,45	71	8,33	Nach Wasser.
	1875								
115	25. Mai Vm. 6 Uhr	64848	64351	17,17	79,77	3,06	79	9,15	Einathmen durch eine enge Röhre.
116	26. " " 6¹⁄₂ "	59549	59169	16,89	79,79	3,32	42	8,40	Ausathmen durch eine enge Röhre.
117	30. " " 6,10 "	63110	62470	17,09	79,60	3,31	48	8,45	Natürlich geathmet.
118	3. Juni " 7 "	41775	41225	16,94	79,17	3,99	36	4,33	Einathmungsluft 20,20 O, 78,82 N, 0,95 CO_2.
119	5. " " 7 "	57683	56907	15,59	79,58	4,83	36	5,05	Einathmen ausgeathmeter Luft von 18,16 O, 78,96 N, 2,88 CO_2.
120	10. " " 6 "	53978	54431	15,56	79,56	4,88	34	4,45	Einathmen ausgeathmeter Luft von 17,97 O, 79,56 N, 3,11 CO_2.
121	12. " " 6 "	54811	53271	17,89	76,07	6,04	35	3,20	Athmen einer Luft von 19,78 O, 74,82 N, 5,40 CO_2.
122	17. " " 6 "	53171	53171	17,89	74,76	7,35	27	2,10	" " " 19,41 O, 73,37 N, 7,22 CO_2.
123	24. " " 6 "	55379	54431	17,88	74,80	7,32	28	2,20	" " " 19,33 O, 73,57 N, 7,10 CO_2.
124	25. " " 6 "	32464	31463	17,54	72,26	10,20	16	1,00	" " " 18,42 O, 70,07 N, 11,51 CO_2.
125	5. Juli " 5³⁄₄ "	48957	48694	19,96	76,89	3,16	44	5,23	" " " 23,73 O, 76,27 N.
126	6. " " 5¹⁄₄ "	51279	50736	23,89	72,93	3,18	32	5,55	" " " 27,91 O, 72,09 N.
127	7. " " 5¹⁄₄ "	49991	49554	26,64	70,00	3,36	39	5,48	" " " 31,28 O, 68,72 N.
128	8. " " 6 "	49014	48671	37,38	59,45	3,17	36	5,40	" " " 42,73 O, 57,27 N.
129	26. " " 5³⁄₄ "	57981	57592	37,59	59,44	2,97	43	5,57	" " " 42,16 O, 57,84 N.
130	29. " " 5¹⁄₄ "	48047	47611	45,19	51,69	3,12	35	5,10	" " " 50,42 O, 49,58 N.
131	31. " " 5¹⁄₄ "	48959	48442	58,31	38,79	2,90	35	5,10	" " " 63,48 O, 36,52 N.
132	4. Aug. " 5 "	44987	44655	17,09	79,80	3,11	34	4,58	" " " 20,50 O, 79,50 N.
133	9. " " 5,15 "	36238	36133	17,77	79,38	2,84	24	3,05	" " " 20,58 O, 79,42 N.
134	18. " " 5,15 "	22701	22554	15,14	80,67	4,19	16	2,04	" " " 17,52 O, 80,22 N, 2,26 CO_2.
135	20. " " 5 "	34010	63626	13,88	83,03	3,09	46	6,00	" " " 16,95 O, 83,03 N, 0,02 CO_2.

136	21.	„	„	5	„	60312	60107	10,37	86,71	2,92	44	5,45	„ „ „ „ 13,27 O, 86,73 N.
137	23.	„	„	5½	„	64111	64128	8,60	88,55	2,85	55	5,56	„ „ „ „ 10,92 O, 89,08 N.
138	24.	„	„	5¼	„	50956	51197	7,10	90,02	2,88	40	4,35	„ „ „ „ 9,16 O, 90,84 N.
139	26.	„	„	5½	„	55649	55766	7,97	89,13	2,90	46	4,55	„ „ „ „ 10,00 O, 90,00 N.
			1876										
140	1.	Juni	Vm.	4	Uhr	107440	106763	17,35	79,70	2,95	108	14,25	Natürlich geathmet, n. App.
141	2.	„	„	4½	„	108194	107791	17,57	79,36	3,07	71	10,30	n. App., E + 4,9 Cm. Wasserdruck.
142	3.	„	„	4	„	71478	70946	16,88	79,68	3,44	68	9,30	Natürlich geathmet, a. App.
143	3.	„	„	4¼	„	110664	110138	17,37	79,36	3,27	89	11,18	n. App., E + 5,5 Cm. Wasserdruck, einige Min. nach Nr. 142.
144	6.	„	„	4	„	109265	108906	17,78	79,22	3,00	83	10,13	n. „ , E + 6,2 Cm. Wasserdruck.
145	6.	„	„	4½	„	71965	71665	17,15	79,72	3,13	76	9,25	a. „ , natürlich geathmet, etwa 2 Min. nach Nr. 144.
146	7.	„	„	4½	„	109463	108894	17,74	79,39	2,88	87	10,05	n. „ , E + 7,25.
147	7.	„	„	4¾	„	68012	67565	16,97	79,77	3,26	69	8,50	a. „ , natürlich geathmet, einige Min. nach Nr. 146.
148	16.	„	„	4¼	„	103345	102738	17,09	79,46	3,45	85	11,03	n. „ , A + 5,2 C.
149	17.	„	„	4¼	„	106375	105909	17,71	79,17	3,12	80	10,03	n. „ , A + 7,15 C.
150	17.	„	„	4½	„	67736	67511	17,55	79,54	2,91	67	7,06	a. „ , natürlich geathmet, 2—3 Min. nach Nr. 149.
151	20.	„	„	4½	„	71701	71421	17,50	79,50	3,00	67	9,07	a. „ , natürlich geathmet, unmittelbar vor Nr. 152.
152	20.	„	„	4¾	„	105476	105374	17,58	79,24	3,18	67	10,30	n. „ , A + 9 C.
153	23.	„	„	4¼	„	99857	99583	17,40	79,23	3,37	66	10,22	n. „ , A + 11,8 C.
154	23.	„	„	4½	„	66920	66507	17,42	79,41	3,17	63	7,15	a. „ , natürlich geathmet 2—3 Min. nach 153.
155	24.	„	„	4	„	103389	102910	17,27	79,37	3,36	77	10,45	n. „ , A + 14,5 C.
156	24.	„	„	4¼	„	69615	69088	17,68	79,39	2,93	69	7,17	a. „ , natürlich geathmet, 2—3 Min. nach 155.
157	29.	„	„	11	„	83639	83761	17,62	79,00	3,38	53	7,30	n. „ , A + 16,3 C.
158	29.	„	„	11¼	„	67222	66829	17,76	79,37	2,87	63	6,45	a. „ , natürlich geathmet, ca. 3 Min. nach 157.
159	30.	„	„	4½	„	99304	98920	17,54	79,18	3,28	77	10,20	n. „ , E — 11 C.
160	30.	„	„	4¾	„	66596	66003	17,34	79,51	3,15	65	8,12	a. „ , natürlich geathmet, bald nach 159.
161	3.	Juli	„	4½	„	95832	95671	17,87	79,04	3,09	68	8,52	n. „ , E — 16 C.
162	3.	„	„	4¾	„	68708	68333	17,43	79,60	2,97	76	7,55	a. „ , natürlich geathmet, bald nach 161.
163	4.	„	„	5	„	86038	86262	17,66	79,23	3,11	58	7,25	n. „ , E — 20 C.
164	5.	„	„	11	„	45727	45575	—	—	—	63	4,30	Frau Fay (Lungentuberculose), a. App.
165	5.	„	„	11½	„	71221	71742	18,50	77,94	3,56	91	4,25	Dieselbe, n. App., Athmen einer Luft von 20,65 O, 77,69 N, 1,66 CO_2 bei E + 6,5 A — 10 C.
166	6.	„	„	9½	„	27463	27692	18,23	79,70	2,07	59	3,30	Jüngst, a. App., natürlich geathmet.
167	7.	„	„	11	„	74913	75253	18,50	78,30	3,47	104	5,06	Frau Fay, n. App., E + 7,5, A — 6 C., eingeathmete Luft 20,46 O, 77,91 N, 1,63 CO_2.
168	8.	„	„	5¼	„	95099	95108	17,97	79,13	2,90	86	8,05	n. App., A — 5,5 C.
169	10.	„	„	5½	„	91502	91442	18,06	79,10	2,84	86	7,20	n. „ , A — 7,25 C.

Nr.	Datum	Eingeathmete Luft 0°, 7,60 Mm. CC.	Ausgeathmete Luft 0°, 7,60 Mm. CC.	O	N	CO_2	Zahl der Athemzüge	Dauer des Versuchs M.S.	Bemerkungen
170	11. Juli Vm. 4³/₄ Uhr	90273	90133	18,15	78,98	2,87	86	7,00	n. App., A — 10,7 C.
171	11. „ 5 „	61768	61230	—	—	—	77	7,06	a. „ , natürlich geathmet.
172	12. „ 10¹/₂ „	98758	99944	18,57	78,74	2,69	60	6,06	n. „ , E+7,6 C, A — 6,8 C.
173	13. „ 4³/₄ „	97491	97741	18,54	78,85	2,61	73	6,45	a. „ , E+6,6 A, A — 8,3 C.
174	13. „ 5 „	61661	61156	17,50	79,52	2,98	73	6,55	n. „ , natürlich geathmet, 3 Min. nach 173.
175	14. „ 5¹/₂ „	97473	97759	18,75	78,73	2,52	60	5,35	n. „ , E+7,9, A—9,7 Cm.
176	14. „ 5,40 „	43354	43501	17,49	79,83	2,68	56	5,06	a. „ , natürlich geathmet, alsbald nach 175.
177	24. „ 5¹/₂ „	92721	92712	17,86	79,08	3,06	58	8,12	n. „ , E—13,6, A+7 C.
178	24. „ 5,25 „	52934	53048	17,77	79,16	3,07	62	5,25	a. „ , natürlich geathmet, alsbald nach 177.
179	25. „ 6¹/₄ „	96522	96753	17,76	79,05	3,19	73	8,45	n. „ , E—13, A+8,5 C.
180	25. „ 6,25 „	54031	54081	17,59	79,65	2,76	61	6,40	a. „ , E—14,8, A+10,3 C.
181	26. „ 5¹/₂ „	86180	86027	17,35	79,39	3,27	61	8,15	a. „ , natürlich geathmet, sofort nach 179.
182	26. „ 5³/₄ „	55718	55835	17,86	79,33	2,81	49	5,20	n. „ , natürlich geathmet, sofort nach 181.
183	28. „ 5¹/₂ „	93376	93446	17,92	79,08	3,00	70	8,20	a. „ , E+9,9, A+11,2 C.
184	28. „ 5³/₄ „	51610	51437	17,60	79,61	2,79	61	5,55	n. „ , natürlich geathmet, sofort nach 183.
185	3. Aug. „ 5 „	84534	84334	16,94	79,47	3,59	75	11,03	Natürlich geathmet am n. App. mit Wechselhahn.
186	3. „ 5¹/₄ „	67735	67091	17,41	79,53	3,06	72	9,04	Natürlich geathmet am a. App.
187	5. „ 11 „	89759	88752	10,13	86,62	3,25	93	9,00	n. App. (ohne Doppelhahn), eingeathmete Luft 13,10 O, 86,90 N.
188	5. „ 11¹/₄ „	56327	56417	17,96	79,21	2,83	61	5,42	a. App., natürlich geathmet, sofort nach 187.
189	5. „ 5¹/₂ „	90178	89806	8,70	87,70	3,60	93	8,30	n. „ , eingeathmete Luft 11,11 O, 87,90 N, 0,99 CO_2.
190	7. „ 5³/₄ „	55945	55422	17,11	79,98	2,91	71	6,56	a. „ , natürlich geathmet, sofort nach 189.
191	14. „ 5 „	96668	96289	11,46	85,95	2,59	91	9,00	n. „ , eingeathmete Luft 14,02 O, 85,98 N.
192	14. „ 5¹/₄ „	52404	—	10,74	86,60	2,66	56	5,50	n. „ , eingeathm. Luft 13,06 O, 86,94 N, sofort nach 191.
193	15. „ 5 „	95653	95163	9,88	85,75	4,37	74	7,43	n. „ , eingeathmete Luft 12,15 O, 85,80 N, 2,05 CO_2.
194	15. „ 5¹/₄ „	50811	50204	9,55	84,24	6,21	29	2,28	a. „ , eingeathmete Luft 10,94 O, 83,80 N, 5,68 CO_2, unmittelbar nach 193.
195	18. „ 8 „	82863	83235	10,37	86,65	2,98	72	6,15	n. „ , eingeathmete Luft 12,70 O, 87,30 N.
196	18. „ 8¹/₄ „	47140	47122	9,91	87,12	2,97	42	3,50	a. „ , eingeathm. Luft 12,59 O, 87,41 N, Forts. von 195.
197	22. „ 5 „	91634	91803	11,18	85,74	3,08	83	8,42	n. „ , eingeathmete Luft 14,06 O, 85,94 N.

198	22.	=	=	$5^{1}/_{4}$	=	50684	50380	8,98	87,03	3,99	44	4,00	a.	=	, eingeathmete Luft 11,09 O, 86,72 N, 2,19 CO_2, Fortsetzung von 197.
199	25.	=	=	$9^{1}/_{2}$	=	90749	91210	9,31	87,91	2,78	83	7,06	n.	=	, eingeathmete Luft 11,54 O, 88,38 N, 0,08 CO_2.
200	25.	=	=	$9^{3}/_{4}$	=	51868	51699	10,70	86,79	2,51	55	4,03	a.	=	, eingeathmete Luft 13,10 O, 86,82 N, 0,08 CO_2, Fortsetzung von 199.
201	30.	=	=	6	=	96395	96842	8,79	88,37	2,84	100	7,20	n.	=	, eingeathmete Luft 10,72 O, 89,02 N, 0,26 CO_2.
202	30.	=	=	$6^{1}/_{4}$	=	51952	52008	7,75	89,14	3,11	54	4,10	a.	=	, eingeathmete Luft 9,86 O, 89,29 N, 0,85 CO_2, Fortsetzung von 201.
203	2. Sept.		=	$5^{1}/_{2}$	=	72579	72993	6,73	90,05	3,22	60	4,30	n.	=	, eingeathmete Luft 8,10 O, 90,94 N, 0,96 CO_2.
204	2.	=	=	$5^{3}/_{4}$	=	50821	51077	6,83	90,65	2,52	46	3,25	a.	=	, eingeathmete Luft 8,31 O, 91,47 N, 0,22 CO_2, Fortsetzung von 203.
205	9.	=	=	$11^{3}/_{4}$	=	90207	90516	18,38	78,98	2,70	83	7,04	n.	=	, natürlich geathmet, ohne Wechselhahn.
206	9.	=	=	12	=	54900	54919	17,92	79,35	2,73	50	4,54	a.	=	, natürlich geathmet, wenige Minuten nach 205.
207	23.	=	=	10	=	46190	45996	17,97	79,52	2,51	93	4,50	a.	=	, Frau Fay, natürlich geathmet.
			1877												
208	18. Jan.		=	11	=	46960	46479	17,16	79,73	3,11	102	6,06	n.	=	, dieselbe, E + 8, A — 2 C.
209	17. Mai		=	$4^{1}/_{4}$	=	94440	94228	16,54	79,69	3,77	73	13,40	n.	=	, gelesen.
210	17.	=	=	$4^{1}/_{2}$	=	58501	58462	17,02	79,78	3,20	74	8,10	a.	=	, ohne Thätigkeit.
211	19.	=	=	5	=	102876	102986	16,39	79,74	3,87	83	16,15	n.	=	, gelesen.
212	19.	=	=	$5^{1}/_{2}$	=	63218	63061	16,29	79,98	3,73	74	10,44	a.	=	, ohne Thätigkeit.
213	22.	=	=	5	=	64816	64664	16,68	79,65	3,67	67	9,50	a.	=	, ohne Thätigkeit.
214	22.	=	=	$5^{1}/_{4}$	=	101132	100704	15,99	79,99	4,02	76	17,00	n.	=	, gelesen.
215	24.	=	=	5	=	107563	107401	16,48	79,79	3,73	78	15,04	n.	=	, geschrieben.
216	24.	=	=	$5^{1}/_{2}$	=	70676	70310	16,44	79,89	3,67	78	11,34	a.	=	, ohne Thätigkeit.
217	26.	=	=	5	=	72572	71873	16,47	79,79	3,74	60	11,12	a.	=	, geschrieben.
218	26.	=	=	$5^{1}/_{4}$	=	96226	95383	16,67	79,88	3,45	90	16,30	n.	=	, ohne Thätigkeit.
219	29.	=	=	12	=	101084	100102	16,39	79,75	3,66	78	13,57	n.	=	, gerechnet.
220	29.	=	=	$12^{1}/_{4}$	=	68630	67707	16,17	80,13	3,70	66	11,12	a.	=	, ohne Thätigkeit.
221	1. Juni		=	5	=	106308	105072	16,44	79,78	3,78	88	16,13	n.	=	, Rechnen, Geometrie.
222	1	=	=	$5^{1}/_{2}$	=	71093	70348	16,33	79,88	3,79	74	12,24	a.	=	, ohne Beschäftigung.
223	4.	=	=	5	=	94780	94364	16,47	79,60	3,93	77	15,50	n.	=	, Schreibbewegung.
224	4.	=	=	$5^{1}/_{2}$	=	69568	68709	16,42	79,75	3,83	59	11,0	a.	=	, Rechnen.
225	7.	=	=	5	=	116122	115348	16,66	79,58	3,76	93	17,06	n.	=	, Geometrie.
226	7.	=	=	$5^{1}/_{2}$	=	69714	69216	16,86	79,53	3,61	71	9,54	a.	=	, Schreibbewegungen.
227	11.	=	=	8	=	48609	48033	16,93	79,53	3,54	62	4,00	a.	=	, Nickel, Tuberculose.
228	19.	=	=	11	=	51179	52210	17,80	79,17	3,03	94	4,24	Lähl,		Herzdegeneration.
229	20.	=	=	$8^{1}/_{2}$	=	(50722)	50145	16,67	79,96	3,37	106	6,06	Nickel.		

Nr.	Datum	Ein-geathmete Luft 0°, 7,60 Mm. CC.	Aus-geathmete Luft 0°, 7,60 Mm. CC.	O	N	CO_2	Zahl der Athemzüge	Dauer des Versuchs M.S.	Bemerkungen
230	22. Juni Vm. 8 Uhr	13107	13104	17,22	79,70	3,08	30	1,45	Derselbe.
231	23. „ „ 8 „	42490	42086	16,91	79,83	3,26	91	5,06	Derselbe.
232	26. „ „ 11 „	45551	46372	17,43	78,96	3,61	67	4,00	Lähl.
233	7. Juli „ 10½ „	38080	37875	17,19	79,49	3,32	80	4,36	Nickel.
234	7. Aug. „ 6 „	99212	97821	15,94	79,86	4,20	44	14,15	Kegel, Homer gelesen, n. App.
235	7. „ „ 6½ „	60436	59838	15,73	79,97	4,30	64	9,28	Derselbe, ohne Beschäftigung, a. App.
236	18. „ „ 6 „	101483	101046	16,30	79,47	4,23	64	13,26	Kegel, Caesar gelesen.
237	18. „ „ 6½ „	62832	62649	16,26	79,65	4,09	39	9,18	Derselbe, ohne Beschäftigung, a. App.
238	20. „ „ 6 „	73060	72155	15,33	80,00	4,67	49	9,33	Derselbe, Xenophon gelesen, a. App.
239	20. „ „ 6½ „	89647	89939	16,85	79,33	3,82	52	11,20	Derselbe, ohne Beschäftigung, n. App.
240	21. „ „ 6 „	102369	102193	16,11	79,53	4,36	77	14,06	Derselbe, Xenophon gelesen, n. App.
241	24. „ „ 6½ „	66386	66029	15,37	79,99	4,44	40	11,36	Derselbe, ohne Beschäftigung, a. App.
242	24. „ „ 6 „	109711	109511	16,40	79,58	4,02	100	16,00	Derselbe, Sitzen, griechisch gelesen, n. App.
243	25. „ „ 6½ „	99643	100213	17,04	79,13	3,83	64	12,54	Derselbe, Sitzen, ohne Beschäftigung, n. App.
244	25. „ „ 6 „	69286	69209	16,30	79,62	4,08	60	11,12	Derselbe, Sitzen, Xenophon gelesen.
245	5. Sept. „ 8½ „	65217	65434	18,75	78,82	2,43	134	4,06	Theodor, 38 Kilo, nüchtern, sitzend.
246	6. „ „ 8 „	52928	53178	16,81	79,66	3,53	146	9,20	Derselbe, nüchtern, sitzend und lesend.
247	7. „ „ 8 „	63299	63515	17,26	79,32	3,42	171	9,06	Derselbe, desgl.
248	11. „ „ 8 „	64898	64737	16,54	79,66	3,80	150	12,08	Derselbe, desgl.
249	15. „ „ 8 „	62356	62239	16,43	79,76	3,81	154	12,35	Derselbe, desgl.
250	17. „ „ 8¼ „	66590	65882	16,40	79,64	3,96	150	13,18	Derselbe, desgl.
251	1878 18. Mai Vm. 11 Uhr	71932	71723	17,48	79,21	3,31	74	8,40	Bequeme Stellung, n. App.
252	18. „ „ 11¼ „	64873	64209	16,67	79,56	3,77	54	7,00	Unbequeme Stellung, a. App.
253	24. „ „ 11½ „	46823	45761	16,88	80,14	2,98	73	3,33	Färber Georg, a. App.
254	25. „ „ 6 „	(70412)	70138	17,08	79,36	3,56	72	8,00	n. App., unbequeme Stellung.
255	25. „ „ 6¼ „	63936	63450	16,85	79,49	3,66	62	9,36	a. „ , bequeme Stellung.
256	28. „ „ 6 „	63197	62550	16,50	79,65	3,85	60	7,54	a. „ , unbequeme Stellung.
257	28. „ „ 6¼ „	66662	66276	16,96	79,75	3,47	64	9,00	n. „ , bequeme Stellung.

Nr.	Datum	Zeit									Bemerkung
258	1. Juni	6	63222	62591	16,47	79,82	3,71	58	9,22	a.	„ bequeme Stellung.
259	1.	6¼	80562	79919	16,62	79,82	3,56	74	8,53	n.	„ sehr unbequeme Stellung.
260	4.	6	72663	72153	16,60	79,63	3,77	70	11,40	n.	„ Augen offen, sitzend.
261	4.	6¼	65769	65188	16,36	79,73	3,91	63	11,09	a.	„ Augen verbunden, sitzend.
262	8.	5½	60683	60309	16,48	79,68	3,84	55	10,05	n.	„ Augen offen, sitzend.
263	8.	5¾	83118	82558	16,97	79,55	3,48	85	12,40	n.	„ Augen offen, Sonnenlicht, sitzend.
264	11.	6	75977	75498	16,92	79,62	3,46	68	10,15	n.	„ Augen offen, sitzend.
265	11.	6¼	57896	57255	16,38	79,90	3,72	57	9,20	a.	„ Augen verbunden.
266	13.	6	73989	—	—	—	—	82	12,02	a.	„ Aug. offen, Bestimmg. d. Ausathmungsl. verunglückt.
267	13.	6¼	62109	61617	16,63	79,53	3,84	64	10,45	a.	„ Augen verbunden.
268	15.	6	76383	75859	16,87	79,55	3,58	86	12,30	a.	„ Augen offen.
269	15.	6¼	56137	55585	16,49	79,74	3,77	57	9,50	a.	„ Augen verbunden.
270	17.	6	64499	64003	16,58	79,77	3,65	59	10,13	n.	„ Augen offen.
271	17.	6¼	72740	72125	16,51	79,86	3,63	74	13,00	a.	„ Augen verbunden.
272	22.	6	62860	62711	16,84	79,39	3,77	59	9,51	n.	„ Augen offen.
273	22.	6¼	70891	70559	16,75	79,54	3,71	67	11,10	a.	„ Augen verbunden.
274	25.	6	59644	59301	17,02	79,37	3,61	59	8,25	a.	„ gelbes Licht.
275	25.	6½	74579	74345	17,21	79,36	3,43	70	10,05	n.	„ violettes Licht.
276	29.	5½	59766	59303	16,96	79,51	3,53	49	8,49	n.	„ violettes Licht.
277	29.	6	72377	71994	17,30	79,39	3,31	56	8,46	a.	„ gelbes Licht, kleine Muskelthätigkeit.
278	1. Juli	11	84354	84224	17,40	79,42	3,18	77	10,00	a.	„ gelbes Licht, kleine Muskelthätigkeit.
279	1.	11½	63341	62862	16,59	79,66	3,45	57	8,35	a.	„ violettes Licht, kleine Muskelthätigkeit.
280	5.	11¼	46199	45895	16,20	79,60	2,16	93	3,30	a.	„ Hölzer, Tuberculose.
281	5.	6	65149	64673	16,89	79,51	3,60	75	9,35	n.	„ violettes Licht.
282	6.	6½	80620	80330	16,84	79,63	3,53	76	11,30	a.	„ gelbes Licht.
283	9.	11¾	67635	68581	17,91	78,74	3,35	63	3,36	a.	„ Georg, Tub. pulm.
284	11.	5½	68783	68196	16,85	79,59	3,56	67	11,05	a.	„ weisses Licht, Fensterglas vor die Augen.
285	11.	6	79413	79051	16,85	79,68	3,47	75	12,35	n.	„ violettes Licht.
286	13.	5¼	83074	82797	17,05	79,50	3,45	61	12,30	n.	„ ruhig gesessen.
287	13.	5¾	65765	65360	16,77	79,62	3,61	89	9,35	a.	„ gesessen, Arm 20 mal gehoben.
288	16.	5¼	78718	78446	17,01	79,60	3,39	16	9,34	n.	„ gesessen, Arm 29 mal gehoben.
289	16.	5¾	63595	63080	16,73	79,63	3,64	30	9,25	a.	„ ruhig gesessen.
290	20.	4½	22468	22288	8,41	88,05	3,54	20	2,20	a.	„ Einathmungsluft 11,15 O, 88,85 N (Hustenanfall).
291	20.	5½	36201	36137	8,40	88,22	3,38	41	3,54	a.	„ Einathmungsluft dieselbe.
292	24.	4½	30410	30860	5,95	90,81	3,24	15	2,15	n.	„ Einathmungsluft 7,48 O, 92,40 N, 0,12 CO_2.
293	24.	5¾	51819	52213	5,72	91,18	3,10	—	3,47	n.	„ Einathmungsluft dieselbe.
294	27.	4½	23084	23256	—	—	—	—	2,06	n.	„ Einathmungsl. 11,57 C, 88,31 N, 0,12 CO_2(verungl.).

Nr.	Datum	Ein-geathmete Luft 0°, 7,60 Mm. CC.	Aus-geathmete Luft CC.	Die ausgeathmete Luft enthält Procent O	N	CO₂	Zahl der Athemzüge	Dauer des Versuchs M. S.	Bemerkungen
295	27. Juli Vm. 5 Uhr	16979	17069	8,95	87,45	3,60	13	1,32	n. App., Einathmungsluft dieselbe.
296	27. „ 6 „	50816	50976	8,67	87,90	3,43	46	5,20	u. „ „ Einathmungsluft dieselbe.
297	29. „ 4½ „	19313	19236	9,30	86,74	3,96	14	2,00	n. „ , Einathmungsluft 12,09 O, 87,79 N, 0,12 CO₂.
298	29. „ 5½ „	73976	74309	9,38	87,44	3,18	64	7,54	n. „ , Einathmungsluft dieselbe.
299	3. Aug. 10 „	60313	58940	16,81	79,65	3,54	81	4,30	a. „ , Georg, Tubere. pulm.
300	3. „ 11¼ „	80526	80353	9,73	86,98	3,29	90	5,10	n. „ , Georg, Einathmungsl. 12,69 O, 87,19 N, 0,12 CO₂.
301	31. „ 7½ „	64209	63619	16,70	79,47	3,83	52	8,43	Natürlich geathmet, Ausathmungsluft geglüht = 16,69 O, 79,42 N, 3,59 CO₂.
302	3. Sept. „ 10½ „ 1880	66416	66161	17,56	79,20	3,24	57	8,06	Degl. 2. Analyse der ausgeathmeten Luft = 17,54 O, 79,22 N, 3,24 CO₂, Frühstück 8 Uhr.
303	4. Juni Vm. 11½ Uhr	60315	60048	17,42	79,34	3,24	55	6,52	Gesossen, Beine aufgelegt.
304	4. „ 11¾ „	74663	74647	17,76	79,16	3,08	58	7,27	n. App., ruhig gesessen in der Badewanne.
305	5. „ 11 „	76758	76440	17,42	79,31	3,27	56	8,26	n. „ , desgl.
306	5. „ 11¼ „	62148	61840	17,50	79,34	3,16	52	7,14	a. „ , desgl. auf dem Stuhl, Beine aufgelegt.
307	7. „ 11¼ „	62459	62462	17,34	79,33	3,33	56	7,25	a. „ , desgl. auf dem Stuhl, Beine aufgelegt.
308	7. „ 11½ „	79224	76968	17,82	79,17	3,01	61	8,32	a. „ , desgl. in der Badewanne.
309	14. „ 11½ „	81342	81503	17,79	79,17	3,04	60	7,54	n. „ , desgl.
310	15. „ 11 „	66415	66206	17,68	79,12	3,2)	48	6,57	a. „ , desgl. auf dem Stuhl, Beine aufgelegt.
311	15. „ 11½ „	84438	84419	17,81	79,13	3,06	57	8,36	n. „ , desgl. in der Badewanne.
312	17. „ 10½ „	80950	80699	17,44	79,32	3,24	63	8,26	n. „ , desgl. in der Badewanne.
313	17. „ 11 „	63405	63216	17,52	79,20	3,28	48	6,40	a. „ , desgl. auf dem Stuhl, Beine aufgelegt.
314	28. „ 9¾ „	64452	64107	17,20	79,43	3,37	58	7,10	a. „ , desgl.
315	28. „ 10½ „	82934	82540	17,45	79,17	3,38	65	7,45	n. „ , im Bad von 20°.
316	29. „ 9,15 „	65144	64874	17,44	79,21	3,35	55	7,22	a. „ , ohne Bad, Beine aufgelegt.
317	29. „ 10,15 „	86839	87176	17,58	79,27	3,15	75	8,28	n. „ , 25—30 Min. nach dem Bad.
318	3. Juli 10,10 „	62743	62511	17,51	79,25	3,24	63	6,45	a. „ , ohne Bad, Beine aufgelegt.
319	3. „ 10,30 „	90499	90797	17,73	79,07	3,20	72	8,00	n. „ , im Bad.
320	14. „ 9,15 „	65246	64852	17,30	79,22	3,48	62	7,37	a. „ , ohne Bad, Beine aufgelegt.
321	14. „ 9,40 „	87097	87107	17,64	79,06	3,30	65	8,36	n. „ , im Bad.

Nr.	Datum	Uhr								a./n.	Bemerkungen
322	17. Juni	8¾	67026	66384	17,03	79,34	3,63	58	7,20	a.	„ ohne Bad, etwas transpirirt, Beine aufgelegt.
323	17. „	9,10	89194	89043	17,40	79,19	3,41	76	9,36	n.	„ im Bad.
324	20. „	9,05	67409	67207	17,45	79,20	3,35	62	7,45	a.	„ ohne Bad, Beine nicht aufgelegt.
325	20. „	9,45	91771	91747	17,70	79,30	3,21	72	10,05	n.	„ 40 Min. nach dem Bad.
326	21. „	9	91197	91172	17,35	79,16	3,14	80	9,56	a.	„ ohne Bad.
327	21. „	9,50	67078	66590	18,86	79,34	3,31	71	8,30	a.	„ 22 Min. nach dem Bad.
328	23. „	9,50	56079	77482	17,10	78,36	2,78	57	3,20	a.	„ Emilie, sitzend.
329	24. „	10,06	66290	66546	17,27	79,28	3,62	62	8,20	a.	„ 4 Min. nach dem Bad.
330	26. „	9,50	66674	65861	17,50	79,30	3,43	65	8,30	a	„ ohne Bad.
331	28. „	10,08	66353	66329	17,46	79,10	3,40	57	7,50	a.	„ 2 Min. nach dem Bad.
332	29. „	10	67818	66619	17,62	79,28	3,26	61	8,30	a.	„ ohne Bad.
333	31. „	9,45	67752	67668	17,57	78,89	3,49	60	7,47	a.	„ ohne Bad.
334	5. Aug.	10	67069	67598	17,60	79,13	3,30	60	7,40	a.	„ sitzend.
335	7. „	10,10	67674	67125	17,03	79,10	3,30	58	7,36	a.	„ desgl.
336	10. „	10,27	69199	67486	17,33	79,42	3,55	59	8,42	a.	„ feucht und nackt sofort noch 1 Bad.
337	11. „	10,25	69235	68956	17,30	79,37	3,30	61	8,15	a.	„ ohne Bad.
338	13. „	10,24	69135	69086	17,41	79,35	3,35	57	8,18	a.	„ feucht und nackt nach dem Bad.
339	14. „	9,55	69454	69162	17,29	79,19	3,40	53	8,28	a.	„ ohne Bad.
340	16. „	9,55	69216	69549	17,27	79,15	3,56	54	8,10	a.	„ ohne Bad.
341	17. „	9,45	69131	69080	17,53	79,27	3,46	54	8,27	a.	„ feucht und nackt nach dem Bad.
342	18. „	9,55	69451	69123	17,52	79,16	3,31	53	8,09	a.	„ desgl.
343	19. „	9,52	69200	69240	17,47	79,18	3,30	54	8,23	a.	„ ohne Bad.
344	20. „	9,50	70110	69316	17,41	79,02	3,51	52	8,14	a.	„ 10 Min. nach dem Bad.
345	23. „	9,43	70121	69944	17,49	79,26	3,33	55	8,30	a.	„ 26 Min. nach dem Bad.
346	25. „	6,40	69966	70049	17,51	79,23	3,29	55	8,36	a.	„ früh nüchtern, ohne Bad.
347	26. „	10,45	70050	69667	17,41	79,17	3,32	54	8,42	a.	„ 35 Min. nach dem Bad.
348	28. „	9,50	69209	69796	17,63	79,34	3,25	59	8,50	a.	„ 46 Min. nach dem Bad.
349	30. „	10,03	71453	69136	17,74	79,11	3,26	61	8,16	a.	„ ohne Bad.
350	2. Sept	10,20	70283	71593	17,59	79,14	3,12	50	7,50	a.	„ 43 Minuten nach dem Bad.
351	4. „	7,50	71498	70142	17,30	79,20	3,21	56	8,28	a.	„ 31 Minuten nach dem Bad.
352	20. „	7,47	72596	71467	17,29	79,19	3,51	48	8,08	a.	„ ohne Bad, Fettnahrung.
353	21. „	7,56	72583	72659	17,30	79,21	3,50	54	8,24	a.	„ 20 Minuten nach dem Bad, Fettnahrung.
354	22. „	7,55	73222	72483	17,34	79,32	3,38	51	9,00	a.	„ 20 Minuten nach dem Bad, Fettnahrung.
355	23. „		73223	73223		79,28	3,38	54	9,10	a.	„ ohne Bad, Fettnahrung.
356	21. Juni 1881 Vm.	11 Uhr	68690	68475	17,17	79,43	3,40	56	9,27	a.	Natürlich, a. App.
357	22. „	11½ „	67800	67482	17,16	79,52	3,32	52	9,40	a.	Natürlich, a. App.

Nr.	Datum	Ein-geathmete Luft 0°, 7,60 Mm. CC.	Aus-geathmete Luft 0°, 7,60 Mm. CC.	Die ausgeathmete Luft enthält Procent O	N	CO_2	Zahl der Athemzüge	Dauer des Versuchs M. S.	Bemerkungen
358	23. Juni Vm. 11 Uhr	67645	66170	17,92	79,05	3,03	136	7,45	E., Mädchen, 19 J., 47,5 K., a. App.
359	24. „ „ 11	69132	69933	18,44	78,88	2,68	85	6,3	Dieselbe, a. App.
360	26. „ „ 11	68744	68512	18,19	79,01	2,80	109	7,32	Deegl.
361	27. „ „ 11	64732	64116	16,45	79,81	3,74	141	11,51	Th., Jüngling, 17 J., 55,6 K,
362	3. Aug. „ 11	65096	65075	17,75	79,05	3,20	114	8,24	E., Mädchen.
363	5. „ „ 11	66252	65682	16,95	79,49	3,56	152	12,8	Dieselbe.
364	10. „ „ 11	65031	63866	17,75	79,13	3,12	112	8,20	L., Mädchen, 24 J., 58,5 K.
365	11. „ „ 10³/₄	65625	64937	17,59	79,33	3,08	136	9,45	Dieselbe.
366	12. „ „ 11¹/₄	65237	65204	17,24	79,50	3,26	169	10,54	Dieselbe.
367	13. „ „ 11¹/₄	65720	65267	17,17	79,59	3,24	169	10,57	Dieselbe.
368	16. „ „ 11¹/₂	65184	65142	16,94	79,55	3,51	154	11,6	Dieselbe.
369	17. „ „ 11¹/₂	64163	63671	16,85	79,81	3,34	165	12,6	Dieselbe.
370	20. „ „ 11	66119	65789	17,12	79,45	3,43	141	10,42	Dieselbe.
371	22. „ „ 11¹/₂	61754	61449	17,98	79,18	2,84	204	10,15	T., Mädchen, 11 J., 26 K.
372	23. „ „ 11¹/₂	54321	54250	17,10	79,52	3,38	210	12,28	Dieselbe.
373	24. „ „ 11¹/₂	56675	56692	16,84	79,67	3,49	191	13,18	Dieselbe.
374	25. „ „ 11¹/₂	62158	62024	16,78	79,55	3,67	181	16,10	Dieselbe.
375	29. „ „ 11	61257	61271	17,06	79,36	3,58	170	14,24	Dieselbe.
376	1. Sept. „ 11	66012	66093	16,70	79,60	3,70	169	13,10	E., Mädchen.
377	3. „ „ 11	64636	64207	16,72	79,72	3,56	167	11,36	Dieselbe.
378	7. Oct. „ 11	69638	69452	16,27	79,71	4,02	130	9,36	Th., Jüngling.
379	8. „ „ 11	68742	68605	15,95	80,12	3,93	133	12	Derselbe.
380	10. „ „ 11³/₄	67925	66791	14,87	80,18	4,95	99	12,15	Derselbe.
381	1882 12. Aug. Vm. 11 Uhr	65554	65555	17,70	79,06	3,24	45	7	Natürlich.
382	13. „ „ 11	65728	65530	17,02	79,30	3,68	41	5,50	Leichte Muskelcontractionen.
383	16. „ „ 11¹/₂	65559	65476	17,02	79,40	3,58	36	5,56	Deegl.
384	21. „ „ 11¹/₄	66259	66142	17,30	79,33	3,37	47	7,50	Natürlich.
385	22. „ „ 11	67188	66767	16,20	79,69	4,11	43	5,24	Etwas stärkere Muskelcontractionen.

Nr.	Datum	Zeit									Bemerkungen
386	23. "	11 "	"	66515	66393	17,14	79,23	3,63	48	8,48	Natürlich.
387	29. "	9 "	"	43091	42361	17,94	79,31	2,75	70	3,50	Dunker.
388	2. Sept.	9 "	"	42195	41940	17,47	79,53	3,00	68	4,24	Derselbe.
389	8. "	9 "	"	48786	48670	17,58	79,38	3,04	63	4,21	Derselbe.
390	12. "	10 "	"	57978	57978	17,26	79,25	3,49	116	8,48	Hel.
391	14. "	10 "	"	58243	58237	16,74	79,51	3,75	102	9,22	Dieselbe.
392	18. "	11 "	"	58458	58162	16,61	79,73	3,66	126	8,52	Dieselbe.
393	21. "	11½ "	"	57760	57310	16,99	79,64	3,37	141	9,28	Dieselbe.
394	29. "	9 "	"	57965	57870	16,91	79,61	3,48	128	8,31	Dieselbe.
		1883 Vm.	Uhr								
395	16. Mai	11¼ "	Uhr	60143	59919	17,38	79,50	3,12	56	7,36	Natürlich geathmet, sehr ruhig gesessen.
396	17. "	10¾ "	"	68055	67676	17,13	79,48	3,39	60	9,40	Ebenso.
397	18. "	10½ "	"	67864	67709	17,51	79,16	3,33	62	8,20	Ebenso.
398	19. "	10¾ "	"	66929	66842	17,10	79,36	3,54	56	9,24	12 Minuten nach warmem Bad.
399	21. "	10,20 "	"	66669	66393	17,06	79,47	3,47	60	9,56	21 Min. nach warmem Bad.
400	22. "	9,20 "	"	66288	66192	17,19	79,24	3,57	54	6,42	10 Min. nach warmem Bad.
401	24. "	11 "	"	65512	65266	16,99	79,56	3,45	54	9,20	8—9 Min. nach warmem Bad.
402	2. Juni	10 "	"	68444	68131	17,23	79,32	3,45	58	9,30	Natürlich geathmet, sehr ruhig gesessen.
403	4. "	10¼ "	"	66445	66137	17,21	79,33	3,46	53	8,48	33 Min. nach warmem Bad.
404	5. "	10 "	"	65816	65338	17,23	79,38	3,39	55	9,22	34 Min. nach warmem Bad.
405	13. "	9½ "	"	64200	64336	18,06	79,06	2,88	123	6,36	Frau von 48 J., 78 K., natürlich geathmet.
406	15. "	9½ "	"	62879	63922	18,69	78,79	2,52	108	5,08	Dieselbe, ebenso.
407	16. "	10 "	"	64508	64092	18,52	78,85	2,63	109	5,28	Dieselbe, ebenso.
408	22. "	10 "	"	65544	64385	18,26	78,93	2,81	120	6,02	Dieselbe, ebenso.
409	23. "	10¾ "	"	64016	66071	18,80	78,85	2,35	99	4,50	Dieselbe, ebenso.
410	3. Juli	11 "	"	64754	63713	17,29	79,42	3,29	55	8,42	1 St. 23 Min. nach warmem Bad.
411	5. "	11 "	"	63410	64416	17,36	79,38	3,26	60	9,26	Natürlich geathmet, sehr ruhig gesessen.
412	10. "	10¾ "	"	61174	63091	17,36	79,34	3,30	52	8,33	1 St. 25 Min. nach warmem Bad.
413	7. Aug.	10 "	"	55217	61181	8,81	87,59	3,60	47	8,30	Eingeathmete Luft 12,68 O, 87,32 N.
414	8. "	10 "	"	57186	55755	6,12	90,46	3,42	36	5,38	Eingeathmete Luft 8,09 O, 91,91 N.
415	9. "	10 "	"	68820	57713	7,35	89,51	3,14	45	6,15	Eingeathmete Luft 9,80 O, 90,20 N.
416	11. "	10 "	"	53791	68212	5,80	91,15	3,05	27	4,36	Eingeathmete Luft 7,19 O, 92,81 N.
417	13. "	10 "	"	61219	54183	7,84	88,78	3,38	40	6,18	Eingeathmete Luft 10,43 O, 89,57 N.
418	15. "	9¾ "	"	59172	61881	5,32	91,53	3,15	27	5,02	Eingeathmete Luft 7,14 O, 92,86 N.
419	16. "	10 "	"	59449	59957	5,74	91,24	3,02	26	4,48	Eingeathmete Luft 7,38 O, 92,62 N.
420	20. "	10 "	"		59513	9,02	87,48	3,50	46	7,52	Eingeathmete Luft 12,14 O, 87,86 N.

17*

Nr.	Datum	Ein-geathmete Luft 0°, 7,60 Mm. CC.	Aus-geathmete Luft CC.	Die ausgeathmete Luft enthält Procent O	N	CO_2	Zahl der Athemzüge	Dauer des Versuchs M. s.	Bemerkungen
421	21. Aug. Vm. 10 Uhr	62980	63755	7,27	90,31	2,42	22	2,45	Forcirtes Athmen einer Luft von 8,21 O, 91,79 N.
422	22. " " 10 "	63327	63746	18,88	78,94	2,64	23	2,54	Forcirtes Athmen atmosphärischer Luft.
423	23. " " 10 "	62969	63006	9,35	86,79	3,86	44	9,45	Sparsames Athmen einer Luft von 12,67 O, 87,33 N.
424	24. " " 10 "	59555	60100	7,72	89,67	2,61	22	2,36	Forcirtes Athmen einer Luft von 9,08 O, 90,92 N.
425	25. " " 9¾ "	65397	65181	17,00	79,24	3,76	39	9,45	Sparsames Athmen atmosph. Luft (Vergleich mit Nr. 423).
426	6. Sept. 11 "	64835	64556	16,89	79,77	3,34	50	8,36	Nach dem Athmen einer Luft von 11,22 O, 88,78 N in 9½ Min. 59 Athemzüge, 77287 CC.
427	7. " 10½ "	64801	64366	16,59	80,10	3,31	50	9,27	Nach dem Athmen einer Luft von 10,67 O, 89,33 N in 9½ Min. 58 Athm., 77287 CC.
428	10. " 9½ "	65148	64939	16,65	79,96	3,39	47	9,45	Nach dem Athmen einer Luft von 10,19 O, 89,81 N in 9½ Min. 54 Athm., 76980 CC.
429	11. " 9½ "	66104	96097	16,78	79,87	3,35	60	10,00	Nach dem Athmen einer Luft von 12,36 O, 87,64 N in 9½ Min. 59 Athm., 76100 CC.
430	12. " 9¾ "	65216	64743	16,55	80,04	3,41	62	10,35	Nach dem Athmen einer Luft von 10,89 O, 89,11 N in 9½ Min. 59 Athm., 73560 CC.
431	14. " 9½ "	66032	65721	16,89	80,08	3,03	57	8,03	Nach dem Athmen einer Luft von 7,46 O, 92,54 N in 3 Min. 22 Athm., 34760 CC.
432	15. " 9½ "	22717	22700	16,14	80,54	3,32	16	2,24	Nach dem Athmen einer Luft von 7,36 O, 92,64 N in 2½ Min. 14 Athm., 36010 CC.
433	16. " 9⅓ "	22593	22530	16,47	80,17	3,36	16	2,23	Nach dem Athmen einer Luft von 7,85 O, 92,15 N in 1 Min. 40 Sec. 10 Athm., 18170 CC.
434	21. " 10 "	65662	65299	16,79	79,73	3,48	54	9,42	Nach dem Athmen atmosphär. Luft in 8½ Min. 79680 CC., 52 Athm. } Zum Vergleich mit 428.
435	22. " 10 "	65493	65453	17,40	79,30	3,30	53	9,15	Nach dem Athmen atmosphär. Luft in 9½ Min. 59 Athm., 76410 CC.
436	25. " 10 "	24123	24177	17,44	79,20	3,36	16	2,48	Nach dem forcirten Athmen atmosph. Luft in 2¾ Min. 15 Athm., 37930 CC. Vergl. mit 432.
437	26. " 10½ "	66420	66306	17,62	79,17	3,21	57	8,12	Nach forcirtem Athmen atmosphärischer Luft in 3½ Min. 21 Athm., 37080 CC. Vergl. mit 431.

No.	Datum	Zeit									Bemerkungen
438	1. Oct.	10	'	65774	65448	16,72	79,58	3,70	61	10,32	Nach dem Athmen atmosphärischer Luft in 9 Min. 40 Sec. 56 Athm., 70810 CC. Vergl. mit 430.
439	9.	10¼		63918	63405	15,97	80,32	3,71	62	10,38	Nach dem Athmen einer Luft von 9,65 O, 90,36 N in 12 Min. 10 Sec. 71 Athm., 95620 CC. Vergl. mit 430.
440	11.	10¼		60554	61392	6,87	90,52	2,61	23	2,55	Forcirtes Athmen einer Luft von 7,87 O, 92,13 N.
441	22.	10¼		85924	86433	18,86	78,82	2,32	31	3,33	Forcirtes Athmen, n. App.
442	22.	10,20		60169	60328	18,55	78,55	2,50	30	3,35	Forcirtes Athmen, Fortsetzung von 441, a. App.
443	1. Nov.	10¼		81211	81848	19,09	78,64	2,27	30	3,42	Forcirtes Athmen, n. App.
444	1.	10,20		65932	65710	17,39	79,70	2,90	54	8,27	Natürliches Athmen, Fortsetzung von 443, a. App.
1885											
445	Sept. Vm. 29.	7	Uhr	62352	61843	16,72	79,70	3,58	56	10,00	Natürlich geathmet.
446	29.	7¼		61614	61343	17,18	79,40	3,42	48	9,40	Ebenso, Fortsetzung von 445.
447	30.	7		59683	59465	16,97	79,35	3,68	50	9,08	Natürlich geathmet.
448	30.	7¼		57853	59511	16,61	79,52	3,65	54	10,40	Ebenso, Fortsetzung von 447.
449	3. Oct.	7		60186	60118	17,22	79,14	3,64	39	3,30	85 Drehungen bei 5 K. Widerstand, Arbeit 306 KM.
450	5.	7		61405	61726	18,67	78,64	2,69	33	3,36	Forcirtes Athmen.
451	5.	7		60793	60480	17,53	79,46	3,01	54	9,05	Natürliches Athmen, Fortsetzung von 450.
452	8.	7		63168	62921	17,08	79,36	3,56	56	10,20	Natürliches Athmen.
453	8.	7,10		69976	69800	17,28	79,25	3,47	60	11,10	Ebenso, Fortsetzung von 452.
454	9.	7		63381	63389	17,18	79,04	3,78	43	4,40	85 Drehungen bei 5 Kilo.
455	9.	7,05		63809	63945	17,19	78,88	3,93	50	3,38	58 Drehungen bei 5 K. Fortsetzung von 454.
456	12.	7¾		61217	63397	16,61	79,70	3,69	41	5,50	45 Drehungen bei 5,5 K.
457	12.	7,50		63823	63550	16,88	79,39	3,73	50	5,28	45 Drehungen, 5,5 K., Fortsetzung von 456.
458	15.	7		64075	63656	16,66	79,57	3,77	50	5,40	60 Drehungen, 5,5 K.
459	15.	7,6		62448	62353	17,61	79,17	3,22	46	4,15	43 Drehungen, 5,5 K., Fortsetzung von 458.
460	16.	7		60636	60537	17,18	79,18	3,59	36	3,48	80 Drehungen, 5,5 K.
461	16.	7,4		51003	51126	17,64	78,86	3,50	29	2,42	53 Drehungen, 5,5 K., Fortsetzung von 460.
462	21.	7		62569	62427	16,81	79,23	3,96	40	4,22	109 Drehungen, 5,5 K.
463	21.	7,5		56209	56273	17,15	78,96	3,89	31	3,06	80 Drehungen, 5,5 K., Fortsetzung von 462.
464	22.	7		61217	61170	16,80	79,11	4,09	26	3,27	83 Drehungen, 7,5 K.
465	22.	7,5		61079	61071	16,91	79,06	4,03	26	2,48	63 Drehungen, 7,5 K., Fortsetzung von 464.
466	28.	7		62557	62604	17,16	78,99	3,85	31	3,02	61 Drehungen, 10 K.
467	28.	7,4		59742	59849	17,01	78,91	4,08	35	2,17	37 Drehungen, 10 K., Fortsetzung von 466.
468	31.	8		62605	62557	16,97	79,11	3,92	31	3,06	71 Drehungen, 10 K.
469	31.	8,4		62476	62587	16,97	78,91	4,12	30	2,30	50 Drehungen, 10 K., Fortsetzung von 468.
470	2. Nov.	8		67044	67009	17,07	79,09	3,84	31	3,24	112 Drehungen, 6 K.

Nr.	Datum	Ein-geathmete Luft 0°, 7,60 Mm. CC.	Aus-geathmete Luft CC.	Die ausgeathmete Luft enthält Procent O	N	CO_2	Zahl der Athemzüge	Dauer des Versuchs M. S.	Bemerkungen
471	2. Nov. Vm. 8,4 Uhr	60291	60337	17,09	78,99	3,92	40	7,10	Ohne Arbeit, Fortsetzung von 470.
472	3. „ „ 8 „	66941	66924	17,32	79,07	3,61	34	3,25	136 Drehungen, 4 K.
473	3. „ „ 8,4 „	59944	60326	18,52	78,55	2,93	27	2,14	Forcirt geathmet, Fortsetzung von 472.
474	5. „ „ 8 „	68045	68339	18,98	78,71	2,31	32	2,50	Forcirt geathmet.
475	5. „ „ 8,3 „	62850	63065	19,38	78,78	1,84	32	2,48	Forcirt geathmet, Fortsetzung von 474.
476	10. „ „ 8 „	60065	59822	17,22	79,37	3,41	54	9,23	Natürlich geathmet.
477	10. „ „ 8,10 „	56935	56655	17,08	79,44	3,48	46	9,34	Natürlich geathmet, Fortsetzung von 476.
478	12. „ „ 8 „	63817	64305	19,19	78,45	2,36	28	2,50	Forcirt geathmet.
479	12. „ „ 8,3 „	58958	58624	17,34	79,50	3,16	49	9,22	Natürlich geathmet, Fortsetzung von 478.
480	23. „ „ 9 „	32486	32424	17,97	79,20	2,83	61	3,21	Brambooh (Ueberanstrengung des Herzens), natürlich.